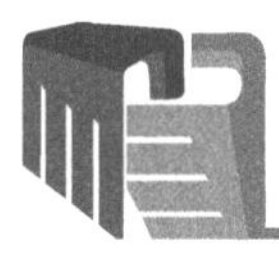

"十四五"职业教育国家规划教材

供助产专业使用

妇科护理

（第二版）

主　　编　张庆桂
副主编　张　华　马星丽
编　　者　(按姓氏汉语拼音排序)
程　慧（山西省晋中市卫生学校）
金玲芬（昆明卫生职业学院）
劳　艳（广西玉林市卫生学校）
刘林枫（山西省吕梁卫生学校）
马星丽（山西省晋中市卫生学校）
张　华（南昌市卫生学校）
张庆桂（桂林市卫生学校）
张艳君（太原市卫生学校）

科学出版社
北　京

内 容 简 介

《妇科护理》的编写以人的整体健康为导向，以护理程序为框架，结合助产专业人才培养目标和岗位职业能力，收录了一些常见疾病护理和部分护士执业资格考试的相关内容。教材包含14章理论教学和13项实训指导内容。每章由疾病概述、护理评估、护理诊断/问题、护理目标、护理措施和护理评价六部分组成。每章开头设有引言，激发学生学习兴趣，引导学生进入讲授内容；在相关正文中插入"案例"、"案例分析"和"链接"，拓展学生知识面，培养学生临床思维能力；结合护士执业资格考试大纲，对重点内容设有"考点"和"护考链接"；章后有"小结"及"自测题"，可帮助学生复习巩固；书后附教学大纲供师生参考。同时，本教材还有配套课件和数字化教学资源供学生自主学习。

本教材内容精练，构思新颖，图文并茂，方便教学，充分体现"互联网+教育"模式，并融知识性、趣味性、实用性于一体。教材适用于中等卫生职业教育助产专业学生使用。

图书在版编目 (CIP) 数据

妇科护理 / 张庆桂主编 . —2 版 . —北京：科学出版社，2017.1
"十四五"职业教育国家规划教材
ISBN 978-7-03-050895-9

Ⅰ. 妇… Ⅱ. 张… Ⅲ. 妇科学 - 护理学 - 中等专业学校 - 教材 Ⅳ. R473.71

中国版本图书馆 CIP 数据核字（2016）第 287176 号

责任编辑：张映桥 / 责任校对：李 影
责任印制：赵 博 / 封面设计：张佩战

科学出版社 出版
北京东黄城根北街 16 号
邮政编码：100717
http://www.sciencep.com
三河市骏杰印刷有限公司印刷
科学出版社发行 各地新华书店经销
*
2012 年 5 月第 一 版 开本：787 × 1092 1/16
2017 年 1 月第 二 版 印张：14 3/4
2024 年 1 月第十二次印刷 字数：350 000

定价：49.80 元

（如有印装质量问题，我社负责调换）

中等职业教育数字化课程建设项目 教材出版说明

为贯彻《国家中长期教育改革和发展规划纲要（2010—2020）》、《教育信息化十年发展规划（2011—2020）》等文件精神，落实教育部最新《中等职业学校专业教学标准（试行）》要求；为调动广大教师参与数字化课程建设，提高其数字化内容创作和运用能力，结合最新数字化技术促进职业教育发展，科学出版社于2015年9月正式启动了中等职业教育护理、助产专业数字化课程建设项目。

科学出版社前身是1930年成立于上海的龙门联合书局，1954年，龙门联合书局与中国科学院编译局合并组建成立科学出版社，现隶属中国科学院，员工达1200余名，其中硕士研究生及以上学历者627人（截至2016年7月1日），是我国最大的综合性科技出版机构。依托中国科学院的强大技术支持，我社于2015年推出最新研发成果："爱医课"互动教学平台（见封底）。该平台可将教学中的重点内容以视频、语音及三维模型等方式呈现，学生用手机扫描常规书页即可免费浏览书中配套3D模型、动画、视频、护考模拟试题等教学资源。

本项目分数字化教材建设与资源建设两部分。数字化课程建设项目与"爱医课"互动教学平台进行的首次有益结合而成的教材，是我国中等职业层次首套数字化创新教材。2015年10月开展了建设团队的全国遴选工作，共收到全国62所院校575位老师的申请资料，于2016年1月在湖北武汉召开了项目启动会及教材编写会。

（一）数字化教材的编写指导思想

本次编写充分体现了职业教育特色，紧紧围绕"以就业为导向，以能力为本位，以发展技能为核心"的职业教育培养理念，遵循"理论联系实际"的原则，强调"必需、够用"的编写标准，以数字化课程建设为方向，以创新教材为呈现形式。

（二）本套数字化教材的特点

1. 按照专业教学标准安排课程结构　本套数字化教材严格按照专业教学标准的要求设计科目、安排课程。全套教材分公共基础课、专业技能课、专业选修课及综合实训四类，共计39种，体系完整。

2. 紧扣最新护考大纲调整内容　本套系列教材参考了"国家护士执业资格考试大纲"的相关标准，围绕考试内容调整学习范围，突出考点与难点，方便学生的在校日常学习与护考接轨，适应护理职业岗位需求。

3. 呈现形式新颖　"数字化"是未来教育的发展方向，本项目39种教材均将传统纸质教材与"爱医课"教学平台无缝对接，形式新颖。它能充分吸引职业院校学生的学习兴趣，提高课堂教学效果。使学生用"碎片化时间"学习，寓教于乐，乐中识记、乐中理解、乐中运用，为翻转课堂提供了有效的实现手段。

（三）本项目出版教材目录

本项目经中国科学院、科学出版社领导的大力支持，获年度重大项目立项。39种教材具体情况如下：

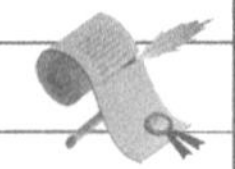

中等职业教育数字化课程配套创新教材目录

序号	教材名	主编	书号
1	《语文》	孙　琳　王　斌	978-7-03-048363-8
2	《数学》	赵　明	978-7-03-048206-8
3	《公共英语基础教程（上册）》（双色）	秦博文	978-7-03-048366-9
4	《公共英语基础教程（下册）》（双色）	秦博文	978-7-03-048367-6
5	《体育与健康》	张洪建	978-7-03-048361-4
6	《计算机应用基础》（全彩）	施宏伟	978-7-03-048208-2
7	《计算机应用基础实训指导》	施宏伟	978-7-03-048365-2
8	《职业生涯规划》	范永丽　汪　冰	978-7-03-048362-1
9	《职业道德与法律》	许练光	978-7-03-050751-8
10	《人际沟通》（第四版，全彩）	钟　海　莫丽平	978-7-03-049938-7
11	《医护礼仪与形体训练》（全彩）	王　颖	978-7-03-048207-5
12	《医用化学基础》（双色）	李湘苏　姚光军	978-7-03-048553-3
13	《生理学基础》（双色）	陈桃荣　宁　华	978-7-03-048552-6
14	《生物化学基础》（双色）	赵勋蘼　王　懿　莫小卫	978-7-03-050956-7
15	《医学遗传学基础》（第四版，双色）	赵　斌　王　宇	978-7-03-048364-5
16	《病原生物与免疫学基础》（第四版，全彩）	刘建红　王　玲	978-7-03-050887-4
17	《解剖学基础》（第二版，全彩）	刘东方　黄嫦斌	978-7-03-050971-0
18	《病理学基础》（第四版，全彩）	贺平泽	978-7-03-050028-1
19	《药物学基础》（第四版）	赵彩珍　郭淑芳	978-7-03-050993-2
20	《正常人体学基础》（第四版，全彩）	王之一　覃庆河	978-7-03-050908-6
21	《营养与膳食》（第三版，双色）	魏玉秋　戚　林	978-7-03-050886-7
22	《健康评估》（第四版，全彩）	罗卫群　崔　燕	978-7-03-050825-6
23	《内科护理》（第二版）	崔效忠	978-7-03-050885-0
24	《外科护理》（第二版）	闵晓松　阴　俊	978-7-03-050894-2
25	《妇产科护理》（第二版）	周　清　刘丽萍	978-7-03-048798-8
26	《儿科护理》（第二版）	段慧琴　田　洁	978-7-03-050959-8
27	《护理学基础》（第四版，全彩）	付能荣　吴姣鱼	978-7-03-050973-4
28	《护理技术综合实训》（第三版）	马树平　唐淑珍	978-7-03-050890-4
29	《社区护理》（第四版）	王永军　刘　蔚	978-7-03-050972-7
30	《老年护理》（第二版）	史俊萍	978-7-03-050892-8
31	《五官科护理》（第二版）	郭金兰	978-7-03-050893-5
32	《心理与精神护理》（双色）	张小燕	978-7-03-048720-9
33	《中医护理基础》（第四版，双色）	马秋平	978-7-03-050891-1
34	《急救护理技术》（第三版）	贾丽萍　王海平	978-7-03-048716-2
35	《中医学基础》（第四版，双色）	伍利民　郝志红	978-7-03-050884-3
36	《母婴保健》（助产，第二版）	王瑞珍	978-7-03-050783-9
37	《产科学及护理》（助产，第二版）	李　俭　颜丽青	978-7-03-050909-3
38	《妇科护理》（助产，第二版）	张庆桂	978-7-03-050895-9
39	《遗传与优生》（助产，第二版，双色）	潘凯元　张晓玲	978-7-03-050814-0

注：以上教材均配套教学 PPT 课件，在“爱医课”平台上提供免费试题、微视频等多种资源，欢迎扫描封底二维码下载

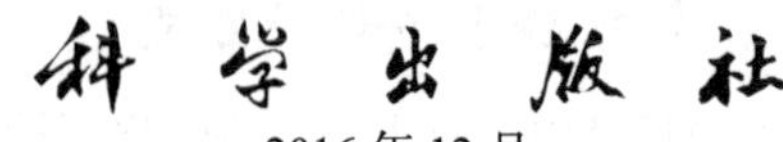

2016 年 12 月

前　言

党的二十大报告对新时代新征程上推进健康中国建设作出了新的战略部署，提出“把保障人民健康放在优先发展的战略位置”。这凸显了以人民为中心的发展思想,是推进中国式现代化的重要内涵。这对医药卫生事业提出了更高要求。贯彻落实党的二十大决策部署，积极推动健康事业发展，离不开人才队伍建设。“培养造就大批德才兼备的高素质人才，是国家和民族长远发展大计。”教材是教学内容的重要载体，是教学的重要依据、培养人才的重要保障。本次教材修订旨在贯彻党的二十大报告精神，坚持为党育人、为国育才。

编者们根据第 1 版教材使用的反馈意见，结合临床实践，进一步完善了本教材的编写体系和框架。同时，严格参照专业教学标准，结合助产专业人才培养目标和护士执业资格考试改革，对《妇科护理》教学大纲进行了补充和修订。本教材力求突出强化“三基”内容，培养学生分析问题、解决问题的临床思维能力和自主学习能力，以增强整体护理能力，充分体现其科学性、思想性、先进性、启发性和适用性。为此，在编写时编者增加了实训指导内容，并制作了配套课件，供教师教学和学生自学使用。

本教材具有以下特点：①充分发挥学生学习的主观能动性：本教材的突出亮点是创建了配套的数字化资源，将教学中的重点和难点内容以视频、语音及三维模型等方式呈现，学生用手机扫描常规书页即可浏览书中的配套数字化资源，能激发其学习兴趣，使其轻松突破难点、掌握重点，达到辅助课堂教学的效果。②遵循“以人的整体健康为中心”的护理理念：全书按护理程序组织编写，使学生学会在临床工作中正确运用护理程序，科学护理患者，以促进整体护理工作的开展。③充分体现理论知识“必要、够用”的原则：本教材删除了与医学基础课程及其他临床专业课程不必要的重复内容，并注重保留本学科特色内容。如在第 14 章妇女保健的编写中，为避免与《母婴保健》重复，对围生期保健内容作了删减。④强化专业技能培训：实训指导的疾病护理中，以临床案例为作业，促使学生根据护理对象的个案特点制订护理计划，培养其评判性思维能力。而在专项操作技能训练中，以临床实践活动顺序为主线设计操作流程，以增强学生的临床适应能力。⑤重点突出、适用性强：针对重点内容和护士执业资格考试大纲，每章设有“考点”、“护考链接”、“小结”和“自测题”，方便学生课后复习和巩固。

本教材在编写过程中得到了科学出版社及各参编者学校领导的大力支持，在此表示最诚挚的感谢！由于时间和编者水平、经验有限，书中难免有不足之处，恳请各位专家及读者提出宝贵意见，以便再版时修订。

张庆桂

2023 年 7 月

目　录

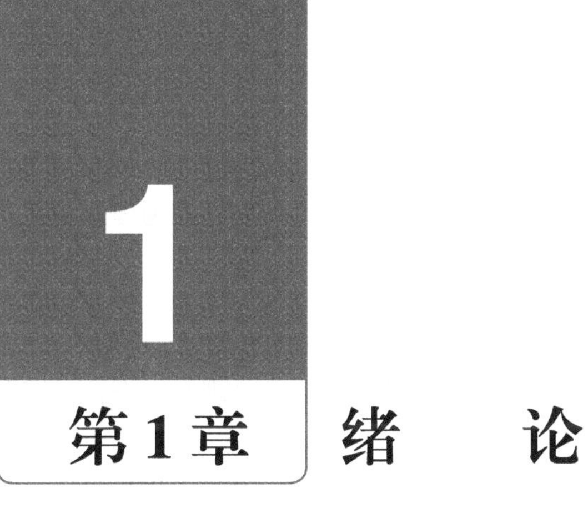

第1章 绪　论

妇科护理学是助产专业的核心课程之一，是临床护理学的重要组成部分，是为妇女身心健康服务的一门学科。它既有护理学的共性，又有其自身特点。随着现代医学模式和健康理念的转变，人们对生殖健康和医疗护理的需求也不断地发生变化。妇科护理学研究领域已从单纯的“疾病护理”向“健康促进”过渡，并逐渐发展为一门独立的学科。

一、妇科护理学的起源与发展

自19世纪中叶南丁格尔首创了护理专业，护理学理论逐渐形成和发展，并成为医学领域的一个重要组成部分。近代，随着社会和医学科学的发展，为适应人类健康和医疗实践的需要，护理学已成为医学领域的一门独立学科。

在西方，约在公元460年，著名的希波克拉底在医学巨著中详细记载了白带、痛经、月经失调、不孕、子宫、盆腔炎等妇科疾病。古罗马医学家Soranus撰写的《论妇女病》对月经、避孕、婴儿护理等作了详细论述，被誉为妇产科的创始人。1801年阴道窥器问世，使妇科检查发生了巨大变化。1960年口服避孕药首次在美国上市，从此改变了妇女的生活。1978年第一例“试管婴儿”的诞生，使辅助生殖技术发生了革命性变化。20世纪80～90年代以德国学者Hauseno为代表的科学家确定了人乳头瘤病毒（HPV）与宫颈癌之间的因果关系，使宫颈癌成为第一个病因明确的恶性肿瘤，并直接导致了2006年人类第一个肿瘤疫苗的问世。

在我国，妇科护理学的发展有着悠久的历史，《黄帝内经·素问》中已有关于女性生理和月经病的记载。张仲景的《金匮要略》中对带下、月经过多、痛经等作了详细记载。唐代孙思邈的《千金要方》中独立列出了《妇人方》，对妊娠、分娩异常的治疗及产后护理作了详细的描述，这是妇科成为独立分科的雏形。公元1060年，宋朝发文规定妇产科成为九科之一，至此，妇产科才真正成为独立的学科。明清时期的《妇人大金良方》及《医宗金鉴·妇科心法要诀》为临床实践的发展作出了卓越贡献。

大约19世纪初，西医学校和医学院的开设推动了我国妇科的发展，但长期以来，我国的妇产科学和妇女保健事业一直处于落后状态，直至新中国成立后才开始迈入快速发展的新纪元。20世纪50年代大规模开展的子宫脱垂和尿瘘的防治，以及宫颈癌的普查普治，极大地提高了广大妇女的健康水平。

二、妇科护理学的特点

1. 妇科护理的整体性　妇科护理的整体性表现在两方面：①妇科护理与机体整体密切相关。女性生殖系统与机体其他器官和系统紧密相关，如绝经过渡期因雌激素水平下降导

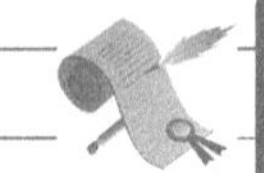

致骨质疏松和心脑血管疾病的发生，而糖尿病、甲状腺功能异常又会导致月经失调及不孕；②妇科与产科密不可分，两者共同的基础是女性生殖系统，且某些疾病还互为因果关系，如分娩引起子宫脱垂和尿瘘，盆腔炎导致不孕和异位妊娠等。

2. 妇科护理对象的特殊性 ①妇科护理对象包括从出生到衰老各个不同阶段女性的生理和病理，每个阶段妇女的生理、心理都发生着不同的变化。青春期女性害羞、情绪不稳定，绝经过渡期女性易多疑、焦虑，妇科护理人员应根据女性不同阶段的生理和心理特点进行护理。②妇科护理涉及患者隐私部位，护理过程中应注意尊重患者，保护患者隐私。

3. 妇科护理与外科护理联系密切 妇科许多疾病需要手术治疗，其手术操作规范与外科护理一致，因此妇科护理人员应掌握外科护理基础知识和基本技能，配合医生做好术前准备、术中配合和术后护理工作，给患者提供更全面的服务，使护理对象的需求得到最大限度的满足。

三、妇科护理的学习目的和方法

1. 学习目的 掌握妇科护理学基本理论、基本知识和基本技能，树立“以人的健康为中心”的护理理念，能运用护理程序为患者实施整体护理，为患者解除痛苦，促进患者早日康复和心身健康发展；为健康女性提供自我保健和疾病预防知识，以维护和促进女性健康。

2. 学习方法 ①树立整体观念：妇科护理学与基础医学和相关护理学科关系密切，妇科疾病可能引起或合并内、外科疾病，同时，内、外科疾病也可以引发妇科疾病。因此，护理人员应掌握基础护理、内科护理、外科护理和其他人文社会科学等多方面的知识，并熟练掌握专业操作技能，针对护理对象开展个性化整体护理。②注重理论联系实践：妇科护理学是一门实践性很强的学科，在学习中不仅要掌握扎实的理论知识，还应在工作中不断积累临床护理经验，更好地为患者服务。

四、妇科护理的未来与展望

随着医学科学的发展，子宫内膜异位症、生殖内分泌疾病、恶性肿瘤、不孕症等疾病的基础与临床研究水平不断提升，以宫腔镜和腹腔镜为主的微创手术发展迅速，且已形成了我国的特色。功能基因组学和系统微生物学的研究使分子靶向和基因治疗将成为疾病治疗的重要手段，并实现无创与快捷。机器人手术将开创手术的新时代。随着基因组学的诞生与研究进展，新一代肿瘤疫苗将会问世，卵巢癌等将成为可以通过疫苗预防的恶性肿瘤。

现代医学和生物技术的进步也促使妇科疾病诊治理念和护理模式的转变，医学将实现从“疾病医学”向“健康医学”的转变，“以基本人的健康为中心的护理”将成为当代护理学发展的趋势，使妇科领域真正迈进集疾病预防和健康维护与促进于一体的健康医学模式。

（张庆桂）

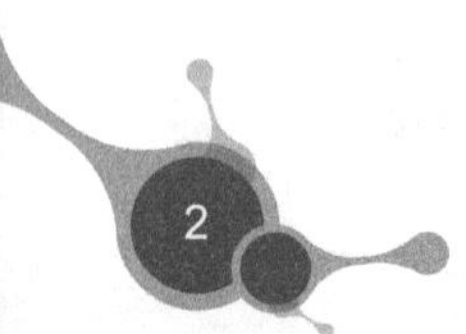

2

第 2 章　妇科病史及检查配合

病史采集和体格检查不仅是疾病诊断、治疗、护理和预后评估的重要依据，也是总结临床经验、提高医疗护理质量和进行科学研究的基础。妇科病史采集和体格检查是妇科临床实践的基本技能。由于女性生殖系统解剖生理的特殊性，疾病常涉及患者个人或家庭隐私。那么，我们怎样才能收集到患者真实的病史，在妇科检查过程中，如何进行护理配合呢？让我们一起来学习本章内容。

第 1 节　妇科护理病史采集

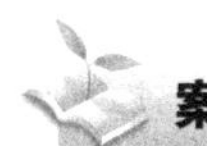

案例 2-1

患者，女，42 岁，自述近半年出现经期延长、经量增多，一周前下腹部扪及一个质地较硬的包块，尤以晨起时最为明显，且最近一次月经后自觉头晕、乏力。

问题： 1. 护士在采集病史时应注意哪些问题？

2. 应收集哪些资料？

一、妇科病史的采集方法

由于女性生殖系统解剖生理的特殊性，疾病常涉及患者个人或家庭隐私，因此助产士在采集病史时，应态度和蔼、语言亲切、关心和尊重患者，并注意保护患者隐私。询问病史应有目的性，耐心细致地询问病情，必要时加以启发，但应避免暗示和主观臆测。对危急患者在初步了解病情后，应立即实施抢救，以免贻误治疗。外院转诊者，应索要病情介绍以作为重要参考资料。对不能亲自口述的危重患者，可询问最了解其病情的家属或亲友。偶有患者因难言之隐，故意否认与性生活有关的关键情节，此时既不可盲目信任其陈述，也不宜反复追问，而应通过妇科检查或辅助检查结果，再单独作补充询问。

二、妇科病史的内容

1. 一般项目　包括患者姓名、性别、年龄、籍贯、职业、民族、宗教信仰、文化程度、婚姻、住址、入院日期、病史记录日期、病史陈述者、可靠程度。若非患者陈述，应注明陈述者与患者的关系。

2. 主诉　是指促使患者就诊的主要症状或体征及其持续时间，力求简明扼要，一般不超过 20 字。要求通过主诉初步估计疾病的大致范围。妇科临床常见症状有外阴瘙痒、阴道出血、白带异常、闭经、下腹痛、下腹部包块及不孕等。若患者有停经、阴道出血及腹痛

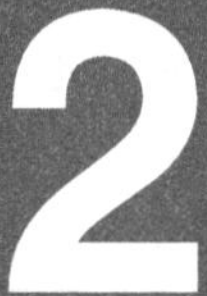

三种主要症状，则应按其发生的时间顺序将主诉书写为：停经 × 日后，阴道出血 × 日，腹痛 × 日。若患者无任何自觉不适，仅系妇科普查时发现早期宫颈癌，主诉应据实写为：普查发现“子宫颈癌” × 日。

3. 现病史 为病史的主要组成部分，应详加记录。现病史包括从最早发病起至此次住院时疾病的发生、发展和诊疗的全过程。一般应以主诉症状为核心，按时间先后顺序依次描述。首先问明有无发病诱因，发病的具体时间和起病缓急，主要症状的部位、性质、持续时间及严重程度；然后了解病情的发展与演变、有无伴随症状、发病后的诊疗经过及效果。此外，对患者的一般情况，如食欲、大小便、体重变化等，均应问明并予以记录。

4. 月经史 包括初潮年龄、月经周期、经期持续时间、月经量（可问每日更换卫生巾次数）、经血性状、颜色、有无经期或经前伴随症状等，有痛经者询问痛经开始和消失的时间以及疼痛部位、性质等。绝经后患者应询问绝经年龄、绝经后有无阴道出血等。常规询问末次月经（LMP）日期、经量及持续时间，若其流血情况不同于以往正常月经时，还应问明前次月经日期（PMP）、末次月经时间或绝经年龄。如 14 岁初潮，每 28 ～ 30 日来一次月经，每次持续 3 ～ 5 日，末次月经 2016 年 2 月 3 日，可简写为 $14\frac{3\sim5}{28\sim30}$ LMP 2016.2.3。

考点：月经史的书写方式

5. 婚育史 包括婚次及每次结婚年龄，是否近亲结婚（直系血亲及三代旁系血亲），男方健康状况及性生活情况等。生育情况包括初孕和初产年龄，足月产、早产、流产次数及现存子女数，可用数字顺序表示。如足月产 3 次，无早产，流产 1 次，现存子女 2 人，可简写为“3-0-1-2”，或仅用孕 4 产 3（G_4P_3）表示。记录分娩方式，有无难产史，新生儿出生情况，产后有无大量出血或感染史，自然流产或人工流产情况，末次分娩或流产日期，采用何种计划生育措施及其效果。

考点：生育史的书写方式

6. 既往史 指患者以往的健康和疾病情况。曾患何种疾病，特别是妇科疾病、传染病、心血管疾病病史及腹部手术史等。为防止遗漏，可按全身各系统依次询问。此外，还应询问有无药物过敏史，并注明对何种药物过敏。

7. 个人史 生活和居住情况，有无烟、酒等嗜好。

8. 家族史 父母、兄弟、姐妹及子女健康状况。家族成员中有无遗传性疾病（如血友病、白化病等）、可能与遗传有关的疾病（如糖尿病、高血压、癌肿等）及传染病（如结核、梅毒等）。

三、心理社会状况

由于疾病或者手术涉及患者性生活、生育等隐私，影响家庭和夫妻生活，所以妇科疾病患者思想顾虑多、压力大，尤其应注意心理 - 社会因素对其康复的影响。心理社会评估主要是评估患者患病后的精神心理状态、对健康问题的理解、应激水平和应对能力、社会支持系统及人格类型等。

1. 精神心理状态 评估患病后患者的注意力、认知水平、情绪、仪表、言谈举止、沟通能力有无改变，有无焦虑、恐惧、否认、绝望、沮丧、愤怒等情绪变化。

2. 对疾病的认知和反应 患者对疾病的认知程度一般取决于其文化程度和病程长短，可反映其对健康问题的理解。应评估患者对健康问题的感受、对疾病和接受手术的认识和态度、对治疗和护理的期望及感受，评估患者患病前后的应激方法、面对压力时的应对方式及能力，评估患者的睡眠、精力、食欲有无变化。是否对疾病相关知识缺乏认识而表现得无所谓，或过分担心会查出更严重疾病而不知道如何面对未来的压力，或有其他原因而

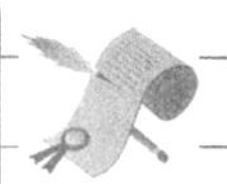

延误就医。

3. 人格类型　评估患者属于依赖/独立型、紧张/松弛型、主动/被动型或内向/外向型，为制订护理措施提供相关依据。

4. 社会支持系统　评估患者的社会关系、生活方式、家庭关系、经济状况，了解家属对病情和手术预后的态度等，判断其对疾病治疗、护理、康复的实施可能产生的影响。

案例 2-1 分析

护士在采集病史时应注意态度和蔼、语言亲切、关心和尊重患者，保护患者隐私，询问时应避免暗示和主观臆测。主要收集本病发生、发展、诊疗、护理及相关既往史等资料，注意月经史及生育史的采集。

第 2 节　妇科检查

案例 2-2

患者，女，已婚，30 岁。近日白带量多，伴外阴瘙痒，下腹胀痛不适。拟对患者进行盆腔检查及白带常规检查。

问题：责任护士应指导患者作哪项盆腔检查？如何配合医生完成该项检查？

妇科检查又称盆腔检查，包括外阴、阴道、子宫颈、宫体及双侧附件检查。

一、妇科检查前的准备和注意事项

（一）检查前准备

1. 用物准备　照明灯、无菌手套、阴道窥器、无齿长镊子、无菌持物钳、一次性臀垫、消毒棉球和纱布、生理盐水、液状石蜡、试管架及小试管、污物桶、内盛消毒液的器具浸泡盆等。

2. 患者准备　检查前嘱患者排空膀胱，必要时先导尿。大便充盈者应在排便或灌肠后检查。

3. 检查者准备　耐心向患者解释操作的方法、目的和注意事项；检查床铺一次性臀垫，协助患者脱去一侧裤腿，取膀胱截石位，放松腹部配合检查。

（二）注意事项

1. 检查者应关心体贴患者，做到态度严肃、语言亲切、检查仔细，动作轻柔。年老、体弱患者应协助其上下床，以防摔伤。

2. 每检查一人，应更换臀垫、手套和检查器械，防止交叉感染。

3. 除尿瘘患者有时需取膝胸位外，一般盆腔检查均取膀胱截石位（图 2-1）。患者臀部置于台缘，头部略抬高，两手平放于身旁，以使腹肌松弛。检查者面向患者，立在患者两腿之间。危重患者不宜搬动时可在病床上检查。

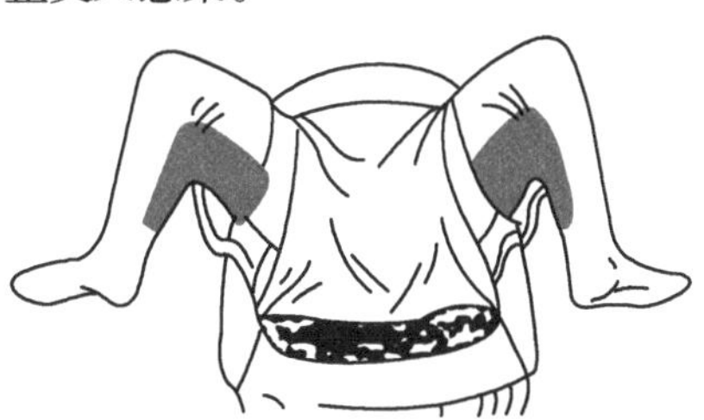

图 2-1　膀胱截石位

4. 一般应避免于经期或阴道流血时作盆腔检查。但若为异常出血必须检查时，检查前应严格消毒外阴，并使用无菌手套及器械，以防发生感染。

5. 对未婚患者禁作双合诊及阴道窥器检查，可用示指放入直肠行直肠 - 腹部诊。若确有检查必要时，应先征得患者及家属签字同意后，方可以示指放入阴道扪诊。

6. 男医师进行检查时，需有其他女性医护人员在场，以减轻患者紧张心理和避免发生不必要的误会。

考点：妇科检查的注意事项

7. 对疑有盆腔内病变的腹壁肥厚、高度紧张不合作或未婚患者，若盆腔检查不满意时，可肌内注射哌替啶，必要时在麻醉下进行盆腔检查。

护考链接

以下妇科检查注意事项不正确的是

A. 做好心理护理　B. 检查前排尿　C. 臀垫应每人更换

D. 未婚者用直肠 - 腹部诊　E. 阴道出血者应常规检查，以免延误治疗

分析：因妇科检查应避免于经期或阴道流血时进行，故答案为 E。

二、妇科检查的方法及步骤

1. 外阴部检查　观察外阴发育、阴毛多少和分布情况，有无畸形、水肿、皮炎、溃疡、赘生物或肿块，注意皮肤黏膜色泽及质地变化，有无增厚、变薄或萎缩。然后用左手拇指和示指分开小阴唇，暴露阴道前庭及尿道口和阴道口。观察尿道口周围黏膜色泽及有无赘生物。未婚者的处女膜完整未破，其阴道口勉强可容示指；已婚者的阴道口能容两指通过；经产妇的处女膜仅余残痕或可见会阴侧切瘢痕。必要时还应让患者用力向下屏气，观察有无阴道前后壁膨出、直肠膨出、子宫脱垂或尿失禁等。

2. 阴道窥器检查　应根据患者阴道壁松弛情况，选用适当大小的阴道窥器。检查方法如下：

(1) 阴道窥器的放置和取出：将阴道窥器两叶合拢，用液状石蜡或肥皂液润滑两叶前端，以减轻插入阴道口时的不适感。若拟作宫颈刮片或阴道侧壁涂片细胞学检查，则不宜用润滑剂，以免影响检查结果，可改用生理盐水润滑。放置窥器前先用一手拇指和示指分开两侧小阴唇，暴露阴道口，一手持阴道窥器，避开敏感的尿道周围区，斜行沿阴道侧后壁缓慢插入阴道内，然后向上向后边推进边旋转，约 1/2 处转成正位，并逐渐张开窥器两叶，直到暴露子宫颈、阴道壁、穹隆部，固定窥器于阴道内（图 2-2）。需取标本时，固定两叶螺丝，检查完毕松开螺丝，合拢窥器两叶，旋转 90°，沿阴道侧后壁轻轻取出。

(2) 检查内容：观察阴道黏膜有无充血、糜烂、赘生物；注意阴道内分泌物量、性状、颜色，有无臭味。观察子宫颈大小、色泽、外口形状，有无糜烂、裂伤、外翻、腺囊肿、息肉、肿块，有无接触性出血等。宫颈刮片和宫颈管分泌物涂片及白带检查的标本均应于此时采集。

3. 双合诊　检查者用一手的两指或一指放入阴道，另一手在腹部配合检查，称为双合诊，是盆腔检查中最重要的项目，其目的在于检查阴道、子宫颈、子宫体、输卵管、卵巢、宫旁结缔组织及骨盆腔内壁是否异常。

检查方法及内容：根据个人习惯，检查者右手（或左手）戴消毒手套，示、中两指涂润滑剂后轻轻通过阴道口沿后壁插入阴道，检查阴道通畅度和深度，有无畸形、瘢痕、肿

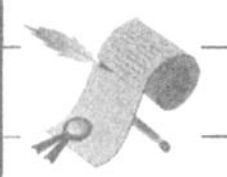

块及阴道穹隆部情况；再扪触子宫颈大小、形状、硬度及宫颈外口情况，有无接触性出血和宫颈举痛。随后将阴道内两指放于子宫颈后方，向上向前方抬举子宫颈，另一手掌心朝下手指平放在患者腹部平脐处，同时往下往后按压腹壁，并逐渐向耻骨联合部移动，通过内、外手指的抬举和按压，相互协调，即可扪清子宫的位置、大小、形状、软硬度、活动度以及有无压痛（图 2-3）。扪清子宫情况后，将阴道内两指由子宫颈后方移至一侧穹隆部并往上向盆腔深部扪触，另一手从同侧髂嵴水平由上往下按压腹壁，与阴道内手指相互对合，以触摸该侧附件处有无肿块、增厚或压痛（图 2-4）。同法检查另一侧。若扪及肿块，应查清其位置、大小、形状、软硬度、活动度、与子宫的关系以及有无压痛等。正常输卵管不能扪及，卵巢偶可扪及，触之稍有酸胀感。

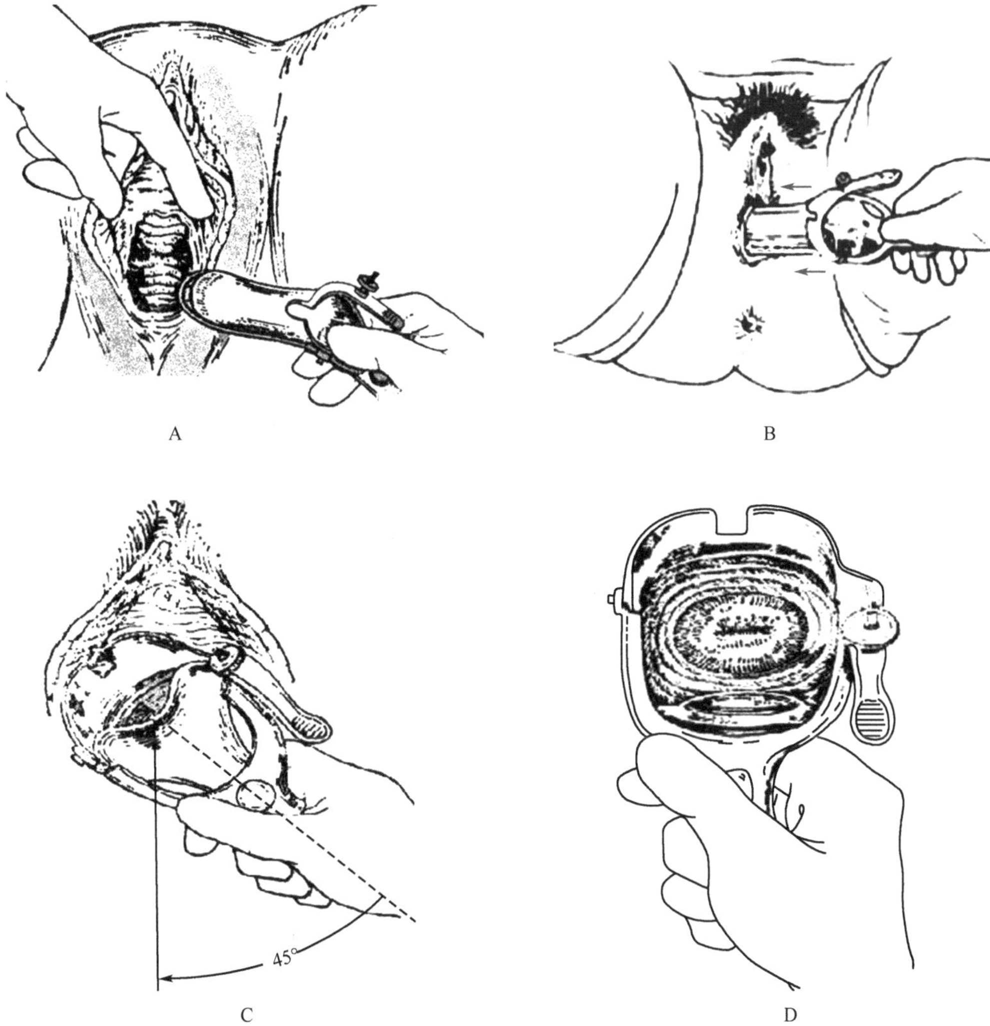

A　B

C　D

图 2-2　阴道窥器的放置方法

A. 暴露阴道口；B. 沿测后壁插入阴道窥器；C. 旋转推进；D. 暴露子宫颈

4. 三合诊　即腹部、阴道、直肠联合检查。检查时，除一手示指放入阴道，中指放入直肠以替代双合诊时阴道内的两指外，其余检查步骤与双合诊相同（图 2-5）。三合诊的目的在于弥补双合诊的不足，可更清楚地了解后倾或后屈子宫的大小，发现子宫后壁、直肠子宫陷凹、宫骶韧带及盆腔后部的病变，估计盆腔内病变范围，特别是癌肿与盆壁的关系，以及扪诊阴道直肠隔、骶骨前方或直肠内有无病变等。因此，三合诊在子宫内膜异位症、生殖器官肿瘤（尤其是宫颈癌临床分期）及盆腔结核的检查时尤为重要。

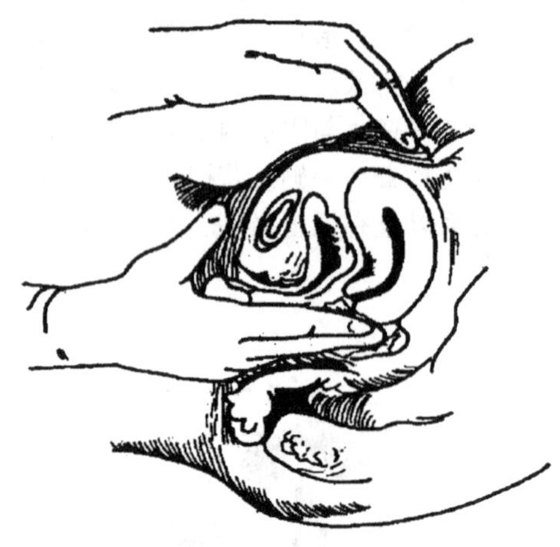

图 2-3　双合诊检查子宫

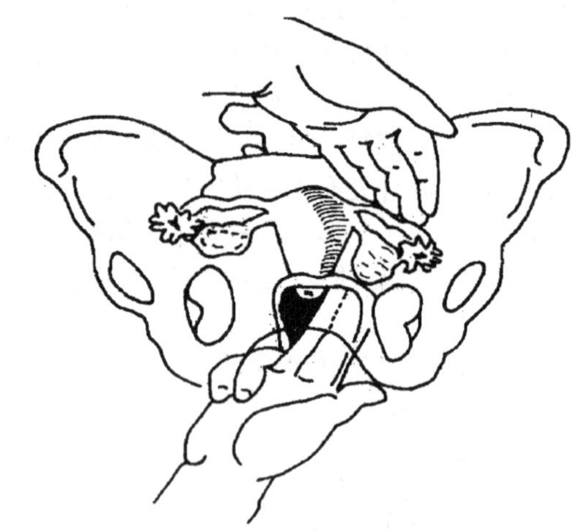

图 2-4　双合诊检查附件

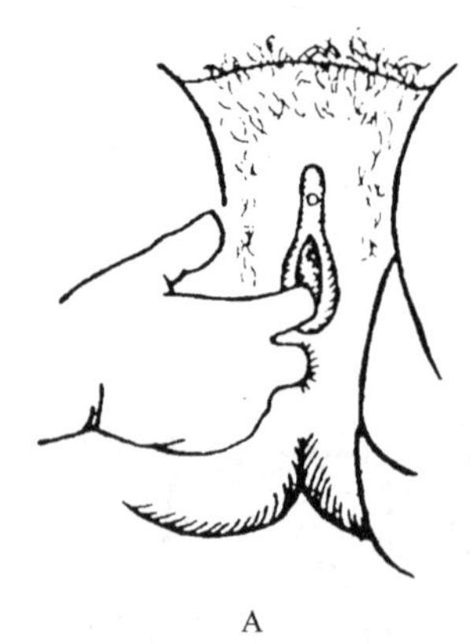

A

B

图 2-5　三合诊检查

A. 正面观；B. 侧面观

考点：各种妇科检查方法的适用人群和检查目的

5. 直肠－腹部诊　一手示指伸入直肠，另一手在腹部配合检查，称直肠 - 腹部诊（图 2-6）。它一般适用于未婚、阴道闭锁或因其他原因不宜行双合诊的患者。

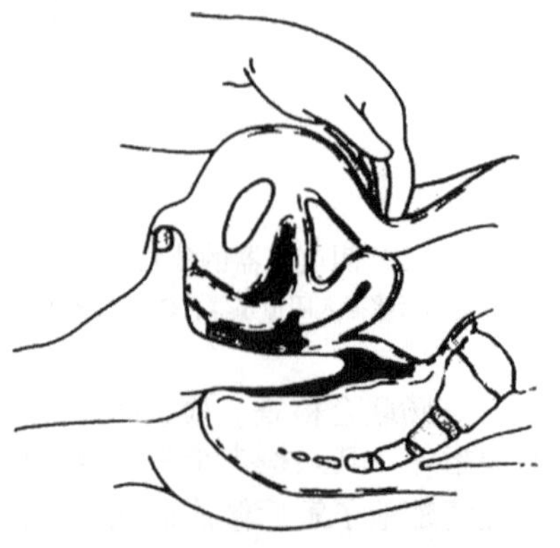

图 2-6　直肠 - 腹部诊检查

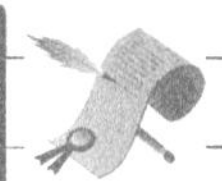

护考链接

1. 有关妇科双合诊检查，下述错误的是

A. 先排空膀胱　　B. 取膀胱截石位　　C. 适用所有妇科患者

D. 是最常用的妇科检查　　E. 用具消毒，防止交叉感染

分析：未婚女性不可行双合诊检查，故答案为 C。

2. 观察阴道壁、子宫颈情况所用的检查方法是

A. 外阴检查　　B. 阴道窥器检查　　C. 双合诊检查

D. 三合诊检查　　E. 肛腹诊检查

分析：观察阴道壁、子宫颈需用阴道窥器暴露，故答案为 B。

6. 记录　盆腔检查结束后，应将检查结果按解剖部位顺序记录。

外阴：发育情况、婚产类型、有无异常。

阴道：有无畸形，是否通畅，黏膜情况，分泌物量、色、性状及有无异味。

子宫颈：大小、色泽、硬度，有无糜烂样改变、撕裂、息肉、囊肿，有无接触性出血及宫颈举痛等。

子宫：位置、大小、硬度、活动度，表面是否光滑，有无压痛等。

附件：有无包块、增厚、压痛。如扪及块状物，记录其位置、大小，表面是否光滑，有无压痛，与子宫和盆壁的关系。两侧分别记录。

案例 2-2 分析

助产士应指导患者排空膀胱后取膀胱截石位，遵守无菌操作常规，配合医生作阴道窥器检查并取白带进行实验室检查，然后行双合诊检查以了解子宫附件及盆腔有无炎性病变。

第 3 节　妇科门诊及病区的护理管理

一、妇科门诊的布局、设备及护理管理

（一）布局和设备

1. 布局　门诊区人流量多，病种复杂。妇科病史和检查具有特殊性，为方便就诊，妇科门诊宜设在门诊部的一端，附近应设卫生间。妇科门诊包括候诊室、问诊室、检查室和处置室（治疗室）。候诊室布置设宣传栏、卫生知识宣传单、多媒体播放设备等，宣传内容包含盆腔检查须知、妇女保健、优生优育、计划生育知识及图片等。

2. 设施　妇科检查室和处置室是妇科检查、治疗和术前准备的场所，要求光线充足、空气流通、温度适宜（以 22 ～ 24℃为宜）、检查床边有屏风或隔帘遮挡，室内安装紫外线灯以便定期进行空气消毒，常用物品器具齐全。

(1) 妇科检查床：供检查和治疗使用。床上铺褥垫、床单、橡胶单和无菌巾，床下放污物桶，床旁备踏足凳，床尾配坐凳以供治疗、护理用。

(2) 照明用具：备可移动的照明灯，以保证检查时光线充足。

(3) 器械：备消毒阴道窥器（一次性）、无菌手套、长镊子、宫颈钳、子宫探针、卵圆钳、导尿管、活体组织钳、宫颈刮板、小刮匙、止血钳、剪刀、阴道灌洗器、弯盘、干燥玻片

和试管、小标本瓶和浸泡污物的盆具。另备血压计、听诊器、各种规格注射器、体温计等。

(4) 药品：75% 和 95% 乙醇、2.5% 碘酊或聚维酮碘、1% 甲紫、0.5% ~ 1% 普鲁卡因、生理盐水、10% 氢氧化钾、10% 甲醛、无菌液状石蜡、10% 肥皂液或其他消毒液等。

(5) 敷料：无菌巾、长棉签、纱布块、大棉球、带线棉球等。

（二）护理管理

1. 保持室内清洁 妇科检查室每日定时通风，进行清洁整理和消毒（空气每日用紫外线消毒 1 次，每周彻底清洁消毒 1 次）。患者检查时应做到一人一具并更换臀垫。使用过的物品可先用消毒液浸泡 30 分钟预处理，然后流水冲洗干净、高压消毒备用。传染病和癌症患者用过的器具应另行处理。

2. 做好诊前准备工作 室内物品应固定安放，整齐有序，每日清点，及时补充备齐。提醒患者检查前先排尿。主动、热情、耐心地组织引导患者就诊，对年老体弱、病情危重者应安排优先就诊。

3. 减轻患者心理压力 妇科患者多数有害羞、紧张、恐惧等心理，护理人员应态度和蔼、热情地接待患者，解释诊疗程序和目的，耐心解答患者和家属提出的相关问题。避免非工作人员和其他候诊者随意进出，以保护患者的隐私。

4. 复诊及用药指导 对需多次诊治（如复发性外阴阴道假丝酵母菌病）的患者，护理人员需详细说明并使其认识坚持诊治的必要性，交代复诊和用药时间，以免半途而废失去治疗的最佳时机。比较复杂的诊疗措施（如人工周期疗法），护理人员要详细向患者介绍。

5. 健康指导 充分利用候诊室的宣传设施进行有关妇女保健、防癌普查、计划生育的宣传指导。

二、妇科病区的布局、设备及护理管理

（一）布局和设备

妇科病区设有妇科病室、妇科检查室、治疗室、污物处理室等。病房分普通病房、危重病房（内设常备的护理器具及抢救用物），病房一端设卫生间。病房要求空气清新，布置整洁、温馨、规范。

（二）护理管理

1. 环境管理 病房环境应清洁、安静、舒适、安全。病室应定时通风，空气和地面及时消毒，床头和桌子以湿法清扫和消毒，被褥定时更换。护理人员各项操作动作要轻。患者休息时尽量减少检查和治疗，以保证患者睡眠充足。

2. 组织管理 护理人员应热情接待入院患者，介绍医院的管理制度，使患者尽快熟悉环境，陪送到病房，安排好床位及用物。对急危重病患者，要做到配合抢救及时，忙而不乱。建立物品使用、保养和维修制度，以保证诊疗和护理工作的顺利进行。

3. 消毒隔离制度 医护人员要衣帽整洁，诊疗、护理操作前后均应洗手；检查治疗用物严格消毒；患者的分泌物应及时消毒处理，避免交叉感染。

4. 健康指导 护理人员要有良好的职业道德和业务素质，耐心稳定患者的情绪，消除其思想顾虑，增强信心，促进患者早日康复。对出院患者应根据其对疾病的认识、心理特征、治疗效果、生活习惯等予以必要的健康指导。

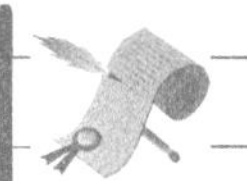

小结

妇科病史采集对确定护理诊断、制订护理计划、评价护理效果有重要意义，采集病史时要做到完整、准确，重视护患沟通技巧并尊重患者的隐私。妇科病史包括一般项目、主诉、现病史、既往史、月经婚育史、个人史和家族史。妇科检查包括外阴检查、阴道窥器检查、双合诊检查、三合诊检查和直肠 - 腹部诊。其中，双合诊是妇科检查中最重要的项目，其目的在于了解子宫及附件有无病变及病变特点。三合诊可弥补双合诊的不足，是对宫颈癌进行临床分期必做的检查。直肠 - 腹部诊主要适用于未婚、阴道闭锁或因其他原因不宜作阴道检查的患者。检查时应严格遵守无菌操作原则，以防交叉感染。

自 测 题

A_1 型题

1. 末次月经的英文缩写为（　　）
   A. LPM　　B. LMP
   C. PLM　　D. PML
   E. MLP
2. 盆腔检查应取的体位为（　　）
   A. 平卧　　B. 膝胸卧位
   C. 膀胱截石位　　D. 侧卧位
   E. 俯卧
3. 在盆腔检查中下列哪项描述正确（　　）
   A. 正常卵巢、输卵管均可扪及
   B. 在扪清子宫后，才可扪及输卵管及卵巢
   C. 正常输卵管可扪及，卵巢不能扪及
   D. 正常卵巢可扪及，输卵管不能扪及
   E. 一般情况下卵巢、输卵管均不可扪及
4. 盆腔检查前需（　　）
   A. 禁食　　B. 排大便
   C. 排空膀胱　　D. 清洗外阴
   E. 阴道冲洗
5. 三合诊检查在下列疾病的检查中尤为重要，除了（　　）
   A. 生殖器肿瘤　　B. 内分泌失调
   C. 结核　　D. 子宫内膜异位症
   E. 炎症
6. 妇科检查床的臀垫更换应（　　）
   A. 按人　　B. 每天
   C. 隔天　　D. 每周
   E. 必要时
7. 有关妇科检查准备和注意事项，下列哪项不妥（　　）
   A. 检查时应认真、仔细
   B. 防止交叉感染
   C. 检查前应导尿
   D. 男医生进行妇科检查时必须有女医务人员在场
   E. 未婚妇女作外阴视诊和直肠 - 腹部诊

A_2 型题

8. 某女士流产 2 次，无早产史，足月产 1 次，现有 1 女，其生育史可简写为（　　）
   A. 1-0-2-1　　B. 1-2-0-1
   C. 2-0-1-1　　D. 1-1-0-2
   E. 0-1-2-1

A_3/A_4 型题

（9 ～ 10 题共用题干）

某社区医院准备去一个工厂给女职工作体检。

9. 助产士在准备妇科检查用物时，下列哪项不需要（　　）
   A. 无菌手套　　B. 阴道窥器
   C. 骨盆测量器　　D. 消毒臀垫
   E. 消毒肥皂水和生理盐水
10. 某 19 岁未婚女职工诉白带多、外阴瘙痒，应采取何种检查方法（　　）
    A. 双合诊　　B. 三合诊
    C. 直肠 - 腹部诊　　D. 阴道扪诊
    E. 窥器检查

（程　慧）

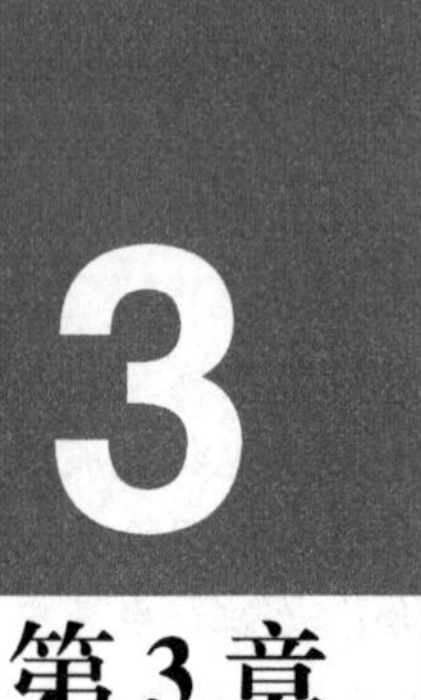

第3章　妇科常用特殊检查及护理配合

随着医学的发展，妇科疾病检查、诊断与治疗技术在不断更新。妇科常用特殊检查在临床中起着举足轻重的作用。我们要及时更新知识，熟悉妇科常用特殊检查方法的适应证、禁忌证及操作方法，掌握操作前准备、操作中的配合及护理要点，为患者提供更优质的服务。

第1节　阴道分泌物悬滴检查

阴道分泌物悬滴检查常用于检查阴道内有无滴虫、假丝酵母菌，同时还可确定阴道清洁度。

一、适　应　证

考点： 阴道分泌物悬滴检查的适应证

疑为滴虫性阴道炎或外阴阴道假丝酵母菌病，或需要了解阴道清洁度者。

二、用物准备

无菌长棉签、无菌手套、一次性臀垫、阴道窥器、长镊子、清洁玻片、生理盐水、10% 氢氧化钾溶液等。

三、操作方法及步骤

1. 在载玻片上加 1 滴加温溶液（查滴虫用生理盐水，查假丝酵母菌用 10% 氢氧化钾溶液）。
2. 嘱患者排空膀胱，取膀胱截石位。
3. 用阴道窥器暴露子宫颈，无菌长棉签自阴道后穹隆处取分泌物少许，将分泌物与载玻片上的溶液混匀并送检。

四、结果判定

镜下找到活动的滴虫为滴虫性阴道炎，找到假菌丝及芽孢为真菌性阴道炎。高倍镜下依据白细胞、上皮细胞、阴道杆菌及杂菌的多少可以划分阴道清洁度：Ⅰ度、Ⅱ度属正常，Ⅲ度属炎症，Ⅳ度多见于严重的阴道炎。

五、护理要点

1. 取标本前 24 小时内禁止性生活、盆浴、阴道冲洗及局部用药。

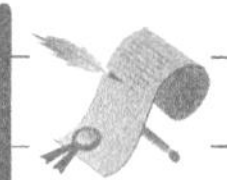

2. 取材用品不蘸任何化学药品或润滑剂，阴道窥器可蘸生理盐水湿润。

3. 标本及时送检以免影响检查结果。

4. 未婚女性禁用阴道窥器取材。

考点：阴道分泌物悬滴检查的护理要点

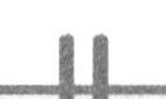

护考链接

患者，女，30 岁，已婚。主诉白带增多伴外阴瘙痒、灼痛 1 周。妇科检查：阴道内有多量灰白色泡沫状分泌物，阴道壁散在针尖样红色斑点。有助于诊断的检查是

A. 阴道分泌物涂片检查　B. 盆腔 B 超检查

C. 诊断性刮宫　D. 阴道镜检查

E. 宫颈刮片

分析：阴道分泌物检查可了解阴道内有无滴虫、假丝酵母菌和阴道清洁度，故答案为 A。

第 2 节　生殖道脱落细胞检查

生殖道脱落细胞检查既可以了解卵巢的内分泌功能；又能协助诊断生殖器官恶性肿瘤（初筛），是一种简便、经济、实用的检查方法，可用于防癌普查。

一、适　应　证

早期宫颈癌筛查；生殖道炎症；卵巢功能检查。

二、禁　忌　证

生殖器官炎症急性期；月经期或阴道流血者。

三、用物准备

阴道窥器 1 个、无菌手套 1 副、无菌长棉签 2 支、无菌干棉球若干、一次性臀垫 1 张、镊子 1 个、探针 1 条、宫颈钳 1 把、宫颈刮板 2 个、玻片 2 张、装有 95% 乙醇溶液或 10% 甲醛溶液标本瓶 1 个、TCT 取样器 1 个。

四、操作方法及步骤

1. 宫颈刮片　是筛查早期宫颈癌的重要方法（图 3-1）。

(1) 嘱患者排空膀胱，取膀胱截石位。

(2) 用阴道窥器暴露子宫颈，以无菌干棉签拭去子宫颈表面黏液，用宫颈刮板在子宫颈鳞 - 柱状上皮交界处（移行区），以子宫颈外口为圆心刮一周，动作轻柔，避免损伤组织引起出血。

(3) 随后将刮板平放于玻片上，向一个方向推移，均匀涂在玻片上，放入标本缸内固定，送检。

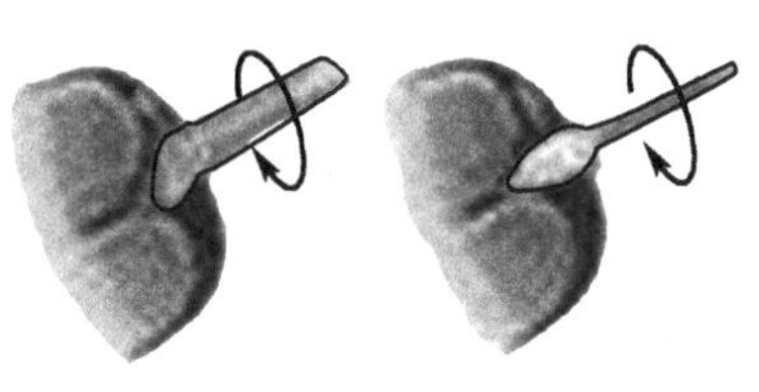

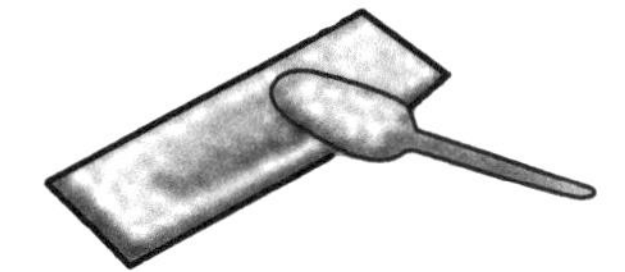

图 3-1　宫颈刮片

考点：宫颈刮片的取材部位及意义

2. 宫颈管涂片　现多采用薄层液基细胞学检查

(TCT)（图 3-2）。

(1) 嘱患者排空膀胱，取膀胱截石位。

(2) 用阴道窥器暴露子宫颈，以无菌干棉签拭去子宫颈表面黏液，将细胞刷置于宫颈管内达子宫颈外口上方 10mm 左右，旋转 360° 后取出。

(3) 旋转细胞刷将标本均匀涂于玻片上，固定或把细胞刷的刷头伸进细胞保存液瓶中漂洗，使刷头上的上皮细胞留在保存液内，送检。

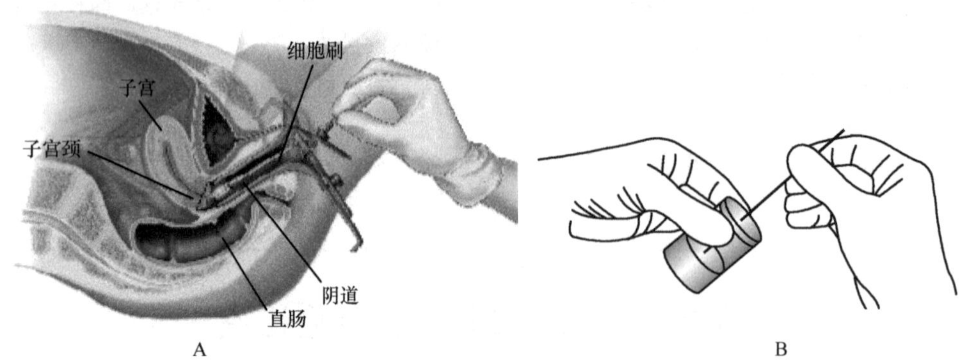

图 3-2　宫颈管涂片

A. 宫颈管脱落细胞取样法；B. 宫颈管脱落细胞保存法

3. 阴道侧壁涂片法　用于了解卵巢功能。已婚女性，用阴道窥器暴露阴道壁，以无菌干棉签拭去黏液，取刮板在阴道侧壁上 1/3 处由上向下轻轻刮取，将刮取物均匀涂在玻片上，晾干后置于 95% 乙醇中固定送检。未婚妇女，用卷紧的棉签蘸生理盐水后，伸入阴道侧壁上 1/3 处轻轻转动后涂片固定。

4. 宫腔吸片　常用于宫腔内疑有恶性病变时的诊断。用阴道窥器暴露子宫颈，常规消毒外阴、阴道和子宫颈，用子宫探针探测宫腔，将小吸管轻轻放入宫腔达宫底部，上下左右移动吸取分泌物，涂片、固定、送检。

五、结果判定

生殖道脱落细胞诊断标准有巴氏分类法和 TBS 分类法两种。

1. 巴氏分类法　Ⅰ级：正常；Ⅱ级：炎症；Ⅲ级：可疑癌；Ⅳ级：高度可疑癌；Ⅴ级：癌症。

2. TBS 分类法

(1) 良性细胞学改变

1) 感染：细菌、原虫、衣原体、支原体、病毒、真菌等感染。

2) 非瘤样变：①反应性细胞学改变；②子宫切除术后的腺细胞；③萎缩。

(2) 上皮细胞异常

1) 鳞状上皮细胞异常：不典型鳞状细胞、低度和高度鳞状上皮内病变、鳞状细胞癌。

2) 腺上皮细胞改变：不典型腺上皮细胞、腺原位癌、腺癌。

3) 其他恶性肿瘤：原发于子宫颈和宫体的不常见肿瘤、转移癌。

六、护理要点

1. 取标本前 24 小时内禁止性交、阴道灌洗或上药。

2. 所用器具必须清洁干燥，不蘸任何化学药物及润滑剂，以免影响结果。

3. 涂片时用力要均匀，切不可来回反复涂抹，以免损伤细胞。所取标本固定后及时送检。

4. 告知患者 TCT 取材后会有少量阴道流血，如出血量大，随时就诊。短期内（小于 3 个月）不宜多次重复取样。

5. 欲了解卵巢功能，在月经干净后 3 天开始，每 2 ～ 3 天涂片一次，连续数周。

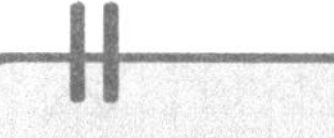

护考链接

宫颈刮片的取材部位在

A. 碘试验不着色区　　B. 子宫颈鳞 - 柱状上皮交界区

C. 宫颈管内　　D. 后穹隆处

E. 阴道侧壁

分析：宫颈刮片是一种简便、经济的防癌普查手段，其取材部位在宫颈鳞 - 柱状上皮交界区，故答案为 B。

第 3 节　基础体温测定

基础体温是指机体经过长时间（6 ～ 8 小时）的睡眠，醒来后未进行任何活动前所测得的口腔温度。它反映了机体在静息状态下的基础能量代谢，故又称静息体温。基础体温常用于测定有无排卵、黄体功能、预测排卵日期及诊断早孕。

正常育龄妇女的基础体温受卵巢性激素的影响而呈周期性变化。月经前半周期，体温较低，排卵时最低；排卵后，由于孕激素刺激下丘脑体温调节中枢，体温上升 0.3 ～ 0.5℃，持续 12 ～ 14 天，于下次月经来潮前 1 ～ 2 天下降。这种具有低温相和高温相的体温曲线称双相体温曲线，表示有排卵（图 3-3）。无排卵的月经周期因缺乏孕激素的作用，基础体温呈单相型（只有低温相而无高温相），表示无排卵（图 3-4）。

考点：基础体温的临床意义

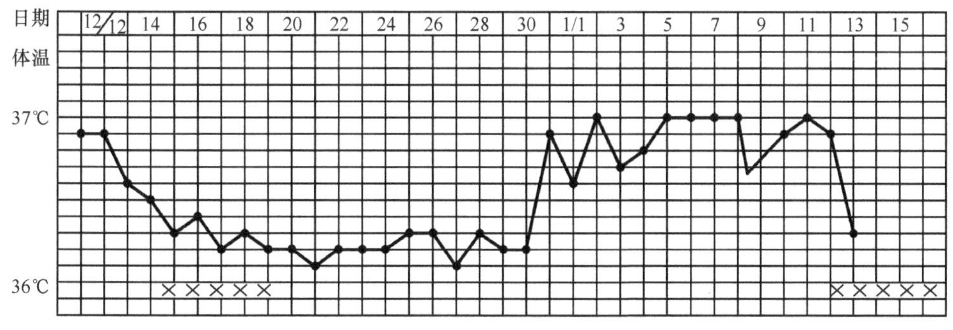

图 3-3　双相型基础体温

一、适　应　证

1. 卵巢功能检查。

2. 功能失调性子宫出血患者。

3. 闭经、不孕患者。

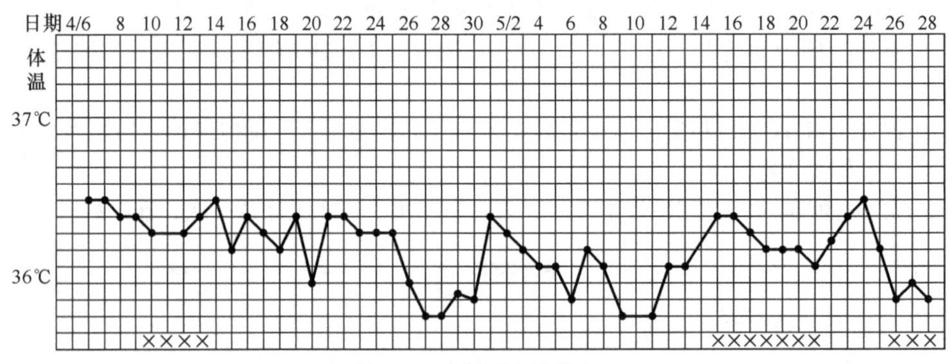

图 3-4　单相型基础体温

二、操作方法

嘱受测者每晚临睡前，将体温表甩至35℃以下放于床旁，清晨醒来后未做任何活动前（夜班工作者需睡眠 6 ～ 8 小时后），卧床测口腔温度 5 分钟。从月经来潮第一天起，每天将测得的体温记录在基础体温单上，并连成曲线。一般需连续测 3 个月以上。

三、护理要点

1. 向受测试者交代检查的目的、方法和要求，由于监测时间过长，需向受测试者说明，使其做好思想准备以坚持测量。

2. 每日测量时间最好固定，一般在清晨 5 ～ 7 时。

3. 指导受测者及时记录测量结果，如有性生活、月经期、失眠、感冒、发热、用药等，需如实记录在体温单上，以便分析时参考。

第 4 节　子宫颈活组织检查

子宫颈活组织检查简称宫颈活检，取小部分子宫颈病灶组织行病理学检查，以确定病变性质。它是确诊宫颈癌的可靠依据。

一、适　应　证

1. 宫颈刮片巴氏细胞Ⅲ级及Ⅲ级以上者。
2. TBS 分类为鳞状上皮细胞异常者。
3. 阴道镜检查时反复可疑阳性或阳性者。
4. 疑有宫颈癌或慢性特异性炎症，需进一步明确诊断者。

二、禁　忌　证

1. 急性生殖道炎症。
2. 妊娠期或月经期。
3. 急性严重全身性疾病。

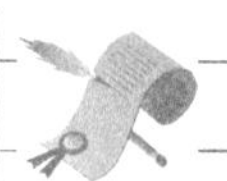

三、用物准备

阴道窥器 1 个、宫颈钳 1 把、宫颈活检钳 1 把、长镊子 1 把、无菌干棉签和棉球若干、带线尾纱球 1 个、无菌手套、一次性臀垫、消毒孔巾、复方碘溶液、0.5% 聚维酮碘溶液、装有固定液（10% 甲醛溶液）的标本瓶 4 ～ 6 个。

四、操作方法及步骤

钳取法：

1. 嘱患者排空膀胱，取膀胱截石位。

2. 用 0.5% 聚维酮碘溶液消毒外阴，铺孔巾。

3. 用阴道窥器暴露子宫颈，拭净分泌物，消毒阴道和子宫颈。

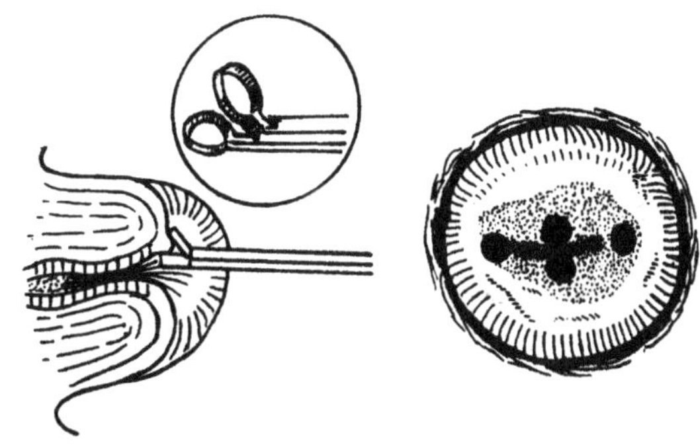

图 3-5　宫颈活检图

4. 用活检钳在子宫颈外口鳞 - 柱交界区或可疑病变区取材，一般在交界处的 3 点、6 点、9 点、12 点四点取材（图 3-5）；也可在子宫颈阴道部涂以碘液，选择不着色区取材或在阴道镜指引下定位取材；对已确诊为宫颈癌，只为确定病理类型和浸润程度者可单点取材；怀疑为宫颈管病变者，可用小刮匙刮取宫颈管组织。

5. 将取下的组织分别放在盛有 10% 甲醛溶液标本瓶内固定，标注好取材部位送检。

6. 术后用带线尾纱球压迫止血，嘱患者 24 小时后自行取出。

五、护理要点

（一）术前护理

1. 术前向患者解释活检的目的和方法，取得配合。

2. 指导患者月经干净后 3 ～ 7 天进行检查，近月经期或月经期不宜做活检，以防感染和出血过多。

3. 急性生殖器炎症患者，待治愈后方可做活检。

4. 妊娠期不作活检，以免发生流产或早产，但高度怀疑子宫颈恶性病变者应检查。

（二）术中护理

1. 准备好手术所需物品和器械，陪伴并鼓励患者配合手术。

2. 多点取材应标明取材部位。

3. 协助医生对创面进行止血。

（三）术后护理

1. 术后嘱患者 24 小时后自行取出阴道填塞的纱球。

2. 告知患者术后注意阴道流血情况，如出血多，立即就诊。

3. 保持外阴清洁，1 个月内禁止盆浴和性生活。

考点：子宫颈活组织检查的适应证和护理要点

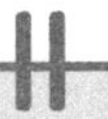

护考链接

患者，女，53岁。不规则阴道流血、排液近半年。妇科检查：子宫颈肥大，质硬，2点钟处有黄豆大小的菜花样组织。初步考虑为宫颈癌，需做哪项检查才能确诊

A. 宫颈刮片　　B. 阴道分泌物涂片检查

C. 阴道镜检查　　D. 诊断性刮宫

E. 子宫颈和宫颈管活组织检查

分析：确诊宫颈癌的方法是子宫颈和宫颈管活组织检查。故答案为E。

第5节　诊断性刮宫

诊断性刮宫简称诊刮，是诊断宫腔疾病最常用的方法。目的是通过刮取子宫内膜和内膜病灶进行活组织检查，做出病理学诊断。它分一般性诊刮术和分段诊刮术。宫颈管有病变，需确定原发病灶在宫颈管或子宫腔者，行分段诊刮术。

一、适　应　证

1. 子宫异常出血或阴道排液，需证实或排除子宫内膜癌、宫颈管癌或其他病变时。
2. 功能失调性子宫出血或疑有宫腔残留物导致出血者，诊刮术能迅速止血且有助于诊断。
3. 不孕症或怀疑子宫性闭经者需了解有无排卵和子宫内膜病变。
4. 绝经后子宫出血或老年患者疑有子宫内膜癌时，须做分段诊刮术。

二、禁　忌　证

1. 急性阴道炎、急性宫颈炎、急性或亚急性盆腔炎。
2. 体温＞37.5℃者。

三、用物准备

无菌刮宫包1个（内有消毒臀垫、脚套和孔巾各1块、弯盘1个、阴道窥器1个、小药杯2个、宫颈钳1把、子宫探针1条、长镊子2把、卵圆钳1把、子宫颈扩张器4～8号各1条、钝锐刮匙各1个、纱布和棉球若干、棉签数支）、无菌手套1副、1%丁卡因1支、0.5%聚维酮碘溶液、装有固定液的标本瓶2～3个。

四、操作方法及步骤

1. 患者排空膀胱，取膀胱截石位。
2. 常规消毒外阴，铺孔巾。双合诊了解子宫位置、大小及双附件情况。
3. 阴道窥器暴露子宫颈，用0.5%聚维酮碘溶液消毒子宫颈及阴道。
4. 以宫颈钳夹持子宫颈前唇，用探针测量子宫方向及宫腔深度。
5. 按子宫屈度由小到大扩张宫颈管（必要时用棉签蘸丁卡因置宫颈管）。
6. 将纱布垫于后穹隆，用小钝刮匙由宫底到宫颈内口沿宫壁、宫底和两侧宫角将全部内膜刮出，同时注意宫腔形态、大小、有无局部凸起等。将所有刮出物放入标本瓶中固定、送检。
7. 分段诊刮时先不探查宫腔深度，以免将宫颈管组织带入宫腔，影响检查结果。先用

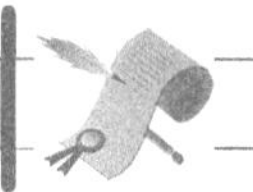

细小刮匙自宫颈内口向外口刮一周，然后用刮匙由内向外刮取宫腔组织，将宫颈管和宫腔组织分别装入标本瓶固定送检。刮取物高度怀疑子宫内膜癌时不应继续刮宫，以免发生出血及癌扩散。

五、护理要点

（一）术前护理

1. 术前向患者讲解诊刮的目的和过程，以取得配合。

2. 术前不用任何性激素药物，术前 5 日禁止性生活。

3. 不孕症及功能失调性子宫出血患者需了解有无排卵或黄体功能应在月经来潮 6 小时内或来潮前 1 ～ 2 天刮取子宫内膜。

（二）术中护理

1. 准备好手术所需物品、器械和抢救物品，按要求消毒外阴、阴道。

2. 陪伴患者，加强心理护理，使患者充分放松以配合手术。

3. 密切观察患者生命体征及腹痛情况，及时发现并配合医生处理手术并发症（如出血、子宫穿孔等）。

（三）术后护理

1. 术后留观 1 小时，注意观察阴道出血和腹痛情况，无异常方可离开。

2. 告知患者保持外阴清洁，2 周内禁盆浴及性生活。遵医嘱口服抗生素预防感染。

3. 术后 1 周来院复诊并了解病理检查结果。

考点：诊刮术的适应证及护理要点

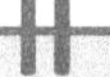

护考链接

患者，女，58 岁。绝经 8 年，3 个月前出现阴道不规则出血。妇科检查：子宫稍大，较软，双侧附件无异常。需明确诊断应选择

A. 经腹部 B 超　　B. 宫颈刮片　　C. 阴道镜

D. 分段诊刮　　E. 宫颈活组织检查

分析：患者绝经后出现阴道流血，首先考虑子宫内膜癌。其确诊方法为分段诊刮术，故答案为 D。

第 6 节　输卵管通畅检查

输卵管通畅检查的主要目的是检查输卵管是否畅通，了解宫腔和输卵管腔的形态及输卵管的阻塞部位。常用方法有输卵管通液术（图 3-6）、子宫输卵管造影术。

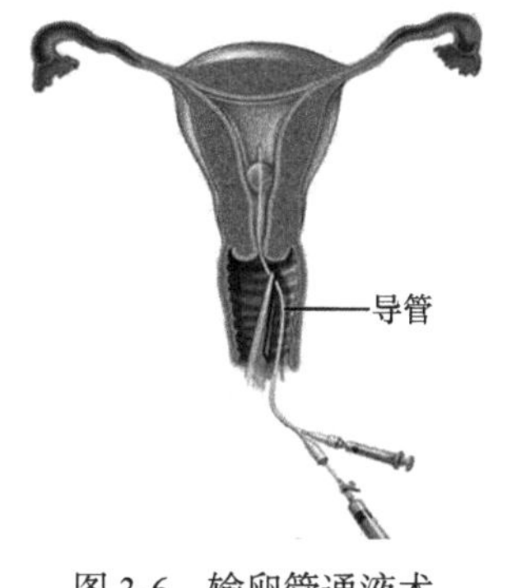

图 3-6　输卵管通液术

一、输卵管通液术

（一）适应证

1. 女性不孕症，疑有输卵管阻塞者。

2. 了解输卵管绝育术、再通术或输卵管成形术的效果。

3. 输卵管黏膜轻度粘连需疏通者。

（二）禁忌证

1. 月经期或异常子宫出血。

2. 生殖器官急性炎症期或慢性炎症急性发作。

3. 有严重的心、肺功能不全者。

4. 体温＞37.5℃者。

（三）用物准备

1. 常用物品与器械 带气囊的双腔宫颈导管、Y形管、压力表各1个，阴道窥器1个，弯盘1个，卵圆钳1把，宫颈钳1把，长镊子1把，宫颈扩张器1套，妇科长钳1把，止血钳2把，小药杯1个；治疗巾、孔巾、一次性臀垫各1块，手套1副、纱布6块，干棉球、棉签若干个；氧气，抢救用品；5ml、20ml注射器各1副。

2. 常用药品 生理盐水20ml（接近体温）、庆大霉素8万U、地塞米松5mg、透明质酸酶1500U、0.5%利多卡因2ml、阿托品0.5mg。

（四）操作方法及步骤

1. 患者取膀胱截石位，常规消毒外阴和阴道，铺无菌巾，行双合诊了解子宫位置及大小。对精神紧张者，可于术前20分钟注射阿托品0.5mg，以预防术中输卵管痉挛。

2. 用阴道窥器暴露子宫颈，再次消毒阴道穹隆及子宫颈，用宫颈钳钳夹子宫颈前唇，探查宫腔。

3. 将导管沿宫腔方向置入宫颈管内。协助医生在气囊管中注入2ml空气或液体，使其紧贴子宫颈内口，用Y形管连接注射器和压力表（压力表应高于Y形管水平），缓慢注射20ml生理盐水及抗生素溶液。如注射生理盐水20ml无阻力，或开始有阻力，然后阻力消失，患者也无不适感，亦无液体回流，说明输卵管通畅；如注入5ml即受阻，压力表读数持续上升而不下降，患者感觉下腹胀痛，停住后液体又回流到注射器中，表示输卵管阻塞；如加压注射又能推进，表示输卵管有轻度粘连且已被分离。

4. 术毕抽出气囊内气体，取出子宫颈导管，再次消毒子宫颈、阴道，取出阴道窥器。

（五）护理要点

1. 术前护理

(1) 术前向患者讲解检查的目的和过程，以取得配合。

(2) 检查时间选择在月经干净后3～7天内，术前3天禁止性生活。

(3) 告知患者排空膀胱。

2. 术中护理

(1) 通液术中生理盐水的温度应接近体温，以免导致输卵管痉挛。

(2) 为医生提供手术所需用物，注意观察下腹痛的性质及程度，如有异常立即报告医生。

(3) 协助观察压力表读数，以不超过160mmHg为宜。

3. 术后护理

(1) 嘱患者卧床休息留观30分钟，如无异常方可离院。

(2) 术后2周内禁止性生活及盆浴，遵医嘱应用抗生素。

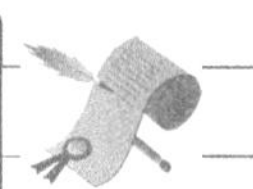

二、子宫输卵管造影术

（一）适应证

1. 了解输卵管是否通畅及其形态、阻塞部位。

2. 了解宫腔形态，确定有无子宫畸形及类型，有无宫腔粘连、黏膜下肌瘤、子宫内膜息肉及异物等。

3. 习惯性流产需了解子宫颈内口是否松弛。

（二）禁忌证

1. 生殖器急性炎症期或慢性炎症急性发作。

2. 有严重的心、肺功能不全者。

3. 体温＞ 37.5℃者。

4. 妊娠期、月经期。

5. 产后、流产、刮宫术后 6 周内。

6. 碘过敏者。

（三）用物准备

1. 常用物品与器械　同输卵管通液术。

2. 常用药品　40% 碘化油 10ml 或 76% 泛影葡胺 1 支，阿托品 0.5mg。

（四）操作方法及步骤

1. 患者取膀胱截石位，常规消毒外阴和阴道，铺无菌巾，行双合诊了解子宫位置及大小。

2. 放置阴道窥器暴露子宫颈，再次消毒阴道穹隆及子宫颈，用宫颈钳钳夹子宫颈前唇，探查宫腔。

3. 将造影剂充满子宫颈导管，排出空气，沿宫腔方向将其置入宫颈管内，缓慢注入碘化油，在 X 线透视下观察碘化油流经输卵管及宫腔情况并摄片。24 小时后再摄盆腔平片，以观察腹腔内有无游离碘化油。若用泛影葡胺液造影，应在注射后立即摄片，10 ～ 20 分钟后第二次摄片，观察泛影葡胺液流入盆腔情况。注入造影剂后子宫角圆钝而输卵管不显影，则考虑输卵管痉挛，可保持原位，肌内注射阿托品 0.5mg，20 分钟后再透视、摄片，或停止操作，下次摄片前先使用解痉药物。

（五）护理要点

1. 术前护理

(1) 术前仔细询问过敏史并做碘过敏试验，结果阴性方可进行造影。

(2) 选择在月经干净后 3 ～ 7 天内检查，术前 3 天禁止性生活。

2. 术中护理

(1) 子宫颈导管与子宫颈外口必须紧贴，防止碘化油流入阴道内。

(2) 当碘化油充盈子宫颈导管时，需排尽空气，以免充盈缺损造成误诊。

3. 术后护理

(1) 术后嘱患者卧床休息留观 30 分钟，如无异常方可离院。

(2) 术后 2 周内禁止性生活及盆浴，遵医嘱应用抗生素。

> **考点**：输卵管通畅检查的适应证、禁忌证及护理要点

第7节　常用穿刺检查

妇科常用穿刺术有经阴道后穹隆穿刺术、经腹壁腹腔穿刺术和经腹壁羊膜腔穿刺术（见第12章第3节）。

一、阴道后穹隆穿刺术

直肠子宫陷凹是腹腔最低部位，腹腔内的积血、积液、积脓易积存于该处。阴道后穹隆顶端与直肠子宫陷凹毗邻，选择经阴道后穹隆穿刺术抽取腹腔内液体进行检查，常用作异位妊娠和盆腔积液的辅助诊断。

（一）适应证

1. 疑有腹腔内出血，如异位妊娠、卵巢黄体破裂等。
2. 疑盆腔内有积液需了解积液性质；盆腔脓肿穿刺引流及局部注射药物。
3. 在B型超声引导下经阴道后穹隆穿刺取卵，用于各种助孕技术。
4. B型超声引导下行卵巢巧克力囊肿或输卵管妊娠部位注药治疗。

（二）禁忌证

1. 盆腔严重粘连，较大肿块占据直肠子宫陷凹，并已凸向直肠。
2. 疑有肠管与子宫后壁粘连者。
3. 异位妊娠准备采用非手术治疗者。

（三）用物准备

消毒臀垫1块、弯盘1个，阴道窥器1个，卵圆钳、宫颈钳各1把，10ml注射器1副，22号穿刺针1枚。治疗孔巾1块，纱布、棉签、棉球若干，无菌试管1支，无菌手套1副。

（四）操作方法

1. 患者排空膀胱，取膀胱截石位。

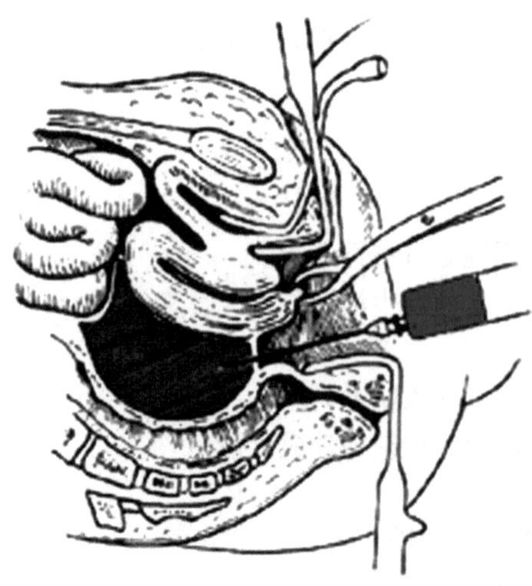

图3-7　阴道后穹隆穿刺术

2. 常规消毒外阴、阴道，铺无菌巾，双合诊了解子宫、附件情况，注意后穹隆是否饱满。
3. 用阴道窥器暴露子宫颈，消毒阴道、子宫颈，宫颈钳钳夹子宫颈后唇，向前上方牵拉，充分暴露后穹隆。
4. 再次消毒后穹隆处，用10ml注射器接上22号穿刺针头，于后穹隆中央或最膨隆处，平行宫颈管方向刺入2～3cm（图3-7），当针穿过阴道壁有落空感后开始抽吸，如无液体抽出，可适当调整针头方向，边抽吸边缓慢退针，见注射器内有液体抽出时，停止退针，继续抽吸达需要量。
5. 抽吸完毕，如穿刺点有出血，以棉球压迫，血止后同窥器一并取出。
6. 肉眼观察抽出液性状，再送检。

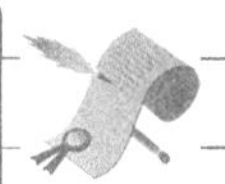

（五）护理要点

1. 术前认真评估患者健康状况，解释操作目的和意义，取得配合。
2. 术中嘱患者禁止移动身体，以防伤及直肠和子宫。观察患者生命体征。
3. 进针方向应与宫颈管平行，进针深度适宜，以免损伤盆腔脏器和血管。
4. 观察抽出液的性状，如抽吸液为血液，室温放置 5 分钟，血液凝固为血管内血液；放置 6 分钟以上仍不凝，则为腹腔内出血，应立即抢救并做好剖腹探查的准备。
5. 术后观察阴道流血情况，嘱患者半卧位休息，保持外阴清洁。

考点：阴道后穹隆穿刺术的适应证和护理要点

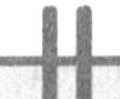

护考链接

患者，女，28 岁。停经 45 天，阴道少量流血 1 天。凌晨 5 时突发下腹剧痛，伴恶心、呕吐及一过性晕厥。查体：面色苍白，血压 80/60mmHg，脉搏 109 次 / 分。妇科检查：阴道内有少量血液，宫颈举痛（+），后穹隆触痛（+）。初步诊断为输卵管妊娠破裂，此时最有价值的辅助检查方法是（　　）

A. 腹部 B 超　　B. 血 hCG 测定　　C. 阴道后穹隆穿刺

D. 腹腔镜检查　　E. 输卵管造影

分析：由病例资料分析考虑患者为输卵管妊娠破裂伴失血性休克，此时应进行阴道后穹隆穿刺，若抽出暗红色不凝固血液可明确诊断，故答案为 C。

二、经腹壁腹腔穿刺术

经腹壁腹腔穿刺术是指在无菌条件下用穿刺针经腹壁进入腹腔抽取腹腔及盆腔积液进行实验室检查、细菌培养及脱落细胞学检查等，以明确积液性质或查找肿瘤细胞。

（一）适应证

1. 协助诊断腹水性质。
2. 确定贴近腹壁的肿物性质。
3. 穿刺放出部分积液，暂时缓解呼吸困难或使腹壁松软便于盆腔检查。
4. 注入抗癌药物进行腹腔化疗。
5. 行气腹 X 线造影时，经腹腔穿刺注入二氧化碳，使盆腔脏器显影清晰。

（二）禁忌证

1. 疑有腹腔内器官严重粘连，特别是晚期卵巢癌有盆腹腔广泛转移致肠梗阻者。
2. 疑为巨大卵巢囊肿者。
3. 精神异常或不能配合者。
4. 弥散性血管内凝血。
5. 中晚期妊娠者。

（三）用物准备

无菌腹腔穿刺包 1 个（内有孔巾 1 块、弯盘 1 个、腰椎穿刺针或长穿刺针 1 个、小镊子 2 把、止血钳 1 把、硅胶管 3 个、玻璃接头 1 个），20ml 注射器 1 副、无菌手套 1 副，纱布 6 块，棉球若干，2% 利多卡因注射液 1 支，0.5% 聚维酮碘溶液，标本瓶，胶布。根据需要准备无菌导管或橡皮管、引流袋、腹带及化疗药物。

（四）操作方法

1. B 型超声引导穿刺 经腹壁 B 型超声引导穿刺应先保持膀胱充盈，定位清楚后排空膀胱，再穿刺；经阴道 B 型超声引导穿刺应先排空膀胱再穿刺。

2. 体位 腹水量较多或行囊内穿刺时取仰卧位；积液量较少，取半卧位或侧卧位。

3. 穿刺点选择 通常选择在脐与左髂前上棘连线中外 1/3 交界处，囊内穿刺点应在囊性感明显部位。

4. 穿刺 用 0.5% 聚维酮碘溶液常规消毒穿刺点周围皮肤，铺孔巾，术者戴无菌手套。用 7 号穿刺针从选定点垂直刺入腹壁，穿刺阻力消失表示进入腹腔，助手固定针头；术者拔出针芯，见有液体流出，连接注射器抽取所需液体（腹水细胞学检查需 100 ～ 200ml，其他液体仅需 10 ～ 20ml）送检或直接注入药物。根据疾病诊疗方案决定是否接导管放液和放液量。操作结束，拔出穿刺针。局部再次消毒，覆盖无菌纱布，固定。

链接

穿刺液性质及意义

观察穿刺液的颜色和性状有助于疾病诊断：①新鲜血液：迅速凝固，为血管内血；②暗红色不凝固血液：多见于异位妊娠、卵巢黄体破裂或腹腔其他脏器破裂；③巧克力色黏稠液体：见于卵巢子宫内膜异位囊肿破裂；④黄色或黄绿色脓液：见于盆腔或腹腔化脓性病变或脓肿破裂；⑤淡黄色浑浊液体：见于盆腔或腹腔炎性病变。

（五）护理配合

1. 术前向患者及家属说明操作目的、过程，取得配合。根据穿刺需要协助患者摆好相应体位。

2. 严格无菌操作，协助医生完成操作。

3. 控制针头进入深度，以免刺伤血管及肠管。

4. 放腹水时应固定好针头，放液速度应缓慢，每小时不应超过 1000ml，一次放液量不超过 4000ml，以免腹压骤减出现休克。若患者出现异常，立即停止放腹水。术后应紧束腹带或腹部置沙袋加压。

5. 术后卧床休息 8 ～ 12 小时，必要时给予抗生素预防感染。

第 8 节 激素测定

女性生殖内分泌系统激素包括下丘脑、垂体、卵巢分泌的激素。激素测定对某些疾病的诊断、疗效观察、预后评估以及生殖生理和避孕药物的研发具有重要意义。临床上常用的激素测定有雌激素、孕激素、垂体促性腺激素、人绒毛膜促性腺激素等。

一、雌激素测定

育龄期女性体内雌激素主要由卵巢产生，孕妇体内雌激素主要由卵巢、胎盘产生，少量由肾上腺产生。绝经期妇女雌激素主要来源于肾上腺。雌激素（E）分为雌酮（E_1）、雌二醇（E_2）、雌三醇（E_3）。各种雌激素均可在血、尿及羊水中测得，在肝脏降解灭活，经肾脏排出体外。临床常用于：①通过测定血 E_2 或 24 小时尿总雌激素水平监测卵巢功能，鉴别

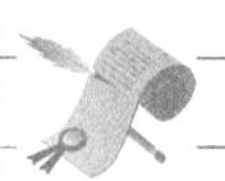

闭经原因、诊断有无排卵及监测卵泡发育、协助诊断性早熟及多囊卵巢综合征等；②测定孕妇尿 E_3 含量，监测胎儿 - 胎盘功能。

二、孕激素测定

女性体内孕激素由卵巢、胎盘和肾上腺皮质产生。孕酮含量随月经周期性变化而波动，卵泡期水平极低，排卵后卵巢黄体产生大量孕酮，水平迅速上升，在中期黄体生成素 LH 峰后的第 6 ～ 8 日血浓度达高峰，月经前 4 日逐渐下降至卵泡期水平。孕激素通常在雌激素作用的基础上发挥作用。孕激素测定临床常用于：监测排卵、评价黄体功能、协助诊断先兆流产及异位妊娠、孕酮替代治疗的疗效观察等。

三、垂体促性腺激素测定

育龄期女性垂体促性腺激素随月经周期出现周期性变化。腺垂体促性腺激素有卵泡刺激素（FSH）和黄体生成素（LH），两者共同作用于卵巢。FSH 促进卵泡成熟及分泌雌激素；LH 促进卵巢排卵和黄体生成。排卵前出现的 LH 高峰是预测排卵的重要指标。垂体促性腺激素测定临床常用于：鉴别闭经的原因、预测排卵时间、协助性早熟和多囊卵巢综合征的诊断。

四、垂体催乳激素测定

垂体催乳激素（PRL）由腺垂体分泌，除促进乳房发育及泌乳外，还参与调节生殖功能。PRL 升高多见于性早熟、卵巢早衰、长期哺乳、甲状腺功能低下、精神刺激和某些药物影响（如服用氯丙嗪、避孕药、大量雌激素、利血平等）。PRL 降低多见于垂体功能减退和单纯催乳激素分泌缺乏症。垂体催乳激素测定在临床可用于诊断闭经、不孕、月经失调及垂体催乳素瘤等。

五、人绒毛膜促性腺激素测定

人绒毛膜促性腺激素（hCG）主要由妊娠滋养细胞产生。正常妊娠受精卵着床后，即排卵后的第6日受精卵滋养层形成时开始产生hCG，约1日后能测到外周血hCG，以后每1.7～2日上升 1 倍，妊娠 8 ～ 10 周达最高峰（50 000 ～ 100 000U/L），持续约 10 日迅速下降，至妊娠中晚期仅为峰值的 10%，产后 2 周内消失。人绒毛膜促性腺激素测定临床常用于：诊断早孕及异位妊娠，诊断和监测妊娠滋养细胞疾病。

第 9 节　妇科影像学检查

影像学检查包括超声、X 线、计算机体层成像（CT）、磁共振成像（MRI）等。

一、超 声 检 查

超声检查是妇科首选的影像学诊断方法，因其对人体损伤小，可重复检查，方便快捷无痛苦，目前已成为不可缺少的辅助工具。超声检查分为经腹及经阴道两种方法。

超声检查常用于诊断早孕、葡萄胎、死胎和了解胎儿在宫内生长发育情况，协助作胎盘定位；对盆腔肿物的诊断有一定价值，能测定肿块的大小、性质；还可监测卵泡发育，探测宫内节育器等。

二、X 线检查

借助造影剂可了解子宫腔和输卵管腔内形态，常用于先天性子宫畸形和输卵管通畅程度的诊断。X 线胸片是诊断妇科恶性肿瘤肺转移的重要手段。

三、计算机体层扫描检查

计算机体层扫描检查可用于各种妇科肿瘤治疗方案的制订、预后估计、疗效观察及术后复发的诊断。

四、磁共振成像检查

优点为无放射性损伤，无骨性伪影，对软组织分辨率高，尤其适用于盆腔病灶定位及病灶与相邻结构关系的确定。因 MRI 能准确判断肿瘤大小、性质、浸润和转移程度，而被广泛应用于妇科肿瘤的诊断和手术前的评估。

第 10 节　妇科内镜检查

内镜检查是利用连接于摄像系统和冷光源的内镜，探视人体体腔及脏器内部，进行检查和手术，已成为临床诊断及治疗的常用技术，妇科常用的内镜有阴道镜、宫腔镜及腹腔镜等。

一、阴道镜检查

阴道镜检查是将阴道和子宫颈上皮光学放大 10 ～ 40 倍，借以观察肉眼看不到的微小病灶，在可疑病灶部位取活检，以提高准确率。因此，阴道镜对早期宫颈癌、阴道癌和外阴癌的诊断有重要意义。但阴道镜观察不到宫颈管，对宫颈管内的鳞 - 柱移行带的观察受限制。

（一）适应证

1. 子宫颈细胞学检查鳞状上皮内低度病变（LISL）及以上者、非典型鳞状细胞伴高危型 HPV DNA 阳性。
2. HPV DNA 检测 16 或 18 型阳性者。
3. 妇科检查怀疑子宫颈病变者。
4. 宫颈锥切术前明确病变范围。
5. 可疑外阴阴道上皮内瘤样病变或外阴、阴道及子宫颈病变治疗后复查。

（二）禁忌证

1. 月经期或阴道出血时。
2. 阴道炎、急性宫颈炎患者。

（三）用物准备

弯盘 1 个、阴道窥器 1 个、宫颈钳 1 把、卵圆钳 1 把、活检钳 1 把、尖手术刀片和刀柄各 1 个、标本瓶 4 ～ 6 个、纱布和干棉球若干、阴道镜、3% 乙酸溶液、复方碘溶液。

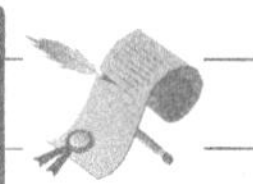

（四）操作方法及步骤

1. 患者排空膀胱，取膀胱截石位。阴道窥器暴露子宫颈，用棉球擦净子宫颈分泌物。

2. 移动阴道镜物镜至距阴道口10cm（镜头距子宫颈15～20cm）处，对准子宫颈或病变部位，打开光源，调整物镜焦距使物像清晰。先用低倍镜观察子宫颈外形、大小、颜色、病变范围、血管等变化。必要时用绿色滤光镜片并放大20倍观察，可使血管图像更清晰；进行更精确的血管检查可加用红色滤光镜片。

3. 为提高检查精密度可采用以下方法：①乙酸白试验：用3%乙酸棉球浸湿子宫颈表面，柱状上皮肿胀、发白，呈葡萄状改变，鳞-柱状上皮交界处更清楚。上皮内癌时，涂乙酸后上皮变白。②碘试验：用复方碘溶液棉球浸湿子宫颈，正常鳞状上皮细胞被碘染成棕褐色，称为碘试验阳性；柱状上皮、未成熟化生上皮、角化上皮及不典型增生上皮不含糖原，涂碘后均不着色，称为碘试验阴性。观察不着色区域的分布，在异常图像部位或可疑病变部位取多点组织送病理检查，以提高准确率。

（五）护理要点

1. 阴道镜检查前应排除阴道炎、急性宫颈炎。
2. 检查前24小时应避免性生活、阴道冲洗或上药、宫颈刮片和双合诊。
3. 阴道窥器不能涂润滑剂和化学药品，以免影响检查结果。
4. 术中协助医生调整光源，递送所需物品。
5. 手术后安置患者休息，如有标本协助填单送检。

二、宫腔镜检查

宫腔镜检查可在直视下观察宫颈管、子宫颈内口、子宫内膜及输卵管开口有无病变，以指导诊刮、活检取材和手术治疗。

（一）适应证

1. 异常子宫出血。
2. 诊断或治疗宫腔内病变　宫腔粘连和畸形、宫腔回声异常及占位病变。
3. 诊断或治疗不孕和复发性流产　如子宫输卵管造影、分离粘连等。
4. 节育器定位与取出。

（二）禁忌证

1. 急性、亚急性生殖器官炎症者。
2. 严重心、肝、肾功能不全。
3. 近3个月内有子宫穿孔史或子宫手术史者。
4. 子宫颈瘢痕、子宫颈裂伤或松弛者。

（三）用物准备

弯盘1个、阴道窥器1个、宫颈钳1把、卵圆钳1把、敷料钳1把、子宫探针1根、刮匙1把、子宫颈扩张器1套（4～8号）、小药杯、干纱球2个、干棉球若干个、棉签数根、宫腔镜、庆大霉素1支（8万U）、地塞米松、5%葡萄糖溶液500ml、生理盐水、5%甘露醇等。

（四）操作方法及步骤

1. 患者排空膀胱，取膀胱截石位，消毒外阴、阴道，铺无菌巾，阴道窥器暴露子宫颈，

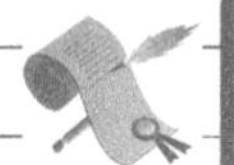

再次消毒阴道、子宫颈。

2. 宫颈钳夹持子宫颈，探针探明宫腔深度和方向，扩张子宫颈至大于镜体外鞘直径半号。

3. 将镜管顺宫腔方向送至子宫颈内口。接通液体膨宫泵，调整压力为最低有效膨宫压（100mmHg 左右），协助排空灌流管内气体后，以 5% 葡萄糖溶液膨开子宫颈，将宫腔镜插入宫腔，冲洗宫内血液至液体清净，调整液体流量，使宫腔扩张。

4. 先观察宫腔全貌，宫底、宫腔前后壁、输卵管开口，在退出过程中观察子宫颈内口和子宫颈管，然后将宫腔镜退出宫颈管。

（五）护理要点

1. 术前护理 ①检查时间以月经干净后 1 周内为宜。②术前进行全面检查以排除禁忌证。③术前禁食 6 ～ 8 小时。④宫腔镜检查一般不需麻醉或采用宫颈局部麻醉；宫腔镜手术多采用硬膜腔外麻醉或静脉麻醉。

2. 术中护理 ①密切观察患者生命体征和腹痛情况，及时发现并发症并配合医生抢救处理。②及时提供所需物品，配合医生顺利完成检查和治疗。

3. 术后护理 ①嘱患者卧床休息 1 小时，硬膜外麻醉者去枕平卧 6 小时，观察生命体征、腹痛及阴道流血情况。②保持会阴清洁，术后 2 周内禁止性交、盆浴。③遵医嘱使用抗生素 3 ～ 5 天。

三、腹腔镜检查与治疗

腹腔镜手术是在密闭的盆、腹腔内进行检查或治疗的内镜手术操作。可在直视下观察病变的部位、形态，取病理标本活检，以提高诊断的准确率。近年腹腔镜已普遍用于对腹腔疾病的检查及治疗，腹腔镜手术已取代了许多经腹妇科手术。

（一）适应证

1. 诊断性腹腔镜 ①子宫内膜异位症；②诊断不清的盆腔包块和不明原因的腹痛、盆腔痛及不孕。

2. 手术性腹腔镜 ①输卵管妊娠及输卵管因素引起的不孕症；②子宫肌瘤、卵巢良性肿瘤、子宫内膜异位症等；③用于辅助生殖技术吸取卵子。

（二）禁忌证

1. 严重心肺功能不全者。

2. 腹腔内有大量出血或弥漫性腹膜炎者。

3. 有较广泛的腹腔粘连者。

4. 其他：过于肥胖、妊娠超过 16 周、肿瘤过大或晚期卵巢癌患者。

（三）用物准备

弯盘 1 个、阴道窥器 1 个、宫颈钳 1 把、卵圆钳 2 把、布巾钳 4 把，细齿镊 2 把、子宫探针 1 根、组织镊 1 把、持针器 1 把、缝针、缝线、刀柄 1 把、刀片、剪刀 1 把、小药杯 2 个、纱布 8 块、干棉球若干、举宫器、腹腔镜、CO_2 气体、一次性 2ml 注射器、2% 利多卡因、生理盐水等。

（四）操作方法及步骤

1. 摆体位 指导患者摆好体位，根据需要选择麻醉方法，诊断腹腔镜可选用局部麻醉

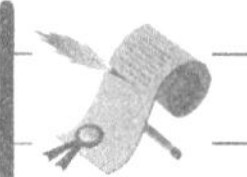

或硬膜外麻醉，手术腹腔镜选用全身麻醉。

2. 常规消毒　常规消毒腹部及外阴、阴道，放置导尿管和举宫器（有性生活史者）。

3. 人工气腹　患者先取平卧位，切开脐孔下缘皮肤 10 ～ 12mm，气腹针与腹部皮肤成 90° 沿切口穿刺进入腹腔，以 1 ～ 2L/min 流速注入 CO_2 气体，充气 1L 后，调整患者体位至头低臀高位（倾斜度为 15° ～ 25°），继续充气使腹腔内压力达 12 ～ 15mmHg，拔去气腹针。

4. 放置腹腔镜　将套管针与腹部皮肤成 90° 角从切口穿刺入腹壁，感觉有突破感时，将套管针方向转为 45° 刺入腹腔，拔去针芯，将腹腔镜自套管针鞘进入腹腔，连接好 CO_2 气腹机，打开冷光源，即可见盆腔视野。

5. 观察盆腔　按顺序常规检查盆腔后根据盆腔疾病进行输卵管通液或病灶等检查。

6. 取出器械　术毕用生理盐水冲洗盆腔，检查无内脏损伤、无出血，停止充气，放尽腹腔内气体，取出器械，缝合穿刺口。

（五）护理要点

1. 术前护理

(1) 详细采集病史，向患者解释操作的目的、方法及注意事项，取得配合。

(2) 协助医生完成全身体格检查、盆腔检查及各种相应的辅助检查，复核检查结果，排除禁忌证。

(3) 按腹部手术范围备皮。

(4) 肠道、阴道准备：术前 1 日灌肠或口服缓泻剂，手术腹腔镜术前 3 日进无渣半流质饮食，遵医嘱口服肠道抑菌药物，术晨禁食禁饮。需阴道操作的手术，术前行阴道冲洗 3 日。

(5) 手术当日常规留置导尿管并保持通畅。

2. 术中护理

(1) 提供检查所需物品，陪伴并与病人交流，分散患者注意力。

(2) 指导患者变换体位，配合顺利完成检查和治疗。

(3) 观察生命体征，发现异常立即报告医生，并配合处理。

3. 术后护理

(1) 按麻醉要求指导患者采取适宜的体位，鼓励尽早活动，排空腹腔气体。

(2) 注意观察切口有无渗血，如有异常，及时通知医生，配合处理。

(3) 嘱患者禁止性生活及盆浴 2 周，遵医嘱给予抗生素防治感染。

(4) 手术当日进半流质饮食，次日摄入正常饮食。

(5) 告知患者术后肩部和上肢不适是腹腔残留气体所致，一般无需处理。

小结

妇科特殊检查是协助妇科疾病诊断的重要依据，因此要熟悉各种特殊检查，并能给予正确的护理配合。阴道分泌物悬滴法常用于阴道炎的诊断，宫颈刮片是筛查宫颈癌的重要方法，子宫颈活组织检查可以确诊宫颈癌，分段诊刮有利于子宫内膜癌确诊和临床分期。妇科常用的影像学检查及内镜检查对疾病的诊断和治疗有重要意义，在操作过程中应动作轻柔，态度和蔼，并且把人文关怀精神渗透到护理的每个环节，为患者提供高质量的护理。

自测题

A_1 型题

1. 宫颈刮片或阴道分泌物涂片检查时，可用的润滑剂是（　　）
   A. 液状蜡油　　B. 乙醇
   C. 生理盐水　　D. 肥皂水
   E. 10% 氢氧化钾
2. 阴道涂片细胞学检查，取材部位应是（　　）
   A. 阴道后穹隆　　B. 阴道口
   C. 阴道前壁上 1/3　　D. 阴道侧壁上 1/3
   E. 阴道后壁上 1/3
3. 筛查宫颈癌最常用的方法是（　　）
   A. 宫颈组织活检　　B. 宫颈刮片
   C. 阴道镜检查　　D. 宫颈锥切
   E. 腹腔镜检查
4. 确诊宫颈癌的方法是（　　）
   A. 宫颈组织活检　　B. 宫颈刮片
   C. 阴道镜检查　　D. 腹腔镜检查
   E. 宫颈锥切
5. 阴道侧壁涂片检查时，要求病人在检查前多长时间禁止性生活、阴道灌洗及上药（　　）
   A. 8 小时　　B. 12 小时
   C. 24 小时　　D. 48 小时
   E. 1 周内

A_2 型题

6. 患者，女，31 岁。停经 50 天，阴道少量流血 1 天，今晨 6 时突发下腹部剧痛，伴恶心、呕吐、一过性晕厥。面色苍白，血压 70/50mmHg，脉搏 120 次 / 分。妇科检查：阴道畅，有少量血液，宫颈举痛 (+)，后穹隆触痛 (+)。此时最有价值、快速的检查方法是（　　）
   A. 血 hCG　　B. 腹腔镜检查
   C. 腹部 B 超　　D. 阴道后穹隆穿刺
   E. 宫腔镜检查
7. 患者，女，55 岁。绝经 4 年，近 20 日出现阴道流血，查子宫稍大稍软。护理评估时，应特别关注哪项检查的结果（　　）
   A. 阴道分泌物涂片检查
   B. 宫颈刮片
   C. 盆腔 B 超
   D. 分段诊刮
   E. 阴道镜检查
8. 患者，女，18 岁。疑诊断为无排卵型功血，能支持诊断的辅助检查是（　　）
   A. 基础体温呈双相型
   B. 宫颈黏液呈椭圆体结晶
   C. 盆腔 B 超
   D. 阴道后穹隆穿刺
   E. 基础体温呈单相型
9. 患者，女，28 岁。因继发不孕来诊，男方检查无异常，女方首选下列何项检查项目（　　）
   A. 宫颈黏液检查　　B. 诊断性刮宫
   C. 阴道脱落细胞检查　　D. 输卵管通液检查
   E. 基础体温测定

A_3/A_4 型题

（10 ～ 11 题共用题干）

患者，女，35 岁。主诉近日有接触性阴道流血，持续低热，2 个月前曾出现血性白带，量较多，未就医，1 周后自行消失。

10. 为确诊，需要哪项辅助检查（　　）
    A. 宫颈活组织检查　　B. 宫颈刮片
    C. 阴道镜检查　　D. 宫颈锥切
    E. 腹腔镜检查
11. 下列哪项说法正确（　　）
    A. 近月经期或月经期可做活检
    B. 月经干净后 3 ～ 7 天进行检查
    C. 妊娠期可做活检
    D. 术后禁止盆浴和性生活 2 周
    E. 急性生殖器炎症患者可做活检

（刘林枫）

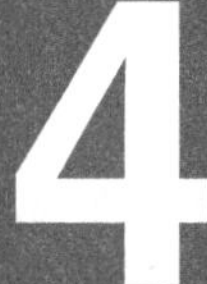

4

第4章 女性生殖系统炎症患者的护理

女性生殖系统炎症是妇科常见疾病，由于病变部位的特殊性，不仅影响妇女的生殖健康，也可影响夫妻性生活、导致不孕、诱发肿瘤，降低妇女生活质量。因此，积极治疗和正确护理妇科炎症患者有利于促进女性生殖健康和家庭和谐。带着这个光荣的使命，我们共同来学习本章内容。

第1节 概 述

案例 4-1

某同学，女，14岁，月经来潮3个月，听同伴说来月经会引起生殖器官感染，较为恐慌，来院咨询。

问题：作为护士你应从哪些方面来消除该同学的恐慌心理？

临床上最常见的妇科病就是女性生殖系统炎症，主要包括外阴炎、阴道炎、宫颈炎及盆腔炎性疾病，其中以阴道炎和宫颈炎最为多见。

一、女性生殖器官自然防御功能

正常女性的阴道和外界相通，内有病原体存在，但不一定感染，主要是因为女性生殖道有较为完善的防御功能。

1. 外阴 两侧大小阴唇自然合拢遮盖阴道口、尿道口，防止外界污染。

2. 阴道 阴道口闭合，阴道前后壁紧贴。青春期后，卵巢分泌雌激素使阴道上皮增生、细胞内糖原增加，在阴道乳酸杆菌的作用下分解产生乳酸，维持阴道酸性环境，pH为3.8～4.4，抑制大多数病原体的生长，称为阴道自净作用。

考点：阴道自净作用

3. 子宫颈 非排卵期宫颈口紧闭，宫颈腺体分泌“黏液栓”，堵塞宫颈管，防止病原微生物侵入。

4. 子宫内膜 生育期妇女子宫内膜周期性剥落，子宫内膜分泌液所含的乳铁蛋白、溶菌酶，能清除少量侵入宫腔的病原体。

5. 输卵管 输卵管黏膜上皮纤毛向宫腔方向蠕动，阻止病原体入侵。

尽管女性生殖系统有较强的自然防御功能，但因以下因素影响容易发生外阴及阴道炎症：①外阴、阴道与尿道口和肛门毗邻，易受污染；②阴道是性交、分娩及各种宫腔操作的必经通道，容易损伤；③体内雌激素水平降低、频繁性交、阴道灌洗等打破阴道微生态平衡；④机体抵抗力下降或外界病原体入侵。

二、常见病原体

临床上，引起感染的病原体可以单独存在，也可以为混合感染，常见的病原体如下：

细菌：如大肠埃希菌、淋病奈瑟菌、葡萄球菌等。

原虫：主要为阴道毛滴虫。

真菌：以假丝酵母菌多见。

病毒：以人乳头瘤病毒、疱疹病毒多见。

其他：如梅毒螺旋体、沙眼衣原体、支原体等。

三、传播途径

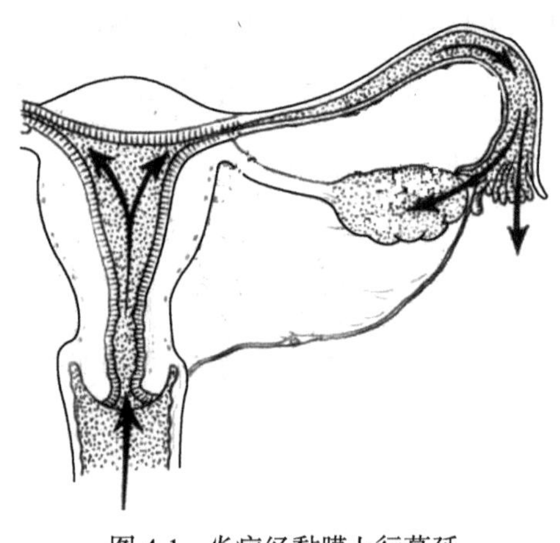

图 4-1　炎症经黏膜上行蔓延

1. 沿生殖器黏膜上行蔓延　病原体侵入外阴、阴道后，沿黏膜上行，经子宫颈、子宫内膜、输卵管黏膜至卵巢及盆腔扩散。葡萄球菌、淋病奈瑟菌等病原体沿此途径扩散（图 4-1）。

2. 经血液循环蔓延　病原体先侵入人体其他器官，再经过血液循环感染生殖器，是结核菌感染的主要途径（图 4-2）。

3. 经淋巴系统蔓延　病原体经生殖道创伤处的淋巴管侵入盆腔结缔组织，蔓延至盆腔内生殖器其他部分，是流产后感染、产褥感染等的主要传播途径，常见于大肠埃希菌、链球菌、厌氧菌感染（图 4-3）。

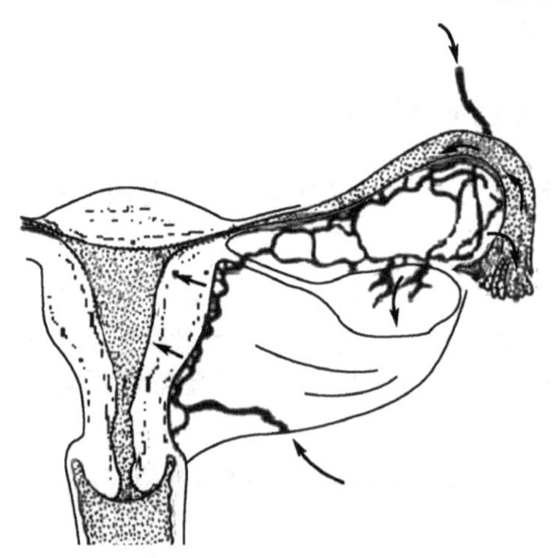

图 4-2　炎症经血液循环蔓延

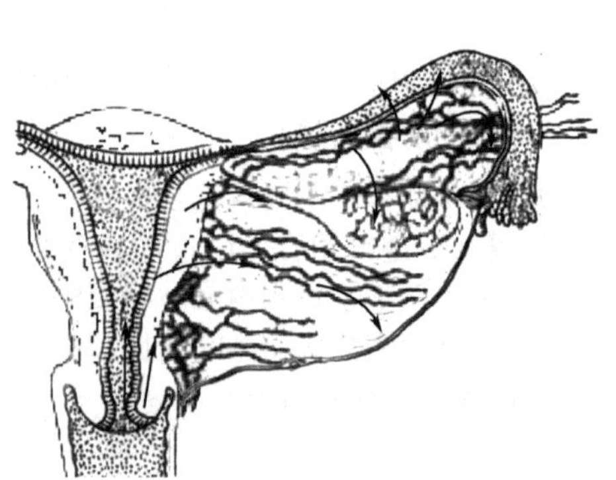

图 4-3　炎症经淋巴系统蔓延

4. 直接蔓延　腹腔其他脏器感染后，炎症病变直接蔓延到内生殖器，如阑尾炎可引起右侧附件炎。

案例 4-1 分析

护士应告知该同学的担心是多余的，并耐心向该同学解释：正常情况下女性有完善的自然防御机制，能阻碍病原体的侵袭和繁殖。个人只要在月经期和日常生活中保持外阴部清洁，避免使用公用毛巾和马桶，一般不易出现生殖器官感染。

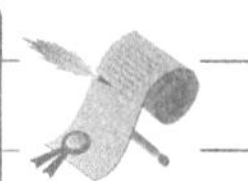

第 2 节　外阴部炎症患者的护理

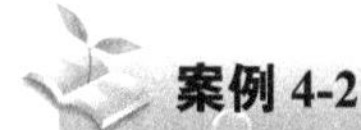

案例 4-2

患者，女，16 岁，喜欢穿质地较硬的紧身牛仔裤，经常使用卫生护垫，因外阴瘙痒近半个月就诊。

问题：1. 该患者最可能患的疾病是什么？

2. 应采取哪些护理措施？

一、非特异性外阴炎患者的护理

（一）概述

1. 病因　外阴炎指外阴部的皮肤与黏膜的炎症。它多由于糖尿病、尿瘘、粪瘘、阴道炎性分泌物的刺激、外阴不洁和局部使用化学刺激物过敏引起。

2. 治疗原则　积极寻找并消除病因；指导患者坐浴，局部涂抗生素软膏；急性期可用微波或红外线等局部物理治疗。

（二）护理

1. 护理评估

(1) 健康史：询问患者年龄，有无阴道炎、糖尿病及生殖道瘘病史；有无使用不洁卫生棉和（或）穿紧身化纤内裤等诱因。

(2) 身体状况：外阴皮肤瘙痒、烧灼感、疼痛，于性交、活动后加重。检查见局部充血、肿胀、糜烂，常有抓痕，严重者形成溃疡或湿疹。慢性炎症时见局部皮肤增厚、粗糙。

(3) 心理 - 社会状况：患者因外阴局部不适影响工作、生活及睡眠而产生焦虑、烦躁等心理。个别患者会产生羞耻感，不敢就医。

(4) 辅助检查：白带常规，怀疑糖尿病患者查尿糖，幼儿加查寄生虫虫卵。

2. 护理诊断 / 问题

(1) 焦虑　与不了解病情有关。

(2) 皮肤完全性受损　与炎症刺激引起瘙痒、溃疡有关。

(3) 舒适度减弱　与外阴瘙痒、疼痛、分泌物增多有关。

3. 护理目标

(1) 患者焦虑减轻，对外阴炎有正确的认识，能积极配合治疗和护理。

(2) 患者皮肤、组织修复良好。

(3) 患者外阴瘙痒、烧灼感减轻或消失。

4. 护理措施

(1) 一般护理：保持外阴清洁干燥；避免辛辣刺激性食物。急性期注意休息。

(2) 症状护理：外阴皮肤瘙痒应避免搔抓，禁用强刺激性药物或碱性肥皂液洗外阴部。外阴皮肤有溃疡者可用红外线局部照射，并涂抗生素软膏。

(3) 治疗配合：教会患者配制 1∶5000 高锰酸钾溶液坐浴，温度为 41 ～ 43℃，时间为 15 ～ 20 分钟，经期、阴道流血、分娩后 10 天内应禁止坐浴。

(4) 心理护理：详细介绍疾病相关知识，耐心倾听患者诉说，疏导其焦虑情绪。

考点：高锰酸钾溶液坐浴液的浓度

(5) 健康指导：注意外阴部卫生，穿棉质内裤，勤换洗内裤；避免不洁性生活；积极治疗糖尿病、阴道炎等疾病。

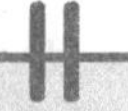

护考链接

患者，女，32岁。外阴瘙痒5年，外阴皮肤充血肿胀，局部呈点片状湿疹样变，阴道分泌物无异常。医嘱高锰酸钾液坐浴，其浓度应是

A. 1∶20　　B. 1∶100　　C. 1∶500

D. 1∶1000　　E. 1∶5000

分析：高锰酸钾液坐浴的浓度为1∶5000，水色为淡紫红色，故选E。

5. 护理评价

(1) 患者情绪稳定，能说出外阴炎的病因及预防措施。

(2) 患者皮肤组织修复良好，瘙痒、灼痛症状消失，舒适度增强。

案例 4-2 分析

该患者因穿质地硬的紧身牛仔裤和常用卫生护垫，导致外阴炎发生。助产士应告知患者穿透气好的棉质内裤，每天清洗外阴部，并用1∶5000高锰酸钾溶液坐浴，避免搔抓引起皮肤破损。

二、前庭大腺炎患者的护理

（一）概述

1. 病因　前庭大腺炎是因病原体侵入前庭大腺所致。前庭大腺位于两侧大阴唇下1/3深部，腺体开口于小阴唇与处女膜之间的沟内。在性交、分娩或外阴卫生不良时，病原体易侵入腺管引起前庭大腺炎。主要病原体为葡萄球菌、链球菌、大肠埃希菌、肠球菌等。

2. 治疗原则　急性炎症发作时，需卧床休息，注意局部清洁；可用1∶5000高锰酸钾溶液坐浴，根据病原体选用抗生素；脓肿或囊肿形成时行切开引流。

（二）护理

1. 护理评估

(1) 健康史：询问有无不洁性生活史，评估患者卫生习惯。

(2) 身体状况：急性期患者可有发热、肿胀、疼痛，严重者致行走不便或大小便困难。妇科检查见患侧局部红、肿、热、痛，当脓肿形成时，直径可达3～6cm，有波动感。慢性期主要表现为前庭大腺囊肿，大小不等，可持续数年，局部可触及无压痛的结节。

(3) 心理-社会状况：患者因外阴局部疼痛而焦虑，又因前庭大腺脓肿容易反复发作而烦躁、抑郁。

2. 护理诊断 / 问题

(1) 焦虑　与外阴不适和脓肿容易复发有关。

(2) 疼痛　与局部炎症刺激和脓肿形成有关。

(3) 皮肤完整性受损　与手术或脓肿破溃有关。

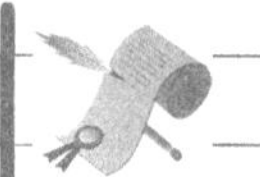

3. 护理目标

(1) 患者焦虑减轻或消失，疼痛缓解。

(2) 患者脓肿部位皮肤组织愈合良好。

4. 护理措施

(1) 一般护理：急性期卧床休息，取健侧卧位，注意外阴清洁卫生。指导患者坐浴。

(2) 治疗配合：①按医嘱给予抗生素治疗；②协助医生取分泌物进行培养及药敏试验；③脓肿或囊肿需手术治疗者，做好手术前准备和术中配合，术后每天更换引流条，并擦洗外阴 2 次；伤口愈合后可用 1: 5000 高锰酸钾液坐浴。

(3) 健康指导：注意外阴部卫生，纠正不良卫生习惯；避免不洁性生活；指导患者经期、孕期、分娩期及产褥期使用消毒透气会阴垫。

第 3 节　阴道炎患者的护理

一、滴虫性阴道炎患者的护理

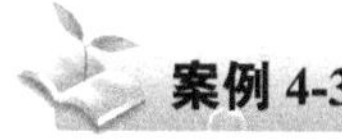

案例 4-3

患者，女，29 岁，已婚。因外阴瘙痒，阴道分泌物增多 1 周就诊。妇科检查：阴道口发红，阴道黏膜水肿，有出血点，阴道内大量黄绿色稀薄泡沫状白带，有异味。白带常规检查见活动的阴道毛滴虫。

问题： 1. 责任护士应采取哪些护理措施？

2. 请对该患者进行健康指导。

（一）概述

1. 病因　滴虫性阴道炎是由阴道毛滴虫感染引起。阴道毛滴虫适宜在 pH 5.2 ～ 6.6、温度 25 ～ 40℃的潮湿环境中生长，在 46℃存活 20 ～ 60 分钟，在 pH ＜ 5 或＞ 7.5 的环境不能生存。月经前后阴道 pH 发生变化，月经后接近中性，隐藏在腺体及阴道皱襞中的滴虫（图 4-4）于月经前后繁殖而发病。

2. 传播途径　①通过性交直接传播；②间接传播：通过公共浴池、浴具、游泳池、坐式马桶，或被污染的妇科检查器具、敷料等传播。

3. 治疗原则　由于滴虫不仅寄生于阴道，还可入侵尿道、尿道旁腺、前庭大腺以及男性包皮皱褶、尿道和前列腺等部位，因此需全身用药。

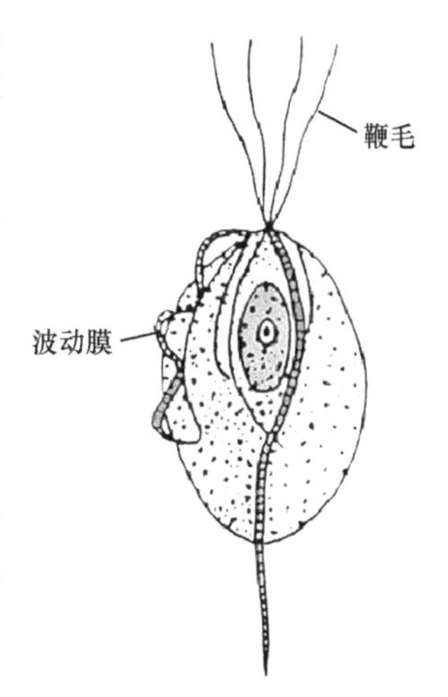

图 4-4　阴道毛滴虫

（二）护理

1. 护理评估

(1) 健康史：询问有无不洁性生活史和不良卫生习惯，了解性伴侣健康状况，询问既往有无类似病史，发作时间与月经的关系，诊疗经过及效果。

(2) 身体状况

1) 症状：主要症状是白带增多和外阴瘙痒，可伴有疼痛、灼热感。合并泌尿系统感染时出现尿频、尿急、尿痛。阴道毛滴虫可吞噬精子，导致不孕。少数患者有滴虫存在，但无炎性表现，称为带虫者。

考点：滴虫性阴道炎的典型白带

2）体征：妇科检查见阴道黏膜充血，严重者有散在的出血点。阴道后穹隆有大量白带，典型的白带特征为灰黄色、稀薄、泡沫状，有腥臭味，若合并细菌混合感染，则呈黄绿色脓性。

护考链接

滴虫性阴道炎白带的典型特征是

A. 黄色脓性　B. 豆渣样

C. 血性　D. 稀薄泡沫状

E. 白色黏稠

分析：滴虫性阴道炎典型的白带特征为灰黄色、稀薄、泡沫状，故选D。

（3）心理-社会状况：患者因治疗效果不佳，病情反复而出现焦虑、无助心理，部分患者因害羞和不愿接受盆腔检查而耽误治疗。

（4）辅助检查：① 0.9% 氯化钠溶液悬滴法：显微镜下可见活动的滴虫。此法敏感性为60%～70%。②分泌物培养：准确率达98%。

2. 护理诊断 / 问题

（1）焦虑　与知识缺乏、治疗效果不佳、反复发作有关。

（2）组织完整性受损　与阴道炎性分泌物刺激有关。

（3）舒适改变　与外阴瘙痒、疼痛等有关。

3. 护理目标

（1）患者焦虑减轻或消失，舒适感增强。

（2）患者局部炎症消退，受损组织修复良好。

4. 护理措施

（1）一般护理：指导患者注意个人卫生，勤换洗内裤；保持会阴部清洁、干燥。

（2）症状护理：外阴瘙痒应避免搔抓，以防皮肤破损；勿用刺激性药物或过冷、过热溶液清洗外阴部；指导患者坐浴，严重者涂消炎止痒药膏。

（3）治疗配合

1）指导患者配合检查：嘱患者取分泌物前24～48小时避免性生活、阴道灌洗及放药。

2）用药指导：①遵医嘱口服甲硝唑0.4g，每日2次，连服7日为1个疗程；②告知患者服用甲硝唑或替硝唑期间以及停服甲硝唑24小时内、替硝唑72小时内禁止饮酒，乳母服药期间不宜哺乳；③观察药物副反应：一旦出现胃肠道反应，头痛、皮疹、白细胞减少等，应停药；④妊娠合并滴虫性阴道炎应取得患者及家属知情同意后方可服药；⑤性伴侣同时治疗。

（4）心理护理：耐心听患者诉说内心的感受，向患者讲解疾病传播、治疗的相关知识，解除患者思想顾虑，增强治愈信心。

考点：滴虫性阴道炎的护理措施

（5）健康指导：①嘱患者遵医嘱坚持规范治疗：治疗后复查为阴性者，仍应于每次月经干净后复查白带，连续3次检查阴性方为治愈；②治疗期间禁止性生活，以防交叉感染；③治疗期间所用盆具、浴巾、内裤等应煮沸消毒5～10分钟，以免重复感染；④治疗期间最好的避孕工具是避孕套。

护考链接

滴虫性阴道炎患者前来咨询避孕措施，最佳的避孕措施是

A. 避孕药　B. 安全期避孕

C. 宫内节育器　D. 避孕套

E. 结扎术

分析：滴虫性阴道炎患者既能避孕又能防止接触感染的方法是使用避孕套，故选D。

5. 护理评价

（1）患者能说出滴虫性阴道炎的预防和治

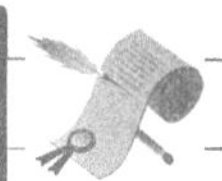

疗知识，积极配合治疗和护理。

(2) 患者炎症得到控制，外阴不适感消失，皮肤黏膜修复良好。

案例 4-3 分析

根据病案资料分析，该患者患了滴虫性阴道炎。护士应指导其遵医嘱口服甲硝唑或替硝唑，教会患者配制 1:5000 高锰酸钾溶液坐浴，并告知服药和坐浴的注意事项。告知治疗期间避免性生活，用物煮沸消毒，以防交叉感染或重复感染。

二、外阴阴道假丝酵母菌病患者的护理

（一）概述

1. 病因 外阴阴道假丝酵母菌病（VVC）亦称外阴阴道念珠菌病，分为单纯性 VVC 和复杂性 VVC，80% ～ 90% 病原体为白色假丝酵母菌，阴道 pH 降低（4.0 ～ 4.7）易生长繁殖，加热至 60℃ 1 小时即死亡，但对干燥、日光、紫外线及化学制剂抵抗力强。常见诱发因素：①孕妇、糖尿病及使用大量雌激素时，阴道内糖原增加，pH 降低；②长期应用抗生素，使阴道菌群失调；③使用免疫抑制剂、糖皮质激素治疗使机体抵抗力下降；④其他：穿紧身化纤内裤、肥胖等可增加假丝酵母菌感染的机会。

考点： 外阴阴道假丝酵母菌病的发病诱因

2. 传播途径 ①自身传染：是主要传染方式。阴道、口腔、肠道内寄生的假丝酵母菌可互相传播，但一般不引起症状，只有全身或阴道局部抵抗力下降时才发病。②少部分通过性交传染。③极少数经间接接触传染。

3. 治疗原则 消除诱因；以局部治疗为主，常用药物有咪康唑和克霉唑栓剂，顽固病例、未婚或局部治疗效果差者可给予氟康唑口服。复杂性 VVC 可延长疗程或加大服药剂量。

（二）护理

1. 护理评估

(1) 健康史：询问是否妊娠，有无糖尿病病史，是否接受雌激素或抗生素治疗及用药时间；有无不洁性生活史及间接接触史。

(2) 身体状况

1) 主要症状为外阴瘙痒和白带增多。外阴奇痒，严重时坐卧不安，可伴尿频、尿痛及性交痛。典型的白带特征为白色、稠厚、呈凝乳状或豆渣样。

2) 妇科检查见阴道黏膜有白色膜状物附着，擦除后露出红肿黏膜面，甚至糜烂和溃疡。

考点： 外阴阴道假丝酵母菌病典型的白带特征

护考链接

下列哪项是外阴阴道假丝酵母菌病的典型白带

A. 白色、稠厚、凝乳状或豆渣样　B. 米泔样

C. 稀薄泡沫状　D. 灰白色、均匀、稀薄、有鱼腥臭味

E. 稀薄、淡黄色，严重时呈脓血性

分析： 米泔样是晚期宫颈癌分泌物特征；灰白色、均匀一致、稀薄、有鱼腥臭味是细菌性阴道病的白带特征；稀薄泡沫状是滴虫性阴道炎白带特征；稀薄、淡黄色，严重时呈脓血性是萎缩性阴道炎白带特征。故答案为 A。

(3) 心理-社会状况：患者因外阴奇痒影响工作、睡眠和性生活而产生情绪低落、烦躁，因病情反复、久治不愈而忧心忡忡，表现出焦虑、沮丧。

(4) 辅助检查：①悬滴法：取分泌物少许放在滴有10%氢氧化钾溶液的玻片上，显微镜下找芽孢和假菌丝。②培养法：多次涂片检查阴性而有症状者。

2. 护理诊断/问题

(1) 焦虑　与知识缺乏、治疗效果不佳、反复发作有关。

(2) 组织完整性受损　与外阴瘙痒、搔抓导致皮肤黏膜破溃有关。

(3) 舒适改变　与外阴瘙痒、疼痛等有关。

3. 护理目标

(1) 患者焦虑减轻或消失。

(2) 患者局部炎症消退，受损组织修复良好，舒适感增强。

4. 护理措施

(1) 一般护理：注意个人卫生，保持会阴部清洁、干燥。嘱患者在治疗期间将所用盆具、浴巾、内裤等进行消毒，以免交叉或重复感染。

(2) 症状护理：外阴瘙痒应穿棉质内裤；避免搔抓，勿用刺激性药物；指导坐浴，严重者涂擦唑类霜剂。

(3) 治疗配合

1) 消除诱因：配合医生查找并消除发病诱因，积极治疗糖尿病。

2) 用药指导：①局部治疗：睡前阴道内放置咪康唑或克霉唑栓剂，每晚1粒，连用7日。②不愿采用局部治疗或未婚者可给予氟康唑150mg顿服；复发性VVC应给予氟康唑维持治疗。③对有龟头炎的性伴侣进行治疗，其余不必对性伴侣作常规治疗。④妊娠合并VVC禁止口服用药。

(4) 心理护理：耐心向患者讲述发病诱因及防治措施，减轻患者压力，取得患者配合，帮助其树立治疗的信心。

考点：外阴阴道假丝酵母菌病患者的护理措施

(5) 健康指导：①养成良好的卫生习惯，勤换内裤，阴道放药前后应洗手。②治疗期间禁止性生活。③告知患者取分泌物前24～48小时避免性生活、阴道灌洗和局部用药。④指导复发性VVC患者于治疗结束后7～14日、1个月、3个月、6个月各复查一次，且于月经前复查。

护考链接

外阴阴道假丝酵母菌病患者前来复查白带，下列措施错误的是

A. 24～48小时避免性生活　　B. 24～48小时避免阴道冲洗

C. 24～48小时避免阴道置药　　D. 月经干净后复查

E. 月经来潮前复查

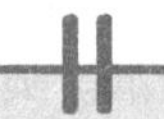

分析：VVC易在月经前复发，取分泌物前24～48小时内避免性生活、置药及冲洗阴道，故答案为D。

5. 护理评价

(1) 患者能说出有关VVC传播、治疗相关知识，积极配合治疗与护理。

(2) 患者经治疗后白带正常，外阴瘙痒程度降低、皮肤黏膜愈合良好。

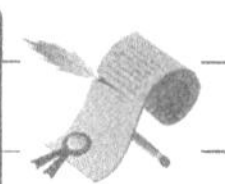

三、萎缩性阴道炎患者的护理

（一）概述

1. 病因　绝经后卵巢功能衰退，雌激素水平降低，阴道黏膜萎缩变薄，上皮细胞内糖原减少，阴道 pH 增高达 5.0 ～ 7.0，阴道自净作用降低，致病菌容易入侵繁殖引起炎症。萎缩性阴道炎常为化脓菌混合感染。

2. 治疗原则　使用抗生素抑制细菌生长，补充雌激素以增加阴道抵抗力。

（二）护理

1. 护理评估

(1) 健康史：注意询问年龄及月经史，是否绝经，绝经时间；有无卵巢手术史及盆腔放射治疗史；评估个人卫生习惯。

(2) 身体状况

1) 症状：主要症状为阴道分泌物增多及外阴瘙痒、灼热感，分泌物呈稀薄、淡黄色，严重时呈脓血性白带。

2) 妇科检查见外阴阴道萎缩，上皮皱襞消失、菲薄，阴道黏膜充血、有散在出血点或浅表溃疡。严重者出现阴道壁粘连，致阴道狭窄甚至闭锁。

> **考点：** 萎缩性阴道炎的临床表现

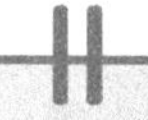

护考链接

关于萎缩性阴道炎的评估依据，下述错误的是

A. 一般年龄大于 45 岁　　B. 外阴、阴道萎缩

C. 阴道黏膜无炎性改变　　D. 卵巢切除患者可排除年龄因素

E. 分泌物稀薄、淡黄色或为脓血性白带

分析： 萎缩性阴道炎阴道黏膜有充血、出血点或浅表溃疡等炎性改变，故答案为 C。

(3) 心理 - 社会状况：患者因外阴局部不适而情绪低落，因出现血性白带，担心恶性肿瘤而产生紧张、恐惧心理。

(4) 辅助检查：①阴道分泌物检查：排除滴虫性阴道炎和 VVC。②宫颈刮片细胞学检查或分段诊刮：排除生殖器官恶性肿瘤。

2. 护理诊断 / 问题

(1) 舒适改变　与阴道瘙痒、白带增多有关。

(2) 焦虑　与身体不适、疗效不佳有关。

(3) 知识缺乏　与缺乏绝经过渡期相关知识有关。

3. 护理目标

(1) 患者外阴瘙痒、烧灼感减轻或消失，无自觉不适。

(2) 患者焦虑减轻或消失。

(3) 患者懂得绝经过渡期相关保健知识，能配合治疗与护理。

4. 护理措施

(1) 一般护理：注意个人卫生，避免穿化纤内裤；保持会阴清洁、干燥。

(2) 症状护理：外阴瘙痒应避免搔抓外阴部，勿用刺激性药物。阴道干涩者可应用润滑剂。

(3) 治疗配合

1) 配合补充雌激素，增加阴道抵抗力：可局部涂擦雌三醇或倍美力软膏，每日1～2次，连用14日。也可口服替勃龙2.5mg。

2) 局部应用抗生素，抑制细菌生长：可于阴道后穹隆放置甲硝唑或诺氟沙星，每日1次，连用7～10日。

(4) 心理护理：耐心向患者讲解绝经过渡期的生理变化和卫生保健知识，使患者了解病情，消除患者疑虑，缓解其焦虑、恐惧心理。

考点：萎缩性阴道炎的护理措施

(5) 健康指导：①养成良好的卫生习惯，阴道放药前后应洗手；②遵医嘱规范应用性激素，肝肾功能不良、动静脉血栓性疾病患者不用，告知出现异常阴道流血应随诊；③嘱患者性生活使用润滑剂，以防阴道损伤；④卵巢切除或盆腔放射治疗的年轻患者应指导其使用激素替代治疗。

5. 护理评价

(1) 患者外阴不适症状消失，舒适度增加。

(2) 患者能说出绝经过渡期的生理及保健知识，懂得萎缩性阴道炎的防治措施。

四、细菌性阴道病患者的护理

（一）概述

1. 病因 细菌性阴道病为菌群失调所致的一种混合感染，但临床及病理无炎性改变。妊娠期细菌性阴道病可引起绒毛膜羊膜炎、胎膜早破、早产、子宫内膜炎及盆腔炎等。

2. 治疗原则 维持阴道酸性环境，使用抗厌氧菌药物。

（二）护理

1. 护理评估

(1) 健康史：注意询问有无频繁性生活史、是否有多个性伴侣、阴道冲洗习惯；评估患者个人卫生习惯。

(2) 身体状况

1) 症状：主要症状是白带增多，性交后加重。典型的白带特征为灰白色、均匀一致、稀薄、有鱼腥臭味。可有轻度外阴瘙痒、灼热感。

2) 体征：阴道壁黏附大量分泌物，容易拭去，阴道黏膜无红肿、充血。

(3) 心理-社会状况：患者因阴道分泌物多、有臭味，引起局部不适，甚至影响夫妻性生活，而出现焦虑、烦躁等反应。

(4) 辅助检查

考点：细菌性阴道病的评估要点

1) 0.9%氯化钠溶液悬滴法：显微镜下可见线索细胞＞20%为阳性。

2) 阴道分泌物pH＞4.5。

3) 胺臭味实验阳性：取少量分泌物加入10%氢氧化钾溶液，产生烂鱼肉样腥臭气味。

2. 护理诊断/问题

(1) 焦虑　与知识缺乏、分泌物异常臭味、疾病反复发作有关。

(2) 舒适改变　与阴道分泌物多、外阴瘙痒等有关。

3. 护理目标

(1) 患者焦虑减轻或消失。

(2) 患者经治疗后病情好转，舒适度增加。

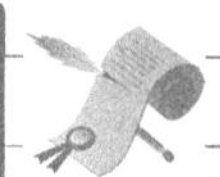

护考链接

关于细菌性阴道病，下述错误的是

A. 显微镜下可见线索细胞　　B. 白带有烂鱼肉样腥臭味

C. 胺臭味实验阳性　　D. 临床及病理有炎性改变

E. 典型的白带特征为灰白色、均匀一致、稀薄

分析：细菌性阴道炎典型的白带特征为灰白色、均匀一致、稀薄，胺臭味实验阳性，但临床及病理无炎症改变，故答案为D。

4. 护理措施

(1) 一般护理：注意个人卫生，保持会阴清洁、干燥。加强性道德修养，避免频繁性交或冲洗阴道。

(2) 症状护理：白带多应勤换洗内裤，教会患者自我护理的方法。

(3) 治疗配合：①遵医嘱指导患者规范用药：全身用药可口服甲硝唑400mg，每日2次，连服7天；局部用药可给予甲硝唑阴道泡腾片200mg阴道置入，每晚1次，连用7天。②妊娠期细菌性阴道病有症状者采用全身用药。

(4) 健康指导：①养成良好的卫生习惯，阴道放药前后应洗手；②向孕妇说明治疗的必要性，消除患者顾虑，配合治疗；③注意性卫生，避免不洁性生活；④指导患者平日切勿进行阴道冲洗；⑤治疗期间减少性生活。

5. 护理评价

(1) 患者经过治疗后白带正常，生活质量提高，焦虑情绪消失。

(2) 患者能说出细菌性阴道病的防治知识，积极配合治疗和护理。

五、婴幼儿外阴阴道炎的护理

(一) 概述

1. 病因　由于幼女的生殖系统自然防御功能发育不全、不良卫生习惯、大便污染、外阴损伤、阴道异物等情况，使大肠埃希菌及葡萄球菌、链球菌、淋菌、滴虫、蛲虫等病原微生物通过母亲或保育员的手、衣物、洗浴物品等引起炎症。它多与外阴炎共同存在，好发于5岁以下的幼女。

2. 治疗原则　以应用抗生素抗感染治疗为主，辅以对症治疗。

(二) 护理

1. 护理评估

(1) 健康史：注意询问年龄、亲密接触人群有无阴道炎病史，评估幼儿卫生习惯及被照顾经过史。

(2) 身体状况

1) 症状：主要症状为阴道分泌物多，脓性。因分泌物刺激引起外阴瘙痒，致患儿烦躁不安、哭闹、手抓外阴部。

2) 体征：检查可见外阴、阴道口黏膜充血、水肿，或有分泌物流出。严重者外阴有溃疡，小阴唇粘连。

(3) 心理-社会状况：患儿因外阴局部不适而烦躁，家属因不了解病情、担心预后，小阴唇粘连患儿家长担心外生殖器畸形而紧张、焦虑。

(4) 辅助检查：用棉拭纸取分泌物涂片查找阴道毛滴虫、白色假丝酵母菌，或做病原学检查，必要时做细菌培养。

2. 护理诊断/问题

(1) 舒适改变　与白带增多，刺激外阴引起瘙痒、灼痛有关。

(2) 皮肤完整性受损　与外阴炎有关。

(3) 照顾者角色紧张　与不了解病情，担心预后有关。

3. 护理目标

(1) 患儿病情得到缓解，舒适度增加。

(2) 患儿皮肤黏膜修复良好。

(3) 家长对患儿病情有了正确认识，紧张心理消除。

4. 护理措施

(1) 一般护理：保持外阴清洁、干燥，避免摩擦。养成良好的卫生习惯，保持患儿手的清洁，避免穿开裆裤，便后清洗外阴，并做到专盆专用。

(2) 症状护理：外阴瘙痒应避免抓挠加重感染，勿用刺激性药物。阴道分泌物多时勤换内裤，防止感染。

(3) 治疗配合

1) 遵医嘱有针对性地给患儿服用抗生素或用吸管将抗生素溶液滴入阴道。

2) 阴道异物引起者及时取出阴道异物。

3) 小阴唇粘连者给予分离，并涂抗生素软膏，防止再粘连。

4) 蛲虫感染者予以驱虫治疗。

(4) 心理护理：耐心陪伴并引导孩子做感兴趣的活动，以转移孩子对外阴瘙痒的注意力。向家长解释疾病相关知识，缓解其紧张心理，取得他们配合。

(5) 健康指导：①养成良好的卫生习惯，勤换内裤；②指导家长给患儿做会阴护理，护理前后应洗手，减少感染的机会；③教育家长积极治疗自身疾病，避免传染给孩子；④指导家长对用物进行消毒；⑤教会孩子大便后从前向后擦拭肛门，避免感染。

5. 护理评价

(1) 患儿经治疗后分泌物正常，外阴瘙痒、疼痛症状消失。

(2) 患儿外阴皮肤黏膜病损得到及时治疗，组织修复良好。

(3) 家长能说出婴幼儿外阴阴道炎的防治措施，积极配合治疗与护理。

第4节　宫颈炎症患者的护理

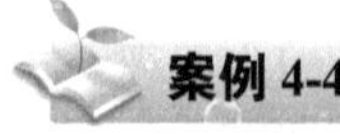
案例 4-4

患者，女，40岁，已婚，G_3P_1。因白带增多2年，性生活后阴道出血3次就诊。妇科检查：阴道内大量黏稠脓性白带，子宫颈表面近2/3呈鲜红小颗粒状，触之易出血。分泌物检查：阴道洁净度Ⅲ度，宫颈刮片病理检查(–)。

问题： 1. 该患者最可能的医疗诊断是什么？应选择哪种治疗方法？

2. 责任护士应对患者作哪些健康指导？

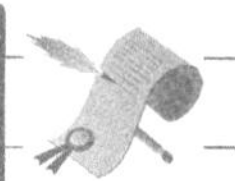

一、概　　述

宫颈炎是生育期妇女的常见生殖道炎症，包括宫颈阴道部炎症和宫颈管黏膜炎症，分为急性和慢性两种。急性宫颈炎治疗不及时或病原体持续感染均可导致慢性宫颈炎。临床上以慢性宫颈炎多见，故本节主要介绍慢性宫颈炎。

（一）病因与病原体

1. 病因　常因流产、分娩、性交、手术等损伤子宫颈，导致子宫颈防御机制被破坏，加之宫颈管黏膜的单层柱状上皮抗感染能力差，病原体容易入侵引起感染。同时，由于阴道鳞状上皮与子宫颈阴道部鳞状上皮相延续，阴道炎均可导致子宫颈阴道部炎症。

2. 病原体　①内源性病原体：如葡萄球菌、链球菌和厌氧菌等；②性传播疾病病原体：如淋球菌、沙眼衣原体。

（二）病理类型

1. 慢性宫颈管黏膜炎　病变局限于宫颈管黏膜及黏膜下组织，表现为宫颈管黏液增多及脓性分泌物，可反复发作。

2. 宫颈息肉　为宫颈管腺体和间质局限性增生，突出于子宫颈外口的带蒂赘生物，色红、质脆、易出血，舌形，极少恶变，但易复发。

3. 宫颈肥大　由于慢性炎症长期刺激导致腺体及间质增生所致。此外，宫颈管深部的腺体囊肿使子宫颈呈不同程度肥大，硬度增加，表面光滑。

链接

子宫颈糜烂样改变

“子宫颈糜烂”曾被认为是慢性宫颈炎最常见的病理表现。随着对子宫颈生理病理认识的提高，人们认为子宫颈糜烂并非上皮脱落、溃疡的真性糜烂，而是子宫颈原始鳞 - 柱状上皮交接部的外移，从而这一术语变更为“子宫颈柱状上皮异位”。子宫颈糜烂样改变只是一个临床征象，可以是生理性改变（青春期、妊娠期、雌激素分泌旺盛或口服避孕药），也可以是病理性改变（子宫颈上皮内瘤变和早期宫颈癌）。

（三）治疗原则

根据病变不同采取不同的治疗方法。子宫颈糜烂样改变无症状者无需治疗，伴有分泌物增多、接触性出血者，排除子宫颈上皮内瘤变和早期宫颈癌后，给予物理治疗。宫颈息肉行息肉摘除术；子宫颈黏膜炎一般针对病因治疗；宫颈肥大无需治疗。

二、护　　理

（一）护理评估

1. 健康史　询问有无分娩、流产或手术损伤子宫颈后的感染史，有无长期阴道炎病史。了解有无性传播性疾病史，评估患者卫生习惯。

2. 身体状况　主要症状为白带增多，多呈乳白色、黏液状，有时呈淡黄色、脓性或血性。严重时可伴有腰骶部酸痛和下腹坠痛，甚至性交后出血或不孕。妇科检查可见宫颈肥大、宫颈息肉，有黄色分泌物自宫颈口流出。

3. 心理－社会状况 由于病程较长、白带多、腰骶部疼痛不适、治疗效果不佳、可能影响受孕而焦虑不安；尤其性交后出血或血性白带，患者因担心癌变而产生恐惧心理。

考点：慢性子宫颈炎的典型症状

4. 辅助检查 常规做宫颈刮片细胞学检查，以排除宫颈癌。

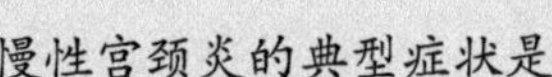

护考链接

慢性宫颈炎的典型症状是

A. 外阴皮肤瘙痒　　B. 阴道分泌物稀薄
C. 白带增多，呈黏液状　　D. 泡沫状白带
E. 腹痛

分析：慢性子宫颈炎症最主要的症状为白带增多，多呈乳白色、黏液状，故选C。

（二）护理诊断／问题

1. 焦虑 与病程长、担心癌变有关。

2. 组织完整性受损 与炎症及分泌物刺激、物理治疗有关。

3. 疼痛 与慢性炎症刺激有关。

（三）护理目标

1. 患者焦虑减轻。
2. 子宫颈黏膜组织修复良好，疼痛缓解。

（四）护理措施

1. 一般护理 指导患者保持外阴清洁干燥，注意个人卫生。

2. 治疗配合

(1) 药物治疗：教会患者正确放药方法，嘱患者放药前后洗手，以防感染。

(2) 物理治疗：指导患者月经干净后3～7天、无性生活可进行治疗。告知物理治疗的注意事项：①治疗前常规作宫颈癌筛查；②生殖器官急性炎症者禁忌物理治疗；③治疗后阴道分泌物增多，术后1～2周脱痂可有少量出血；④术后4～8周禁止盆浴、性交和阴道冲洗；⑤物理治疗有术后出血、子宫颈狭窄、感染、不孕的可能，治疗后遵医嘱定期复查；⑥术后每天擦洗外阴2次。

考点：子宫颈糜烂样变物理治疗的注意事项

(3) 宫颈息肉：协助医生行息肉摘除术，将切除组织送病理检查。

护考链接

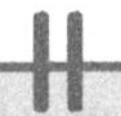

患者，女，40岁，阴道炎病史10年，近2个月来性交后出血，来院诊断为慢性宫颈炎，拟进行激光治疗。关于激光治疗下述不正确的是

A. 术前排除宫颈癌　　B. 手术时间为月经干净后3～7天
C. 术后禁性生活和盆浴8周　　D. 术后一般无阴道分泌物流出
E. 阴道炎治愈后才可做激光治疗

分析：物理治疗宫颈炎术后1～2周脱痂可有少量出血，另外还有较多的阴道分泌物流出，为正常情况，故选D。

3. 心理护理 耐心向患者解释疾病的病因、发展和预防措施，说明治疗的方法及必要

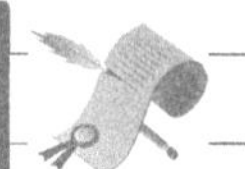

性，帮助患者树立信心。

4. 健康指导

(1) 指导患者养成良好的卫生习惯，避免不洁性生活及无保护性生活。

(2) 指导患者每 1 ～ 2 年定期进行妇科检查，发现子宫颈炎症及时治疗。

(3) 避免分娩及手术操作损伤子宫颈，产后发现子宫颈裂伤及时缝合。

（五）护理评价

(1) 患者对慢性宫颈炎有正确认识，焦虑减轻。

(2) 患者能说出物理治疗的注意事项，治疗后组织修复完好。

(3) 患者经治疗后病情好转，疼痛消失。

案例 4-4 分析

该患者患了慢性宫颈炎合并阴道炎。因为子宫颈糜烂样改变有接触性出血，所以应在阴道炎治愈后做物理治疗。告知患者于月经干净后 3 ～ 7 天来治疗，治疗后 2 个月内禁止性生活、盆浴和妇科检查，术后 2 个月复查。

第 5 节　盆腔炎性疾病患者的护理

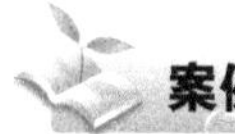

案例 4-5

患者，女，30 岁，G_1P_0。诉 3 年前行人工流产术后第 7 天出现寒战、高热、下腹痛，体温 39.2℃。当时在私人诊所输液治疗 3 天后体温正常，腹痛好转。以后经常出现下腹部及腰骶部坠胀痛，劳累、性交后加剧。人流术后一直未避孕也未怀孕。妇科检查：子宫后位，正常大小，触痛，双侧宫旁增厚、压痛。

问题： 1. 该患者最可能患的疾病是什么？

2. 您应该对该患者采取哪些护理措施？

盆腔炎性疾病是指女性上生殖道的一组感染性疾病，主要包括子宫内膜炎、输卵管炎、输卵管卵巢脓肿、盆腔腹膜炎。其最常见的病变是输卵管炎和输卵管卵巢炎，多发生在性活跃期、有月经的妇女。盆腔炎性疾病也可能是邻近器官炎症的扩散。盆腔炎性疾病若未能得到及时彻底治疗，可导致不孕、输卵管妊娠、慢性盆腔痛及盆腔炎性疾病反复发作，即盆腔炎性疾病后遗症。

一、概　　述

（一）病因与病原体

1. 病因　①宫腔内手术操作后感染；②分娩或流产后感染；③感染性传播疾病；④邻近器官炎症蔓延；⑤经期卫生不良或不良性行为。

2. 病原体　①内源性病原体：寄生于阴道内的需氧菌和厌氧菌；②性传播疾病病原体：如淋球菌、沙眼衣原体、支原体等。临床上以需氧菌和厌氧菌混合感染多见。

（二）病理类型

1. 急性子宫内膜炎及子宫肌炎　子宫内膜充血、水肿、有炎性渗出物，严重者坏死、脱落，形成溃疡，炎症侵入到子宫肌层。

2. 急性输卵管炎、输卵管脓肿 输卵管因炎症刺激，轻者仅有轻度充血、肿胀、略增粗；重者弯曲、与周围组织粘连，导致伞端闭锁、积液、积脓，炎症通过卵巢排卵的破孔侵入卵巢实质，最终形成输卵管卵巢脓肿。卵巢常与发炎的输卵管粘连形成输卵管卵巢炎，习称附件炎。

3. 急性盆腔腹膜炎 盆腔内脏器严重感染时，可波及盆腔腹膜，腹膜充血、水肿、渗出，导致盆腔脏器粘连或脓肿。脓肿破溃引起弥漫性腹膜炎。

4. 急性盆腔结缔组织炎 病原体经淋巴循环进入盆腔结缔组织，使其充血、水肿，向两侧呈扇形浸润，可形成脓肿。

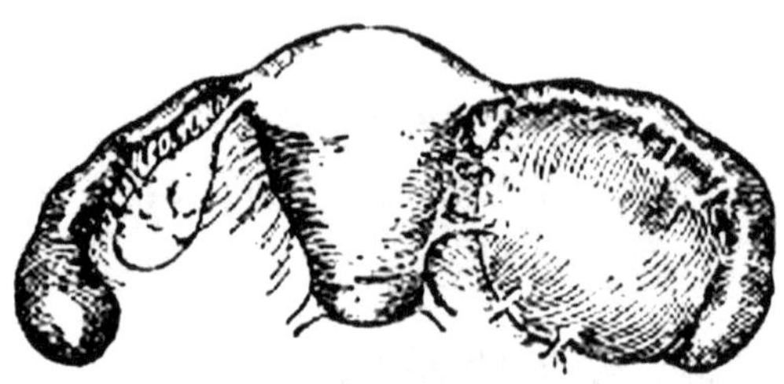

图 4-5 左输卵管积水、右输卵管卵巢囊肿

5. 败血症及脓毒血症 当病原体毒性强、数量多、患者抵抗力低下时，可导致败血症及脓毒血症。

6. 盆腔炎性疾病后遗症 既往称为慢性盆腔炎。主要病理改变为结缔组织增生、粘连、瘢痕形成。可表现为输卵管增粗、阻塞、积水、输卵管卵巢炎及输卵管卵巢囊肿、慢性盆腔结缔组织炎（图 4-5）。

（三）治疗原则

治疗原则主要是及时、足量应用抗生素控制感染，辅以支持疗法，脓肿形成时行手术治疗。盆腔炎性疾病后遗症采用物理治疗加中西医结合治疗，必要时手术治疗。

二、护　　理

（一）护理评估

1. 健康史 了解有无产后、流产后或宫腔手术后感染史；有无经期性生活、使用不洁卫生巾及性生活紊乱史；有无阑尾炎、腹膜炎蔓延至盆腔或盆腔炎性疾病反复发作史；有无不孕史等。

2. 身体状况

(1) 盆腔炎性疾病：主要症状为急性下腹疼痛伴发热及阴道分泌物增多。体温达 38 ～ 40℃，可伴有寒战、头痛及食欲减退，患者呈急性病容；下腹有压痛、肌紧张，波及腹膜时有消化道症状及反跳痛。妇科检查：脓性分泌物从宫颈口外流，有臭味；阴道后穹隆有明显触痛，子宫颈充血、水肿、举痛明显；宫体增大，有压痛，活动受限，双侧附件增厚，压痛明显，若有脓肿形成则可触及包块，且有波动感。

(2) 盆腔炎性疾病后遗症：全身症状不明显。主要症状为下腹隐痛及腰骶部酸痛，劳累、性交后及月经前后加剧，常有白带增多。因盆腔淤血月经量增多，经期延长。输卵管粘连阻塞可致不孕或输卵管妊娠。妇科检查：输卵管炎症时子宫一侧或两侧触及索条状增粗的输卵管，伴压痛。输卵管积水或输卵管卵巢囊肿，盆腔一侧或两侧可触及囊性肿物，活动受限。盆腔结缔组织炎症时，子宫后位、活动受限或粘连固定，子宫一侧或双侧片状增厚、压痛。

3. 心理－社会状况 急性期患者因发热、腹痛而烦躁不安，因担心治疗效果不佳转为慢性炎症或害怕手术而焦虑。或因反复发作、长期疾病困扰而精神抑郁、丧失信心。因性交痛、

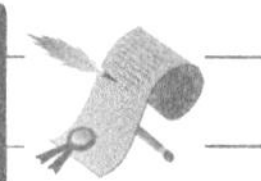

不孕影响家庭关系而产生无助、自卑心理。

4. 辅助检查 血常规检查见白细胞升高；脓液或血液细菌培养加药敏试验有利于诊断和治疗；B超有助于盆腔炎性包块的诊断。

（二）护理诊断 / 问题

1. 体温过高 与炎症急性发作有关。

2. 疼痛 与炎症引起急性下腹痛和慢性炎症刺激有关。

3. 焦虑 与不了解病情、性交痛、不孕有关。

4. 活动无耐力 与发热、体弱、长期疾病困扰导致神经衰弱有关。

（三）护理目标

1. 患者病情得到控制，体温正常，疼痛减轻或消失。
2. 患者焦虑减轻或消失。

（四）护理措施

1. 一般护理 指导患者急性期卧床休息，取半卧位，保持外阴清洁干燥，做好床边隔离。给高热量、高蛋白、高维生素清淡饮食。劳逸结合，适度体育锻炼，增强抵抗力。

考点：盆腔炎性疾病的体位

2. 症状护理

(1) 发热：采用物理降温，鼓励患者多饮水；伴有腹胀者予以胃肠减压。

(2) 疼痛：严重者卧床休息，避免不必要的盆腔检查，防止炎症扩散，必要时遵医嘱给予镇静止痛药口服。慢性疼痛可教会患者转移注意力，采用热敷、按摩等措施缓解疼痛。

3. 治疗配合

(1) 遵医嘱根据药敏试验，早期、足量、联合使用抗生素，注意观察输液反应和药物副作用。

(2) 如脓肿形成或破溃需手术治疗者，做好脓肿切开引流或病灶切除的术前和术后护理工作。

(3) 盆腔炎性疾病后遗症：应配合医生做好中药保留灌肠或物理治疗。

护考链接

盆腔炎性疾病患者应该采取下列哪种体位最恰当

A. 左侧卧位　　B. 右侧卧位
C. 平卧位　　D. 半卧位
E. 头低臀高位

分析：盆腔炎性疾病应该取半卧位以利于炎症局限和吸收，故选D。

4. 心理护理 耐心倾听患者诉说，了解其对疾病的心理需求；向患者及家属解释疾病的发生、发展、治疗和预后，鼓励患者参与制订治疗方案，消除疑虑。嘱患者多参加力所能及的社会活动和体育锻炼，增强战胜疾病的信心。

5. 健康指导

(1) 注意产褥期、月经期、计划生育手术后及性生活卫生。

(2) 积极、彻底治疗盆腔炎性疾病，防止出现后遗症。

(3) 炎症急性期禁止阴道灌洗、性生活及不必要的妇科检查。

（五）护理评价

1. 患者经治疗后生命征平稳，能说出应对疼痛的方法，疼痛减轻或消失。
2. 患者能正确认识疾病的发生、发展和治疗转归，焦虑减轻。
3. 患者病情好转，睡眠质量提高，对治疗充满信心。

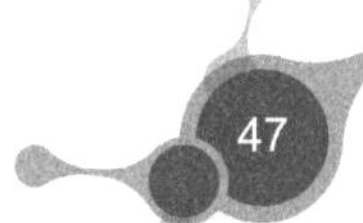

案例 4-5 分析

患者是由于人工流产手术后引起盆腔炎性疾病，当时治疗不彻底引发了后遗症。应配合医生做好中医中药和物理治疗，加强心理护理。

第 6 节　性传播疾病患者的护理

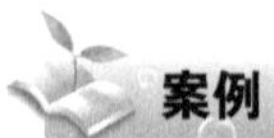

案例 4-6

患者，女，30 岁。不洁性生活史后出现外阴瘙痒、灼热，阴道脓性分泌物 2 天。诊断为淋病。

问题： 1. 患者目前最主要的护理问题是什么？

2. 在治疗过程中，责任护士应对患者作哪些方面的健康指导？

性传播疾病（STD）是指以性行为为主要传播途径及可经性行为传播的一组传染病。目前我国重点监测的性传播疾病有 8 种，包括梅毒、淋病、获得性免疫缺陷综合征、尖锐湿疣、软下疳、性病性淋巴肉芽肿、生殖器疱疹和非淋菌性尿道炎。本节主要讨论淋病、尖锐湿疣、梅毒和获得性免疫缺陷综合征。

一、淋　　病

（一）概述

1. 病因　淋病是由淋病奈瑟菌（简称淋菌）引起的以泌尿生殖系统化脓性感染为主要表现的性传播性疾病。近年其发病率居我国性传播性疾病首位。

2. 传播途径

(1) 直接传播：通过性交直接传播是最主要的方式。

(2) 间接传播：通过接触被污染的衣物、床单、浴具及消毒不彻底的手术或检查器械而传播。新生儿分娩时因接触阴道分泌物而传播。

3. 治疗原则　遵循及时、足量、规范用药，彻底治疗原则。目前首选第三代头孢菌素（头孢曲松钠）。性伴侣应同时治疗。

（二）护理

1. 护理评估

(1) 健康史：注意询问有无不洁性生活史及性伴侣的健康状况，了解有无其他间接接触史。询问疾病发生、发展、治疗经过及效果。

(2) 身体状况

1) 急性淋病：主要表现为阴道分泌物增多，呈黄色、脓性；外阴瘙痒、灼痛；尿频、尿急、尿痛。妇科检查见子宫颈充血、水肿，有脓性分泌物；尿道口红肿。

2) 慢性淋病：表现为慢性尿道炎、宫颈炎、前庭大腺炎等。淋菌长期潜伏在尿道旁腺、前庭大腺和子宫颈黏膜腺体深处，可反复发作。

链接

淋病对母儿的影响

对孕产妇影响：孕早期可导致感染性流产与人工流产后感染；孕晚期易发生胎膜早破、

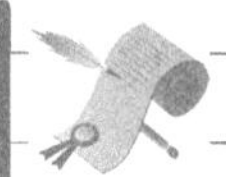

绒毛膜羊膜炎；分娩后易引起子宫内膜炎、输卵管炎等。

对胎儿、新生儿的影响：容易发生早产、胎儿窘迫、胎儿生长受限，甚至死胎、死产。约 1/3 新生儿通过未治疗产妇软产道分娩时感染淋菌，可发生新生儿淋菌性结膜炎、肺炎，甚至出现败血症，使围生儿死亡率明显增加。

(3) 心理 - 社会状况：淋病多因不洁性生活感染，患者常因羞怯心理未及时诊治使淋病由急性转为慢性。患者因病情迁延、反复发作、影响夫妻关系而产生紧张、焦虑心理；怀孕妇女因担心胎儿安危而烦躁不安。

(4) 辅助检查：①分泌物涂片见中性粒细胞内有革兰阴性双球菌，可初步诊断。②淋菌培养是诊断淋病的“金标准”。③核酸扩增荧光检测。

2. 护理诊断 / 问题

(1) 焦虑　与担心疾病预后有关。

(2) 自尊紊乱　与社会对性传播疾病的不认同有关。

(3) 舒适改变　与分泌物增多、泌尿系统感染有关。

3. 护理目标　患者焦虑减轻或消失，自尊恢复，舒适度增强。

4. 护理措施

(1) 一般护理：急性期加强床边隔离，注意个人卫生，将病人接触过的生活用品进行严格消毒灭菌，污染的手需经消毒液浸泡消毒，防止交叉感染。

(2) 治疗配合

1) 急性淋病：遵医嘱给患者单次肌内注射头孢曲松钠 125mg，对头孢不能耐受者，可选用阿奇霉素。

2) 妊娠合并淋病：①肌内注射头孢曲松钠同时加服红霉素 0.5g，4 次 / 日，共 7 ～ 10 日；②淋病孕妇分娩的新生儿应给予 0.5% 红霉素眼膏预防淋菌性眼炎，同时注射头孢曲松钠作为预防性用药；③在淋病高发地区，产前常规筛查淋菌，最好在孕早、中、晚期各作一次筛查，以便及早确诊并得到彻底治疗。

(3) 心理护理：尊重、关心患者，解除其就医的顾虑。耐心向患者解释急性期及时、彻底治疗的重要性，帮助其树立治愈的信心。保护患者隐私。促进患者与家庭成员改善关系。

(4) 健康指导

1) 教会患者自行消毒隔离的方法，病人的内裤、浴盆、毛巾应煮沸消毒 5 ～ 10 分钟，患者所接触的物品及器具用 1% 苯酚溶液浸泡。

2) 指导患者于治疗结束后 7 日复查分泌物，以后每月复查 1 次，连续 3 次阴性方为治愈。

3) 治疗期间避免性生活，性伴侣同时接受治疗。

4) 注意性卫生，避免不洁性生活。

5. 护理评价

(1) 患者能说出淋病的预防和治疗转归知识，焦虑减轻。

(2) 患者能正确认识疾病，自我认同感增加。

(3) 患者经治疗后阴道分泌物正常，感觉舒适。

案例 4-6 分析

患者目前最主要的护理问题是舒适度降低。责任护士应指导患者杜绝不洁性生活，内裤、浴盆、毛巾及患者所接触的物品、器具应严格消毒。坚持按疗程规范治疗，治疗期间禁止性生活。

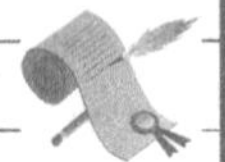

二、尖锐湿疣

（一）概述

1. 病因 尖锐湿疣（CA）是由人乳头瘤病毒（HPV）感染生殖器官的性传播性疾病。发病率居性病发病率的第二位，常与多种性传播疾病同时存在。早年性交、多个性伴侣、免疫低下、高性激素水平和吸烟是高危因素。

2. 传播途径

(1) 直接传播：通过性交直接传播。

(2) 间接传播：通过接触被污染的衣物、用具及手术或检查器械而间接传播。新生儿分娩时接触阴道分泌物、羊水、血液感染。

3. 治疗原则 去除外生疣体，改善症状和体征。

(1) 病灶小、位于外阴者：可选用局部药物治疗。常用药物有 80% ～ 90% 三氯醋酸、氟尿嘧啶等。

(2) 病灶大，有蒂：可行物理及手术治疗，如激光、微波等。

(3) 妊娠近足月或足月：病灶局限于外阴者，可行物理治疗或手术切除病灶，再经阴道分娩；病灶广泛者，应行剖宫产术结束分娩。

（二）护理

1. 护理评估

(1) 健康史：询问有无不洁性生活史及性伴侣的健康状况，或其他间接接触史。了解有无免疫力低下、吸烟及高性激素水平等发病高危因素。

(2) 身体状况

1) 症状：临床症状不明显，可有外阴瘙痒、灼痛或性交后疼痛。

2) 体征：病灶常位于阴唇后联合、小阴唇内侧、阴道前庭、尿道口、阴道等部位，初起为细小的淡红色丘疹，质地较硬，病灶逐渐增大、增多，可呈单个乳头状或互相融合呈鸡冠状、桑葚状或菜花状，湿润柔软，表面凹凸不平，红色或污灰色。根部常有蒂，易发生糜烂、渗液，触之易出血。

(3) 心理 - 社会状况：患者多因不洁性生活发病，常有羞愧、自责心理，年轻患者担心影响生育、家庭关系或造成不良社会舆论而产生自卑心理。

(4) 辅助检查：采用 PCR 技术检测 HPV 并分型，组织病理学检查见挖空细胞。

2. 护理诊断 / 问题

(1) 焦虑 与担心疾病影响生育和家庭关系有关。

(2) 自尊紊乱 与社会对性传播疾病的不认同有关。

(3) 舒适改变 与外阴瘙痒、压迫等有关。

3. 护理目标

(1) 患者焦虑减轻或消失，自尊恢复。

(2) 患者舒适度得到改善。

4. 护理措施

(1) 一般护理：保持外阴部清洁，严密隔离，将患者接触过的生活用品进行严格消毒灭菌，污染的手需经消毒液浸泡消毒，防止交叉感染等。避免搔抓引起局部感染，瘙痒严重者涂止痒药膏。

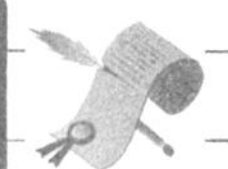

(2) 治疗配合：①协助医生进行药物治疗、局部物理治疗和手术治疗，加强术后观察和护理，防止感染；②新生儿出生后需彻底洗澡，如无窒息，则不用吸管清理呼吸道，以免损伤喉黏膜，导致日后婴幼儿喉乳头瘤的发生；③反复发作的顽固病例及时取活检以排除恶变。

(3) 心理护理：尊重患者，耐心、诚恳地对待患者，解除其顾虑。向患者解释治疗的必要性及转归，帮助其树立治愈的信心，使患者及早到医院接受正规诊断和治疗。

(4) 健康指导：①避免混乱的性关系，性生活使用避孕套；②性伴侣同时检查、治疗；③告知患者遵医嘱接受随访复查。

5. 护理评价

(1) 患者焦虑减轻，能说出尖锐湿疣的预防和治疗转归，积极配合治疗。

(2) 患者能正确认识疾病，自我认同感增加。

(3) 患者经治疗后外阴瘙痒、疼痛消失。

三、梅　　毒

（一）概述

1. 病因　梅毒是由苍白密螺旋体引起的慢性全身性性传播疾病。苍白密螺旋体在体外干燥条件下不易生存，一般消毒剂及肥皂水均可杀灭。但其耐寒力强，-78℃保存数年仍具有传染性。

2. 传播途径

(1) 直接传播：通过性交直接传播，是最主要的传播途径。未经治疗的梅毒患者1年内传染性最强，随病程延长，传染性逐渐减弱，病程超过4年者基本无传染性。

(2) 间接传播：少数通过接触被污染的衣物、用具、接吻、哺乳及医源性途径而传播。个别患者因输血而传播。

(3) 垂直传播：梅毒螺旋体可通过胎盘传给胎儿，引起先天性梅毒。新生儿分娩时也可通过产道传播。

3. 治疗原则　早期明确诊断，及时治疗，用药足量，疗程规范。首选青霉素治疗。

（二）护理

1. 护理评估

(1) 健康史：询问有无不洁性生活史，或其他间接接触史，评估感染途径；询问发病时间、诊疗经过及效果；先天性梅毒患者应了解母亲患病情况及妊娠、分娩过程。

(2) 身体状况：梅毒的潜伏期为2～4周。各期梅毒患者临床表现不同。

1) 一期梅毒主要表现为硬下疳。

2) 二期梅毒主要表现为梅毒疹。

3) 三期梅毒主要表现为永久性皮肤黏膜损害（愈后留下瘢痕），并可侵犯心血管、神经系统等重要脏器，产生各种严重症状和体征，造成劳动力丧失甚至死亡。

链接

梅毒对胎儿、新生儿的影响

患梅毒孕妇能通过胎盘将螺旋体传给胎儿引起晚期流产、早产、死产或分娩先天梅毒儿。早期先天梅毒儿（胎传梅毒儿）表现为皮肤大疱、皮疹、鼻炎及鼻塞、肝脾肿大、淋巴结肿大等；晚期先天梅毒多出现在2岁以后，表现为楔状齿、鞍鼻、间质性角膜炎、骨膜炎、神经性耳聋等，病死率及致残率均明显升高。患梅毒的孕妇即使病期超过 4 年，其螺旋体仍可通过胎盘感染胎儿，引起先天梅毒，一般先天梅毒儿占死胎的 30% 左右。

(3) 心理 - 社会状况：患者因皮肤黏膜病损而焦虑，又因病情进行性发展，累及全身甚至导致劳力丧失而恐惧；同时因该疾病主要通过性传播，患者得不到家庭和社会的理解而产生悲观、绝望心理。

(4) 辅助检查：①暗视野显微镜检查找到梅毒螺旋体可确诊；②梅毒血清学检查可用于诊断、判断病情发展及疗效。

2. 护理诊断 / 问题

(1) 焦虑 / 恐惧　与担心疾病发展和预后有关。

(2) 舒适改变　与病毒侵犯导致皮肤黏膜损害、内脏器官受累有关。

(3) 组织完整性受损　与软下疳、硬化性淋巴结、梅毒疹有关。

(4) 自尊紊乱　与社会对性传播疾病的不认同有关。

3. 护理目标

(1) 患者焦虑 / 恐惧心理减轻或消失，自我认同感增加。

(2) 患者自觉症状好转，舒适度增加，皮肤黏膜组织修复。

4. 护理措施

(1) 一般护理：保持外阴部清洁，指导患者做好消毒隔离，将患者接触过的生活用品进行严格的消毒灭菌。指导患者自我护理应戴手套，污染的手需经消毒液浸泡消毒，防止交叉或重复感染等。

(2) 治疗配合

1) 用药护理：①遵医嘱给梅毒患者肌内注射苄星青霉素 240 万 U，青霉素过敏者行脱敏和脱敏后青霉素治疗；②先天性梅毒患儿：肌内注射普鲁卡因青霉素；③强调及时、足量、规范治疗的必要性。

2) 注意观察用药副反应（过敏性休克、吉海反应）。

3) 告知患者抗梅治疗 2 年内，梅毒血清学试验阴性，脑脊液阴性为血清学治愈。

(3) 心理护理：正确对待患者，尊重患者，向患者解释疾病的治疗、转归，帮助其树立治愈的信心，使患者能及早到医院接受正规检查和治疗。

(4) 健康指导

1) 治疗期间禁止性生活，性伴侣应同查同治。

2) 治疗后 2 年内不妊娠。

3) 指导患者规范治疗后随访 2 ～ 3 年，第一年每 3 个月 1 次，以后每半年 1 次。

5. 护理评价

(1) 患者能说出梅毒的发生、发展及治疗转归，主动接受并配合治疗。

(2) 患者经治疗后病情得到控制，自觉不适减轻。

(3) 患者皮肤黏膜损害停止，病损组织愈合。

(4) 患者能正确认识疾病，自我形象恢复。

四、获得性免疫缺陷综合征

（一）概述

1. 病因　获得性免疫缺陷综合征（AIDS）又称艾滋病，是由人类免疫缺陷病毒（HIV）

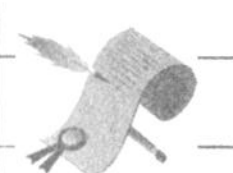

引起的性传播疾病。HIV 存在于感染者的血液、女性阴道分泌物、男性精液、泪液、尿液、乳汁和脑脊液中。

2. 传播途径

(1) 直接传播：通过性交直接传播，包括同性性接触和异性性接触，是主要的传播途径。

(2) 经血液传播：共用污染的注射器，接受 HIV 感染者的血液、血制品等传播。

(3) 垂直传播：HIV 可通过胎盘传给胎儿，新生儿分娩时通过产道或出生后母乳喂养感染。

3. 治疗原则 目前无特效治疗药，主要采取抗病毒治疗和对症治疗。

(二) 护理

1. 护理评估 HIV 在人体内的潜伏期平均为 8 ～ 9 年，患艾滋病以前，可以没有任何症状地生活和工作多年。

(1) 健康史：注意询问有无不洁性生活史、输血或使用血制品史，了解有无静脉吸毒史；HIV 感染的婴幼儿应了解母亲患病及治疗情况。

(2) 身体状况：HIV 感染后数年至 10 余年可无任何症状。一旦发展为艾滋病，可以出现各种临床表现。

1) HIV 相关症状：出现持续 1 个月以上的发热、盗汗、腹泻，体重减轻 10% 以上，部分患者出现记忆力减退、淡漠、头痛、癫痫、痴呆等神经精神症状；还可出现持续淋巴结肿大。

2) 各种感染和肿瘤症状：①呼吸系统症状：慢性咳嗽、胸痛、呼吸困难；②消化系统症状：持续性腹泻、便血、肝脾肿大、鹅口疮、复发性口腔溃疡、食管炎等；③皮肤黏膜：疱疹、尖锐湿疣、真菌性皮炎等；④恶性肿瘤：恶性淋巴瘤、卡波西肉瘤等。

(3) 心理 - 社会状况：HIV 目前无有效治疗方法，患者因担心生命安危而出现焦虑、恐惧、悲观、绝望心理；同时因害怕受到社会歧视而加重心理负担。

(4) 辅助检查：① HIV 抗体检测是诊断 HIV 感染的“金标准”。② $CD4^+$ T 淋巴细胞检测可用于判断治疗效果和临床合并症。

2. 护理诊断 / 问题

(1) 恐惧 与担心疾病发展和预后有关。

(2) 营养失调 与机体消耗过多、热量摄入不足有关。

(3) 组织完整性受损 与严重机会感染和卡波西肉瘤有关。

(4) 自尊紊乱 与社会歧视艾滋病患者有关。

3. 护理目标

(1) 患者恐惧心理减轻或消失，自我认同感增加。

(2) 患者营养摄入能满足机体需要。

(3) 患者皮肤黏膜组织修复。

4. 护理措施

(1) 一般护理：发生机会感染时应卧床休息，给予高热量、高蛋白、高维生素、易消化饮食；对患者实施保护性隔离，避免传染他人；将患者接触过的生活用品进行严格消毒灭菌。指导患者自我护理应戴手套，污染的手需经消毒液浸泡消毒。

(2) 治疗配合

1) 对患者进行用药依从性教育：告知应用抗病毒药患者，按时、足量、按医嘱、终生服药的重要性。

2) 观察抗病毒药物的不良反应，并配合医生及时处理。

(3) 心理护理：关心、尊重患者，向患者讲解艾滋病相关知识，满足患者的合理要求，开展心理疏导，帮助患者正确认识和面对艾滋病，建立自尊。

(4) 健康指导

1) 宣传健康性行为是预防艾滋病最有效的方法，正确使用避孕套。

2) 性伴侣应同查同治。

3) 不和他人共用注射器、剃须刀、指甲刀、牙刷、洗浴用品，被自己的血液、体液污染的物品须用 0.2% 次氯酸钠溶液消毒处理，防止传染他人。

4) 感染 HIV 的育龄妇女避免妊娠，已受孕者应终止妊娠。感染 HIV 的乳母禁止母乳喂养。

5. 护理评价

(1) 患者能接受患病现实，恐惧心理消失，对社会评价持乐观心态。

(2) 患者经治疗后病情得到控制，体重不再下降，或恢复到原有体重。

(3) 患者机会感染得到控制，皮肤黏膜愈合良好。

小结

女性生殖系统炎症是妇科常见疾病，外阴炎以指导患者局部坐浴治疗为主。急性前庭大腺炎主要由化脓性细菌感染引起，应配合医生采用全身抗感染治疗和局部手术治疗；阴道炎常见症状是白带增多，外阴瘙痒。不同阴道炎分泌物特点及局部表现不同，护理重点是加强外阴部清洁护理，避免刺激，教会患者局部用药的方法；慢性宫颈炎常见症状是白带增多，接触性出血，应做好局部物理治疗的术前教育和术后指导；盆腔炎性疾病后遗症常因盆腔炎性疾病治疗不彻底、病程迁延所致，可致盆腔粘连，出现下腹、腰骶部坠胀痛及不孕等，应加强产褥期、经期、计划生育手术后及性生活卫生指导，积极治疗盆腔炎性疾病，防止后遗症发生；对发病率逐渐上升的性传播疾病，应加强健康指导，禁止不安全性行为，而且要求性伴侣同查同治。

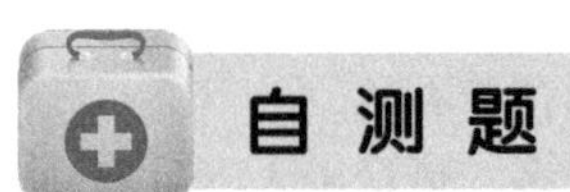

自测题

A_1 型题

1. 女性生殖系统的防御功能哪一项与维持阴道正常 pH 有关（　　）
   A. 阴道自净作用
   B. 子宫颈内口闭合作用
   C. 子宫内膜周期性剥落作用
   D. 大小阴唇闭合作用
   E. 阴道前后壁合拢作用

2. 下列哪项护理措施不适合外阴部炎症患者（　　）
   A. 保持外阴清洁、干燥
   B. 月经期为不影响治疗继续坐浴
   C. 不用刺激性药物和肥皂
   D. 局部给予热敷坐浴或理疗等护理
   E. 糜烂处可以使用外用软膏涂擦

3. 关于滴虫性阴道炎下述正确的是（　　）
   A. 阴道 pH 降低的妇女易发病
   B. 以外阴奇痒为主要症状
   C. 主要用咪康唑杀灭滴虫
   D. 阴道内大量灰黄色泡沫样白带
   E. 只能通过性生活传播

4. 对于假丝酵母菌性阴道炎患者的护理，下列错误的是（　　）
   A. 用抗真菌药物置入阴道后穹隆
   B. 典型的白带为黄色泡沫状
   C. 糖尿病和长期使用抗生素患者易并发
   D. 患假丝酵母菌阴道病的孕妇要采用局部治疗

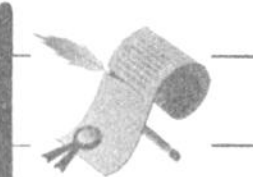

E. 阴道 pH 降低而致病

A_2 型题

5. 患者，女，58 岁。绝经 5 年，阴道脓血性分泌物，伴外阴瘙痒 5 天。妇科检查：阴道黏膜萎缩，充血，宫颈刮片 (-)，以下护理措施错误的是（　　）

   A. 大剂量雌激素阴道给药增强局部防御能力
   B. 阴道后穹隆放甲硝唑
   C. 保持外阴清洁干燥
   D. 及时到医院检查
   E. 萎缩性阴道炎顽固病例，可口服尼尔雌醇

6. 患者，女，34 岁。诊断为细菌性阴道病，下述错误的是（　　）

   A. 是一种混合性细菌感染
   B. 妇科检查无明显炎性改变
   C. 白带呈豆渣样，有鱼腥臭味
   D. 发现线索细胞可确诊
   E. 治疗首选甲硝唑

7. 患者，女，人流术后 5 日出现下腹痛，发热 39℃，阴道多量脓性分泌物，宫颈举痛明显，子宫稍大、压痛，宫旁增厚，触痛明显。白细胞计数高于正常。首先考虑为（　　）

   A. 盆腔炎性疾病
   B. 输卵管妊娠流产
   C 卵巢囊肿蒂扭转
   D. 盆腔炎性疾病后遗症
   E. 急性阑尾炎

8. 患者，女，45 岁。近 2 个月来性交后出血，查体见子宫颈外口处有一示指大小舌状物，触之出血，诊断为宫颈息肉，关于宫颈息肉下述正确的是（　　）

   A. 慢性炎症刺激使阴道黏膜增生所致
   B. 一般只有一个
   C. 由于子宫内膜增生所致
   D. 摘除易复发
   E. 术后不用送病理检查

A_3 型题

（9 ～ 10 题共用题干）

患者，女，32 岁。近半个月来白带增多、呈脓性，性交后出血，查体见子宫颈糜烂样改变，触之出血。

9. 请问在治疗前一般进行哪一项检查以排除宫颈癌（　　）

   A. B 型超声检查
   B. 白带常规检查
   C. 子宫颈活组织检查
   D. 宫颈刮片细胞学检查
   E. 妇科检查

10. 该患者排除宫颈癌后，最恰当的治疗方式是（　　）

   A. 无需特殊治疗　　B. 中药治疗
   C. 物理治疗　　D. 阴道后穹隆置药
   E. 子宫颈涂药

（11 ～ 12 题共用题干）

淋病、梅毒、尖锐湿疣是主要以性行为传播的一组传染病。

11. 关于上述三种疾病的护理措施哪项相同（　　）

   A. 抗生素治疗　　B. 产后禁哺乳
   C. 抗病毒治疗　　D. 性伴侣同治
   E. 首选青霉素治疗

12. 关于该三种疾病的护理措施不正确的是（　　）

   A. 淋病产妇产下的新生儿，应尽快用 0.5% 红霉素眼膏滴眼
   B. 淋病患者所接触的物品及器具用 1% 苯酚溶液浸泡
   C. 尖锐湿疣产妇娩出的新生儿无窒息，不用吸管清理呼吸道
   D. 梅毒孕妇青霉素过敏的，最好采用脱敏疗法
   E. 尖锐湿疣病灶小、位于外阴者，可选用 20% 高锰酸钾涂擦

（张庆桂　金玲芬）

第5章 生殖系统肿瘤患者的护理

女性生殖系统肿瘤与身体其他部位的肿瘤有什么不同？能预防吗？如何早期发现恶性肿瘤？如何治疗及护理肿瘤患者？通过学习本章内容，您一定能找到解决问题的"金钥匙"。

第1节　外阴肿瘤患者的护理

案例 5-1

患者，女，65岁，绝经10年。2年前无明显诱因出现外阴瘙痒、灼热，自服消炎药及外用药液清洗无效。2个月前清洗外阴时扪及尿道口有一个黄豆大小的肿物，压之不痛，伴左侧腹股沟疼痛就诊，发病以来无阴道流血、流液。门诊以"外阴肿块待查"收住院。

问题：1. 应建议张某做什么检查来确定肿块性质？

2. 入院后确诊为外阴鳞状细胞癌Ⅱ期，行外阴癌切除＋腹腔镜腹股沟淋巴结清扫术，问术后如何进行健康宣教？

一、概　　述

女性外阴肿瘤包括良性肿瘤和恶性肿瘤。良性肿瘤少见，恶性肿瘤常见于60岁以上妇女。

（一）外阴良性肿瘤

外阴良性肿瘤主要有外阴乳头瘤、汗腺腺瘤、纤维瘤及平滑肌瘤，其中外阴乳头瘤有2%～3%的恶变倾向。外阴良性肿瘤的诊断主要依靠活组织检查，治疗多采用局部肿瘤切除。

（二）外阴上皮内瘤变

外阴上皮内瘤变（VIN）是一组外阴上皮细胞异常增生的病理学诊断名称，包括外阴鳞状上皮内瘤变和非鳞状上皮内瘤变。多见于45岁左右的妇女。

1. 病因　目前多认为与人乳头瘤病毒（HPV）16型感染有关，也可能与外阴性传播疾病、免疫抑制及吸烟等有关。

2. 病理　上皮层内细胞分化不良，核异型及核分裂象增加是其主要病理特征。

3. 治疗原则　应根据患者年龄、病变大小及分类、恶变风险等选择个体化方案。治疗前应做活组织检查以明确诊断和排除早期浸润癌。对年轻、病灶局限的普通型患者采取局部治疗，对老年人、分化型和范围大的病灶采用手术治疗。

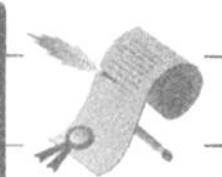

（三）外阴恶性肿瘤

外阴恶性肿瘤多见于绝经后妇女，以外阴鳞状细胞癌最为常见。

1. 病因　至今不明，目前多认为：年轻患者与人乳头瘤病毒（HPV-16、HPV-18、HPV-31 型）感染有关；老年患者与慢性非瘤性皮肤黏膜病变有关。

2. 病理　镜下见多数鳞状细胞分化良好。巨检可表现为小的、高出皮肤表面的浅表溃疡或质硬的结节，也可出现大片融合，伴有感染、溃疡和出血。

3. 转移途径　以局部蔓延和淋巴转移为主。

4. 治疗原则　以手术治疗为主，辅以放疗与化疗。

二、护　　理

（一）护理评估

1. 健康史　询问患者有无与外阴肿瘤发病相关的因素，如 HPV 感染史、长期吸烟史、性传播性疾病史及外阴瘙痒和溃疡史、患者年龄及家族史等，了解外阴赘生物的生长过程。

2. 身体状况

(1) 外阴良性肿瘤：最常见的是纤维瘤，多见于大阴唇，无症状。检查可见绿豆至樱桃大小、光滑、质硬、带蒂的赘生物。

(2) 外阴上皮内瘤变：病变可发生在外阴任何部位。

1) 症状：主要为外阴瘙痒、皮肤破损、烧灼感及溃疡等。

2) 体征：检查可见外阴丘疹、斑点、斑块，单个或多个，融合或分散，灰白色或粉红色。

(3) 外阴癌：肿瘤可生长在外阴的任何部位，大阴唇多见，其次为小阴唇、阴蒂和会阴。主要表现为不易治愈的外阴瘙痒和各种不同形态的肿物，如菜花状、结节状、溃疡状等。晚期合并感染可伴有疼痛、渗液及出血。

3. 心理－社会状况　外阴癌患者及家属在刚得知病变呈恶性时多会呈现震惊、恐慌、愤怒、忧郁、接受这一系列心理改变。同时，因术后外阴形态和功能将发生变化而出现预感性悲哀。要注意评估患者及家属的心理、经济承受能力及对本病相关知识了解的程度。

4. 辅助检查　外阴活体组织检查（简称活检）是确诊外阴上皮内瘤变及外阴癌的主要依据。良性病变患者切除病灶后也要送活检以排除癌变。常用 1% 甲苯胺蓝涂抹外阴病变部位，待干后用 1% 乙酸脱色，在仍有蓝染部位活检，或在阴道镜的帮助下活检，以提高活检阳性率。

案例 5-1 分析 1

根据该患者临床表现特征，考虑外阴癌的可能性比较大，宜行外阴活组织检查以确诊外阴肿物的性质。

（二）护理诊断 / 问题

1. 焦虑 / 恐惧　与恶性肿瘤有关。

2. 疼痛　与外阴伤口和晚期癌肿侵犯神经有关。

3. 组织完整性受损　与外阴瘙痒抓伤后导致皮肤破损、溃疡和手术有关。

4. 体像紊乱　与手术影响外阴的形态和功能有关。

5. 知识缺乏　与缺乏疾病预防和术后康复的相关知识有关。

（三）护理目标

1. 患者能表达焦虑的心情，并列出缓解焦虑的方法。
2. 患者疼痛逐渐减轻。
3. 患者能正确认识病情并接受术后身体的变化，积极配合治疗和护理。
4. 患者能说出疾病预防知识，学会促进术后康复的方法。

（四）护理措施

1. 一般护理 指导患者摄入营养丰富的饮食，注意休息，增强抵抗力。

2. 症状护理

(1) 外阴瘙痒：避免搔抓，保持外阴清洁，防止感染及破损。

(2) 外阴赘生物：外阴清洗及上药时动作轻柔，防止包块破溃出血；合并有感染或破溃时，注意保持创面清洁干燥。

3. 治疗配合

(1) 手术护理：按外阴、阴道手术常规护理（详见第 11 章第 2 节）。

(2) 放疗患者的皮肤护理：皮肤反应一般在接受放疗后 8 ～ 10 天出现。轻度损伤者出现红斑、脱屑，可继续治疗；中重度损伤者出现水疱、溃疡，停止放疗，勿刺破水疱，涂 1% 甲紫、抗生素软膏或敷凡士林纱布，保持皮肤干燥。

4. 心理护理 加强术前沟通，鼓励患者说出内心的感受，耐心倾听患者诉说，帮助患者减轻焦虑、恐惧心理。向患者解释病情、讲解手术前后的注意事项、手术方式及手术将重建切除的外阴，帮助消除患者自卑心理，使患者对手术充满信心，积极配合治疗和护理。

5. 健康指导

(1) 建立健康的生活方式，禁止吸烟。

(2) 注意外阴部清洁卫生，禁止长期使用强刺激性药液清洗外阴。

(3) 发现外阴瘙痒、溃疡和肿物应及时治疗，避免性传播疾病的发生。积极治疗上皮内瘤样病变，对活组织检查有恶变倾向者应尽早手术治疗。

(4) 外阴癌术后定期随访：术后第 1 年内每 1 ～ 2 个月 1 次，第 2 年每 3 个月 1 次，3 ～ 4 年可每半年 1 次，5 年及以后每年 1 次。

案例 5-1 分析 2

该患者术后健康宣教应包括：①术后半年避免重体力活动，防止咳嗽、便秘等增加腹压的动作；②术后 1 ～ 3 个月禁止性生活；③饮食指导：进食高蛋白、高维生素、高纤维素食物；④保持外阴清洁，外阴瘙痒者不用手抠抓，如有不适及时就诊。

（五）护理评价

1. 患者能说出焦虑的原因和疾病相关知识，以积极方式面对疾病。
2. 患者疼痛缓解，能用语言或行为表达接受手术后带来的身体变化。
3. 患者能应对术后各种不适，如期恢复体能，实现生活自理。

第 2 节　子宫颈肿瘤患者的护理

子宫颈肿瘤分为良性肿瘤和恶性肿瘤。子宫颈病变按其发生发展过程，可分为宫颈上皮内瘤变（CIN）及宫颈癌两个阶段。

宫颈上皮内瘤变是与宫颈癌密切相关的一类子宫颈病变，包括不典型增生和原位癌，

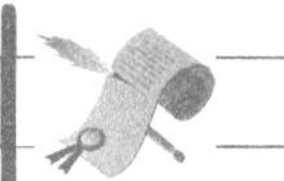

多见于 25 ～ 35 岁妇女。宫颈癌是生殖系统最常见的恶性肿瘤，高发年龄为 50 ～ 55 岁。

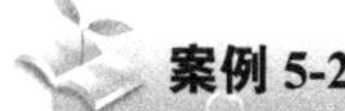

案例 5-2

患者，女，36 岁，G_2P_1。因接触性出血 2 年入院。妇科检查发现子宫颈有菜花样赘生物，并有接触性出血。

问题： 1. 应建议该患者做什么检查来帮助确诊？

2. 该患者通过病理检查已确诊为鳞状细胞癌，入院后发现有大量阴道排液，有恶臭，如何做好相关护理？

一、概　　述

（一）宫颈上皮内瘤变（CIN）

1. 病因　CIN 的发生与人乳头瘤病毒（HPV）感染、多个性伴侣、吸烟、性生活过早（＜16 岁）、性传播疾病、经济状况低下和免疫抑制有关。

2. 发病机制

(1) 子宫颈上皮由子宫颈阴道部的鳞状上皮和宫颈管柱状上皮组成，两者于子宫颈外口处交接形成原始鳞 - 柱交接部。原始鳞 - 柱交接部随雌激素水平的变化而发生移位，形成生理性鳞 - 柱交接部。生理鳞 - 柱交接部和原始鳞 - 柱交接部之间的区域称为移形带区，是宫颈癌的好发部位。

考点： 宫颈癌的好发部位

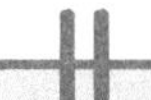

护考链接

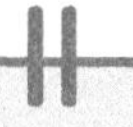

宫颈癌的好发部位是

A. 子宫颈阴道部的鳞状上皮　　B. 宫颈管柱状上皮

C. 宫颈管与子宫颈外口交界处　　D. 子宫颈内口与宫颈管交界处

E. 子宫颈鳞 - 柱状上皮交界处

分析： 宫颈癌的好发部位是鳞 - 柱状上皮交界处。故答案为 E。

(2) 子宫颈移行带在形成的过程中，由于病毒或其他致癌因素的作用，子宫颈上皮可能出现不同程度的细胞分化不良、排列紊乱、细胞核异常等现象，形成 CIN。

3. 病理及分级　见表 5-1。

表 5-1　宫颈上皮内瘤变（CIN）病理及分级

	Ⅰ级	Ⅱ级	Ⅲ级
病理诊断	轻度不典型增生	中度不典型增生	重度不典型增生和原位癌
病变范围	上皮下 1/3 层	上皮下 1/3 ～ 2/3 层	2/3 层以上或全部上皮层
细胞核变化	染色稍加深，核分裂象少	核深染，核分裂象较多，核质比例加大	核质比例显著加大，核染色较深，核分裂象多
细胞极性	正常	存在	无

4. 治疗原则

(1) CIN Ⅰ：约 60% CIN Ⅰ会自然消退，建议随访，每 3 ～ 6 个月复查宫颈刮片 1 次。随访过程中发现病变发展或持续存在≥ 2 年者应进行物理治疗。

(2) CIN Ⅱ：约 20% 发展为 CIN Ⅲ，5% 发展为浸润癌。治疗方法有物理治疗、宫颈锥切术。

(3) CIN Ⅲ：治疗方法有宫颈锥切术或全子宫切除术。

（二）宫颈癌

1. 病因 不清楚，但与下列因素密切相关。

(1) HPV 感染是宫颈癌的主要危险因素。研究发现 90% 以上宫颈癌患者伴有 HPV 感染，其中以 HPV-16 及 HPV-18 型最常见。此外单纯疱疹病毒、巨细胞病毒等也与宫颈癌发生有关。

(2) 早婚、早育、多产、子宫颈慢性炎症以及有性乱史者宫颈癌的发病率增高。初次性生活＜ 16 岁者发病的危险性是 20 岁以上的 2 倍。与高危男子（有阴茎癌、前列腺癌或性伴侣曾患宫颈癌者）有性接触的妇女易患宫颈癌。

(3) 吸烟、经济状况低下、种族和地理环境等与宫颈癌发病有关。

2. 发病机制 CIN 形成后病变继续发展，癌细胞突破基膜并浸润间质，形成子宫颈浸润癌。

3. 病理类型 宫颈癌的病理类型以鳞状细胞癌最常见（75% ～ 80%），其次是腺癌（20% ～ 25%），少数为腺鳞癌。鳞状细胞癌随病变发展，可形成以下四种类型：①外生型：最常见。癌组织向外生长，呈菜花状或乳头状，质脆，触之易出血，常累及阴道。②内生型：癌灶向子宫颈深部组织浸润，宫颈肥大变硬，呈桶状，表现光滑。③溃疡型：外生型和内生型病灶进一步发展，合并感染、坏死，形成火山口样溃疡。④颈管型：癌灶发生在宫颈管内，常转移到盆腔淋巴结。显微镜检可分为镜下早期浸润癌和浸润癌两型。

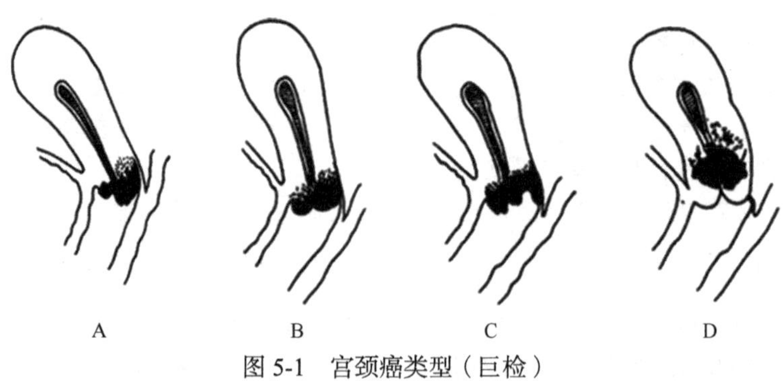

图 5-1 宫颈癌类型（巨检）

A. 外生型；B. 内生型；C. 溃疡型；D. 颈管型

4. 转移途径 以直接蔓延和淋巴转移为主，血行转移极少见。直接蔓延是宫颈癌最常见的转移途径。

5. 临床分期 采用国际妇产联盟（FIGO，2009 年）临床分期标准，见表 5-2、图 5-2。

表 5-2 宫颈癌临床分期（FIGO，2009 年）

分期	肿瘤侵犯范围
Ⅰ期	肿瘤局限于子宫颈（扩散至宫体将被忽略）
ⅠA	镜下浸润癌（所有肉眼可见的病灶，包括表浅浸润，均为ⅠB 期）
ⅠA_1	间质浸润深度≤ 3mm，宽度≤ 7mm

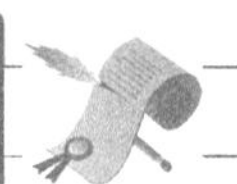

续表

分期	肿瘤侵犯范围
Ⅰ A_2	间质浸润深度＞ 3mm 且＜ 5mm，宽度≤ 7mm
ⅠB	临床癌灶局限于子宫颈，或者镜下病灶＞Ⅰ A_2
Ⅰ B_1	镜下病灶≤ 4cm
Ⅰ B_2	镜下病灶＞ 4cm
Ⅱ期	肿瘤超越子宫，但未达骨盆壁或未达阴道下 1/3
ⅡA	肿瘤侵犯阴道上 2/3，无明显宫旁浸润
Ⅱ A_1	临床可见癌灶≤ 4cm
Ⅱ A_2	临床可见癌灶＞ 4cm
ⅡB	有明显宫旁浸润，但未达盆壁
Ⅲ期	肿瘤已扩展到骨盆壁，且和盆壁之间无间隙；肿瘤累及阴道下 1/3，由肿瘤引起的肾盂积水或肾无功能的所有病例，除非已知由其他原因所引起
ⅢA	肿瘤累及阴道下 1/3，没有扩展到骨盆壁
ⅢB	肿瘤扩展到骨盆壁，或引起肾盂积水或肾无功能
Ⅳ期	肿瘤超出了真骨盆范围，或侵犯膀胱和（或）直肠黏膜
ⅣA	肿瘤侵犯邻近的盆腔器官
ⅣB	远处转移

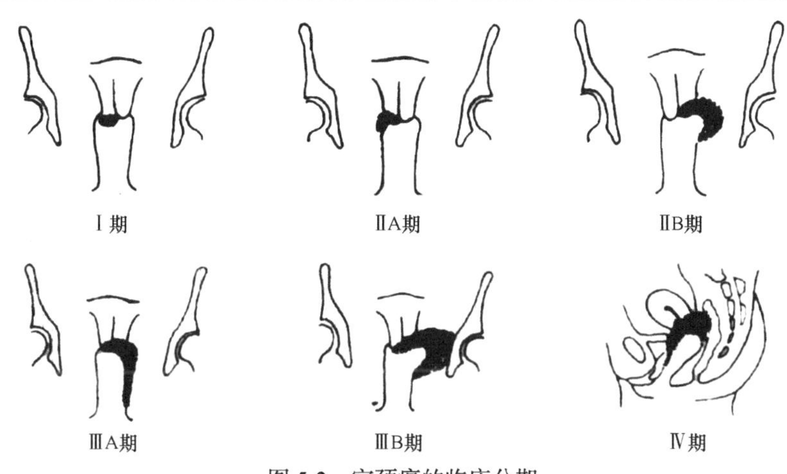

图 5-2　宫颈癌的临床分期

6. 治疗原则　治疗方案应综合考虑癌肿的临床分期、患者年龄、生育要求、全身情况和医疗护理设施及技术条件。采取以手术和放疗为主，化疗为辅的综合治疗。

(1) 手术治疗：主要适用于ⅠA～ⅡA 期患者。

(2) 放射治疗：简称放疗，适用于各期患者，包括腔内照射和体外照射。早期患者以腔内照射为主，体外照射为辅；晚期患者则以体外照射为主，腔内照射为辅。

考点： 宫颈癌的治疗原则

(3) 化学药物治疗：简称化疗，适用于晚期或复发转移的宫颈癌患者。

二、护　　理

(一) 护理评估

子宫颈病变发展过程相对较长，从 CIN 发展为浸润癌需要 10 ～ 15 年。因此，在全面

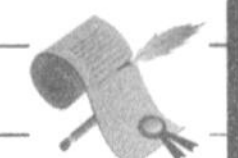

评估基础上，做好早发现、早诊断、早治疗是提高患者存活率、降低死亡率的关键。

1. 健康史 注意询问婚育史、性生活史、与高危男子性接触史；注意有无慢性宫颈炎等诱因；详细询问并记录以往妇科检查发现、宫颈刮片结果、处理经过及治疗后机体反应等情况。

2. 身体状况

（1）宫颈上皮内瘤变

1）症状：无特殊症状。偶有阴道排液增多，伴或不伴有臭味。

2）妇科检查：子宫颈光滑，或仅见局部红斑、子宫颈糜烂样表现，未见明显病灶。

（2）宫颈癌

1）症状：①阴道流血：早期表现为性交后或双合诊检查后有少量出血，称为接触性出血。以后可有月经间期或绝经后少量不规则出血，晚期出血量较多，一旦侵蚀较大血管可引起大出血。②阴道排液：早期量少，白色，稀薄水样或米泔样排液，有腥臭味。晚期癌组织坏死继发感染可出现大量脓性或米汤样排液，有恶臭。③疼痛：为晚期症状，表示宫旁已有明显浸润。当病变累及盆壁、闭孔神经、腰骶神经时，可出现严重持续性腰骶部或坐骨神经痛。

考点：宫颈癌的临床表现

2）体征：①镜下早期浸润癌局部无明显病灶，子宫颈光滑或糜烂样改变。②随浸润癌的生长类型不同，局部体征也不同。癌肿浸润阴道时，可见阴道壁变硬或有赘生物。浸润宫旁组织形成“冰冻骨盆”。

3. 心理－社会状况 评估患者及家属的焦虑程度、心理、经济承受能力及对本病相关知识了解的程度。患者在刚得知患病时常感到震惊、恐慌，表现为发呆或出现一些令人费解的自发性行为。当确定诊断后，与所有恶性肿瘤患者一样会经历否认、愤怒、妥协、忧郁、接受等心理反应。

4. 辅助检查

（1）子宫颈脱落细胞学检查：是 CIN 与早期宫颈癌筛查的基本方法。国内常用的子宫颈细胞学报告形式有巴氏 5 级分类法和 TBS 分类系统两种（详见第 3 章第 2 节）。

1）宫颈刮片细胞学检查：是筛查宫颈癌的主要方法，也是目前发现子宫颈癌前病变和早期宫颈癌的主要方法。

2）液基薄层细胞学检测（TCT 检测）：与宫颈刮片相比，标本的满意度及子宫颈异常细胞的检出率明显提高，目前已逐渐替代宫颈刮片。

（2）子宫颈活体组织检查：是确诊 CIN 和宫颈癌的最可靠方法。通常选择子宫颈鳞－柱状上皮交界处 3 点、6 点、9 点和 12 点处取活体组织，并分瓶标记送病理检查。或在碘试验、阴道镜指导下或肉眼可见病灶区取多处组织进行切片检查。

案例 5-2 分析 1

该患者接触性阴道出血 2 年，子宫颈上有菜花状赘生物，应考虑是否为“宫颈癌”，建议做子宫颈活组织检查以明确诊断。

（3）碘试验：主要识别子宫颈病变危险区，以便确定活检取材部位，提高诊断率。于子宫颈表面涂擦复方碘溶液，在碘不着色区取材。

（4）阴道镜检查：凡宫颈刮片细胞学检查巴氏细胞分级≥Ⅲ级、TBS 分类为鳞状上皮内瘤变者，均应在阴道镜下选择可疑病变部位行子宫颈活组织检查，以提高诊断正确率。

（5）宫颈锥切术：适用于宫颈刮片检查多次阳性而子宫颈活检阴性者；或子宫颈活检为原位癌需要确诊者。

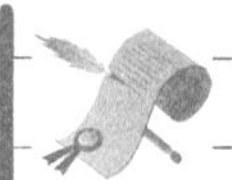

(6) 其他检查：胸部 X 线、淋巴造影、膀胱镜、直肠镜检查可帮助确定癌肿临床分期。

考点：宫颈癌的检查方法

护考链接

宫颈癌早期筛查最常用的方法是

A. 碘试验　　B. 子宫颈活组织检查　　C. B 超检查

D. 阴道镜检查　　E. 宫颈刮片细胞学检查

分析： 宫颈刮片细胞学检查是筛查宫颈癌和发现早期宫颈癌的主要方法。子宫颈活组织检查是确诊宫颈癌的方法，阴道镜及碘试验可提高宫颈癌诊断率，B 超检查无法早期发现癌性病变。故答案为 E。

（二）护理诊断 / 问题

1. 焦虑　与害怕手术、担心恶性肿瘤威胁生命有关。

2. 有感染的危险　与机体抵抗力下降、出血、手术、放疗和化疗有关。

3. 疼痛　与腹部手术切口和晚期癌肿侵犯神经有关。

4. 自我形象紊乱　与子宫、卵巢摘除，雌激素分泌不足有关。

（三）护理目标

1. 患者情绪稳定，能接受自身疾病的诊断，积极配合治疗和护理。
2. 患者未发生感染。
3. 患者疼痛减轻，能说出减轻疼痛的应对方法。
4. 患者手术后有正确的自我认识。

（四）护理措施

1. 一般护理　指导患者加强营养，进食高热量、高蛋白、高维生素、易消化饮食；注意个人卫生，勤换会阴垫，每天冲洗外阴部 2 次，保持外阴清洁；注意休息，避免疲劳。

2. 症状护理

(1) 阴道出血：注意观察阴道出血量，大出血者注意观察并记录患者生命体征及意识状态，准确估计出血量。及时报告医生，备齐抢救物品，配合抢救，并以明胶海绵及纱布条填塞阴道，压迫止血。

(2) 阴道排液：观察阴道流液的颜色和气味，有大量阴道排液者每天用 1∶5000 高锰酸钾溶液擦洗阴道，注意动作轻柔，防止大出血。

(3) 疼痛：指导患者选择舒适体位，必要时按医嘱使用止痛剂。

(4) 有贫血、感染、消瘦、衰竭等恶病质表现者，应加强护理，预防肺炎、口腔感染、褥疮等并发症，按医嘱行支持疗法和抗生素治疗。

3. 治疗配合

(1) 手术护理：按妇科腹部手术进行术前准备，包括术前备血 800 ～ 1000ml、皮肤准备、肠道准备、阴道准备等。术后严密观察生命体征，注意伤口渗血情况，保持引流管通畅。宫颈癌根治术后留置尿管 1 ～ 2 周，48 ～ 72 小时拔引流管。术后 6 ～ 8 小时即可进行床上翻身活动，防止静脉血栓形成。

(2) 子宫动脉栓塞化疗的护理：术前一天备皮，范围是上至脐水平，下至两大腿上 1/3，两侧至腋中线。术后注意穿刺点加压包扎 24 小时、患肢制动 24 小时、留置尿管 24 小时。

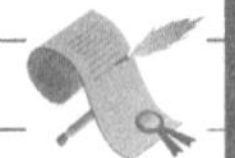

(3) 放疗患者的护理：见本章第1节。

4. 心理护理 鼓励患者宣泄不良情绪。与患者及家属共同探讨健康问题、治疗方案，解除其思想顾虑。向患者及家属介绍国内外最新治疗进展，讲解手术方法，术后可能出现的不适及应对方法，帮助患者减轻焦虑、恐惧心理，树立战胜疾病的信心。

案例5-2分析2

该患者已确诊为子宫颈鳞癌，并出现大量阴道排液，在护理时要每天用1:5000高锰酸钾溶液擦洗阴道，注意动作轻柔，防止大出血；注意观察阴道排液的颜色和气味；指导患者勤换会阴垫，每天冲洗外阴部2次，保持外阴清洁；加强心理指导，减轻心理负担。

5. 健康指导

(1) 普及防癌知识，大力宣传宫颈癌发病的高危因素，提倡晚婚晚育、少生优生。

(2) 有接触性出血和绝经后出血者应及时就医，尽早发现和治疗CIN。

(3) 定期开展防癌普查工作，30岁以上妇女到门诊就诊时应常规做子宫颈细胞学检查，一般每1～2年普查1次，高危人群每半年检查一次。

(4) 积极防治子宫颈慢性病变，减少或消除致癌因素。

考点：宫颈癌的护理措施

(5) 随访指导：治疗后2年内每3个月复查1次；3～5年内，每半年复查1次，从第6年开始每年复查1次，出现不适症状随时就诊。每次随访除常规盆腔检查外，还应作阴道脱落细胞检查、胸部X线检查和血常规检查。

链接

HPV疫苗

资料显示，70%的宫颈癌与HPV-16和HPV-18型病毒有关。HPV疫苗可预防HPV所引起的子宫颈细胞病变，但对已存在的病变，如CIN、宫颈癌、尖锐湿疣等不具有治疗作用。2004年11月13日英国*The Lancet*（《柳叶刀》）期刊报道：HPV疫苗能将宫颈癌发生率降低75%，其安全性好，有效率达到95%。WHO认为能获得HPV保护的人群年龄为9～26岁，推荐最佳接种年龄为11～12岁。HPV疫苗分3次肌内注射，6个月内完成。HPV疫苗是全球第一个肿瘤疫苗，该疫苗的推出，意味着人类首次通过疫苗将一种癌症消除。但目前的HPV疫苗主要是针对HPV-16和HPV-18型病毒，因此仍建议所有接种女性定期做宫颈癌筛查。

（五）护理评价

1. 患者能说出焦虑的原因，并能用积极方式面对疾病及诊疗过程。
2. 患者住院期间生命体征平稳，没有发生感染。
3. 患者诉说疼痛能够忍受，懂得减轻疼痛的方法。
4. 患者能接受术后身体的改变，适应术后生活方式。

第3节　子宫肌瘤患者的护理

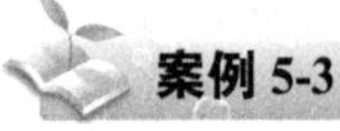

案例5-3

患者，女，45岁，G_1P_1。因月经增多、经期延长2年，伴头晕、心悸1个月就诊。患者平素月经规则，量中等。两年前出现经量增多，有血块，经期10～13天，近1个月感头晕、

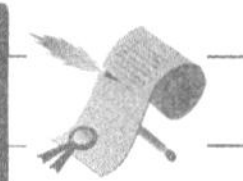

心慌。妇科检查：子宫如妊娠 3 个月大，结节状，B 超提示子宫增大，肌壁间多发中低回声，最大者直径 5cm，诊断为多发性子宫肌瘤。辅助检查：Hb 80g/L。

问题：1. 请问护士应从哪些方面对该患者进行护理评估？

2. 护士应配合医生采取哪些护理措施？

子宫肌瘤是女性生殖系统最常见的良性肿瘤。它由子宫平滑肌组织增生而成，其间有少量纤维结缔组织。子宫肌瘤多见于育龄妇女，以 30 ～ 50 岁居多。据尸检统计，30 岁以上的妇女约 20% 患有子宫肌瘤。但临床患者多无或很少有症状，故临床报道发病率远低于肌瘤真实发病率。

一、概　　述

（一）病因

确切的发病因素尚不清楚，因肌瘤多见于生育年龄女性，青春期前少见，绝经后萎缩或消退，故一般认为其发生和生长可能与雌激素刺激有关。

（二）病理

1. 巨检　肌瘤为实质性球形包块，表面光滑，质地较子宫肌层硬，与周围组织界线明显，手术时容易剥出。切面呈灰白色，可见漩涡状或编织状结构。

2. 镜检　主要由梭形平滑肌细胞和不等量纤维结缔组织构成。肌细胞大小均匀，相互交叉成漩涡状，核染色较深。

（三）分类

根据肌瘤与子宫肌壁的不同关系，子宫肌瘤可分为以下三类（图 5-3）。

1. 肌壁间肌瘤　肌瘤位于子宫肌壁间，为最常见的类型，占 60% ～ 70%。

2. 浆膜下肌瘤　肌瘤向子宫浆膜面生长，并突出于子宫表面，由浆膜层覆盖，约占 20%。

3. 黏膜下肌瘤　肌瘤向宫腔方向生长，突出于宫腔，表面由子宫黏膜层覆盖，称为黏膜下肌瘤，占 10% ～ 15%。

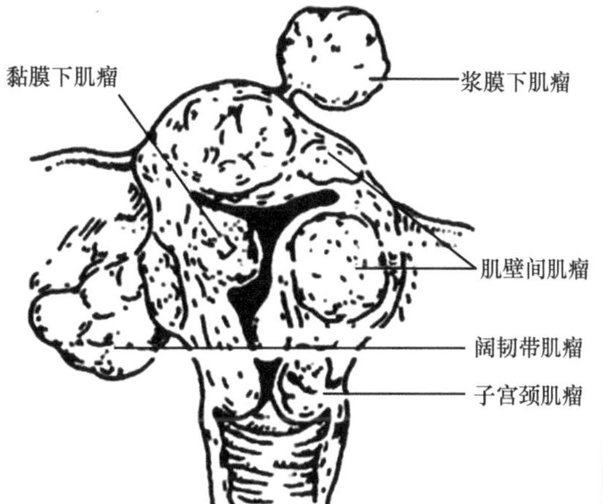

图 5-3　子宫肌瘤分类示意图

考点：子宫肌瘤的分类

（四）变性

当肌瘤生长快、血运不足时可发生变性。常见的变性有五种：玻璃样变（最常见）、囊性变、红色变性、肉瘤样变（属恶性变，少见）、钙化。其中，红色变性是肌瘤的一种特殊类型坏死，多见于妊娠期或产褥期。病因不清，患者可有剧烈的腹痛伴恶心、呕吐、发热、白细胞计数升高，检查发现子宫体积迅速增大、压痛。

（五）治疗原则

根据患者的年龄、症状、肌瘤大小和数目、生长部位及对生育功能的要求等情况进行全面分析后选择治疗方案。

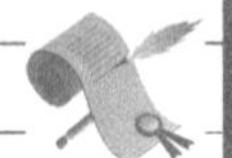

1. 定期随访 适用于肌瘤小、症状不明显，或接近绝经期的妇女，建议每3～6个月复查一次，随访期间若发现肌瘤增大或症状明显时，考虑采取进一步治疗措施。

2. 药物治疗 适用于症状轻、近绝经者或全身情况不能耐受手术者，常用药物有促性腺激素释放激素类似物，如亮丙瑞林、米非司酮等。

3. 手术治疗 是目前子宫肌瘤的主要治疗方法。出现以下情况应采取手术治疗：①月经过多症状明显致继发贫血者；②肌瘤体积大或引起压迫症状；③浆膜下肌瘤发生蒂扭转；④肌瘤是导致患者不孕或流产的唯一原因；⑤怀疑肌瘤有恶变。根据患者有无生育要求选择肌瘤切除术或子宫切除术。

考点：子宫肌瘤的治疗原则

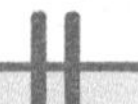

护考链接

患者，女，46岁，G_1P_1。体检时B超检查发现子宫后壁一直径约1.5cm大小的肌瘤，无任何不适，最适宜的处理是

A. 暂观察，每3～6个月复查一次　　B. 药物治疗

C. 肌瘤切除术　　D. 子宫次全切除术

E. 全子宫切除术

分析： 该患者因B超检查发现子宫肌瘤，肌瘤体积小、无症状且患者年龄接近绝经期，肌瘤有可能随雌激素水平的下降逐渐萎缩，建议定期随访，每3～6个月复查一次。故答案为A。

二、护　　理

（一）护理评估

1. 健康史 询问患者平素月经史、生育史、不孕或自然流产史；了解是否存在长期使用雌激素病史；了解本病的发展过程，如接受治疗的还应了解治疗经过、用药及疗效。

2. 身体状况

(1) 症状：多数患者无明显症状，仅在体检时偶尔发现。

1) 月经改变：最常见症状。常表现为月经过多，经期延长，症状轻重与肌瘤生长部位密切相关，与肌瘤大小、数目关系不大。其中黏膜下肌瘤最为突出，其次是肌壁间肌瘤，浆膜下肌瘤及小肌壁间肌瘤很少影响月经。其主要原因是使子宫内膜表面积增大，妨碍子宫收缩或伴发子宫内膜异常增生引起。

护考链接

子宫肌瘤患者的月经改变与哪项密切相关

A. 患者年龄　　B. 肌瘤数目

C. 肌瘤位置　　D. 有无变性

E. 肌瘤大小

分析： 子宫肌瘤患者的月经改变与肌瘤的位置有关。故选C。

2) 下腹部肿块：当肌瘤逐渐增大使子宫超过妊娠12周大小时，患者可于下腹正中扪及肿物。

3) 白带增多：与宫腔面积增大、内膜腺体分泌增加、盆腔充血有关。黏膜下肌瘤脱出至阴道合并感染时可出现脓血性白带。

4) 贫血：患者因长期月经量过多可引起不同程度的贫血。

5) 压迫症状：肌瘤增大时可压迫邻近器官，患者出现相应器官受压的各种症状，如尿频、

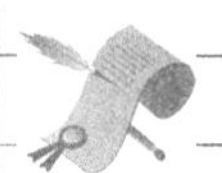

尿急、便秘等。

6）腹痛：当浆膜下肌瘤发生蒂扭转时可出现急性腹痛；肌瘤红色样变时腹痛剧烈，并伴发热、恶心。

7）其他：黏膜下肌瘤或导致宫腔变形的肌壁间肌瘤可造成不孕或流产。

（2）体征：肌瘤大，腹部可扪及包块。妇科检查发现肌壁间肌瘤子宫不规则增大、质硬，表面有单个或多个结节状突起；浆膜下肌瘤多在子宫旁扪及一质地较硬的球状物，有蒂与子宫相连；黏膜下肌瘤子宫多均匀增大，脱出于宫颈口外者，窥器检查可见红色、表面光滑的肿物，如伴有感染，可见溃疡或脓血性分泌物，有臭味。

考点：子宫肌瘤的临床表现

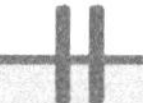
护考链接
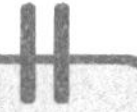

患者，女，45 岁，月经量增多、经期延长 3 年。妇科检查：子宫增大约孕 14 周大小，表面有结节感，质硬，双附件（-）。最可能的诊断是

A. 子宫内膜癌　　B. 子宫颈癌　　C. 子宫肌瘤

D. 葡萄胎　　E. 卵巢肿瘤

分析：该患者症状及体征与子宫肌瘤的表现相符，故答案为 C。

3. 心理－社会状况　当患者得知患有子宫肌瘤时，由于知识缺乏、担心恶性肿瘤，多表现有害怕、无助，或因接受手术治疗而恐惧、不安，迫切需要咨询指导。得知肿瘤是良性病变之后，心情会有所好转。

4. 辅助检查

（1）B 超检查：最常用的方法，可了解子宫大小、形状，肌瘤数目、大小、位置及有无变性，子宫内膜厚度等。

（2）全血细胞计数、凝血功能检查：了解有无贫血及凝血、出血功能障碍性疾病。

（3）其他：如宫腔镜、腹腔镜及子宫输卵管造影等，可明确宫腔深度、肌瘤位置、与邻近组织的关系、输卵管是否通畅等。

案例 5-3 分析 1

该患者的评估内容：①患者 45 岁，已经生育子女；②经量增多、经期延长 2 年；③妇科检查：子宫如妊娠 3 个月大小、结节状；④贫血表现：头晕、心悸，血红蛋白 80g/L；⑤ B 超示多发性子宫肌瘤。

（二）护理诊断 / 问题

1. 焦虑　与害怕手术、担心身体健康及预后有关。

2. 有感染的危险　与反复出血导致机体抵抗力下降有关。

3. 知识缺乏　与缺乏子宫肌瘤防治的相关知识有关。

4. 自我形象紊乱　与手术切除子宫、影响生育和担心提前衰老有关。

（三）护理目标

1. 患者焦虑情绪减轻，能正确认识疾病，积极配合治疗和护理。
2. 住院期间不发生感染，贫血得到及时治疗。
3. 患者能叙述子宫肌瘤的相关知识及出院后注意事项。
4. 患者术后有正确的自我认识。

（四）护理措施

1. 一般护理 加强营养，为患者提供高蛋白、高维生素和含铁丰富的食物。注意休息，避免过度劳累。保持环境整洁，为患者提供舒适的休养环境。注意个人卫生，保持外阴清洁干燥。

2. 症状护理

(1) 月经过多：观察并记录其生命体征、观察出血症状，保留会阴垫以准确估计阴道流血量和性质。出血多需住院治疗者，做好输血、输液的准备，纠正贫血状态。

(2) 压迫症状：巨大肌瘤患者出现局部压迫症状，导致排尿不畅时应予以导尿，出现排便不畅时应用缓泻剂缓解症状。

(3) 白带增多：保持外阴清洁干燥，每天清洗外阴 2 次，勤换会阴垫，预防感染。

(4) 腹痛：如出现急性腹痛，要观察疼痛的部位、性质，了解发病的诱因、有无缓解，并及时报告医生。

3. 治疗配合

(1) 手术护理：按腹部手术患者常规进行术前、术后护理（参照第 11 章第 1 节）。做好术前备皮、肠道准备及阴道准备等。术后指导患者取休息体位、观察生命体征，正确护理尿管，适度下床活动。

(2) 药物治疗护理：指导用药方法，选用雄激素治疗的患者每月的总量应控制在 300mg 以内。注意用药后的反应。

4. 心理护理 向患者介绍疾病的特点及治疗方案，纠正患者的错误认识；关心鼓励患者，取得患者的信任；做好家属的宣传教育工作，帮助稳定患者情绪，增强治疗的信心。

5. 健康指导

(1) 指导保守治疗的患者按时服药、定期随访。出院后加强营养，适当活动，月经期间多休息，避免疲劳。

考点：子宫肌瘤的护理措施

(2) 全子宫切除的患者术后 7 ～ 8 天可有少量暗红色阴道流血，血量会逐渐减少，应指导患者减少活动，嘱术后 1 个月到医院随访，检查伤口愈合情况。

(3) 给予术后自我保健、术后性生活等健康指导。

案例 5-3 分析 2

患者因长期月经量多已导致贫血症状，故在护理过程中要指导患者保持外阴清洁，每天清洗外阴 2 次；观察生命体征，按医嘱服用铁剂，纠正贫血，增强机体抵抗力；做好手术前准备和术后的生活指导。

（五）护理评价

1. 患者能说出焦虑的原因，并能积极配合治疗与护理。
2. 患者住院期间未发生感染，贫血症状得到改善，面色红润。
3. 患者能说出子宫肌瘤的相关知识。
4. 患者能用语言或行为表达接受术后身体的改变。

第 4 节　子宫内膜癌患者的护理

案例 5-4

患者，64 岁，绝经 2 年，近 2 个月出现阴道间断少量血性排液。妇科检查：子宫颈光滑，

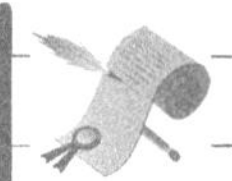

宫体稍大且软，双侧附件未扪及异常。

问题： 1. 根据评估资料，分析引起该患者阴道血性排液的原因可能是什么。

2. 护士应配合医生采取什么检查以明确诊断？

一、概　　述

子宫内膜癌又称子宫体癌，是发生于子宫内膜的一组上皮性恶性肿瘤，以来源于子宫内膜腺体的腺癌最为常见。它多见于 50 岁以上的妇女，平均发病年龄为 60 岁。

（一）病因及分类

子宫内膜癌的确切病因仍不清楚，目前认为可能有以下两种发病类型：

1. 雌激素依赖型　可能与长期接受雌激素刺激而缺乏孕激素拮抗，导致子宫内膜增生症有关。此型多见，均为腺癌，预后好。它多见于年轻女性，常伴有高血压、糖尿病、肥胖、不孕或绝经延迟等。

2. 非雌激素依赖型　发病与雌激素无明确关系，少见。它多发生于年老体瘦妇女，肿瘤恶性程度高，预后不良。

链接

子宫内膜癌占女性生殖道恶性肿瘤的 20% ～ 30%，占女性全身恶性肿瘤的 7%，是女性生殖道常见三大恶性肿瘤之一。随着妇女寿命的延长，在欧美一些国家子宫内膜癌的发生率已跃居女性生殖器官恶性肿瘤的第一位，在我国该病的发生率也明显上升。

（二）病理

1. 镜检及病理分型　以腺癌为主，占 80% ～ 90%。

(1) 内膜样腺癌：内膜腺体高度异常增生，癌细胞异形明显，核大、深染，不规则。按腺癌分化程度分为：Ⅰ级（高分化，G_1）、Ⅱ级（中分化，G_2）、Ⅲ级（低分化，G_3）。分级越高，恶性程度越高。

(2) 其他类型：腺癌伴鳞状上皮化生、浆液性癌、黏液性癌、透明细胞癌。

2. 巨检　分为弥散型和局灶型。

(1) 弥散型：子宫内膜全部或大部分被癌组织侵入，并突向宫腔，常伴有出血及坏死。

(2) 局灶型：多见于宫角部或子宫腔底部，病灶小，呈菜花状或息肉状。

（三）转移途径

子宫内膜癌的特点是生长缓慢，局限在宫腔和子宫内膜时间长，转移晚。主要转移途径为直接蔓延和淋巴转移，晚期可有血行转移。

（四）分期

国际妇产联盟（FIGO，2009 年）制订的手术病理分期见表 5-3。

（五）治疗原则

考点： 子宫内膜癌的治疗原则

主要治疗方法为手术、放疗及药物治疗。早期患者以手术为主，晚期患者则采用手术、放射、药物（孕激素治疗、化疗）等综合治疗方案。手术是治疗子宫内膜癌首选的方法，药物治疗仅适合晚期或复发内膜癌患者。

表 5-3　子宫内膜癌临床分期（FIGO，2009 年）

Ⅰ期	肿瘤局限于子宫体
Ⅱ期	肿瘤累及子宫颈，无子宫外病变
Ⅲ期	肿瘤播散于子宫外的盆腔内，但未累及膀胱、直肠
Ⅳ期	肿瘤累及膀胱和直肠黏膜（黏膜明显受累），或有盆腔外远处转移

二、护　　理

（一）护理评估

1. 健康史　详细询问并记录疾病发展过程、相关检查治疗及治疗后机体反应等情况。关注有无疾病的高危因素，包括：①老年、肥胖、高血压及糖尿病病史；②初潮年纪小、绝经期推迟、少育或不育；③长期使用雌激素治疗或雌激素增高者；④乳腺癌、子宫内膜癌等家族史。

2. 身体状况

(1) 症状：极早期患者无明显症状，随着病情发展出现以下症状。

1) 阴道流血：典型表现为绝经后不规则阴道流血，量一般不多。尚未绝经者可表现为经量增多、经期延长或月经紊乱。

2) 阴道排液：多为血性液体或浆液性分泌物，合并感染则有脓性或脓血性排液，有恶臭。

3) 下腹疼痛：晚期癌瘤浸润周围组织或压迫神经时可引起下腹及腰骶部疼痛。当癌灶侵犯子宫颈导致宫腔积脓时，可出现下腹胀痛及痉挛性疼痛。

4) 晚期癌症患者常伴全身症状，表现为贫血、消瘦、恶病质、发热及全身衰竭等情况。

考点：子宫内膜癌的临床表现

(2) 体征：早期患者妇科检查时无明显异常。晚期可有子宫明显增大，质稍软。合并宫腔积脓时压痛明显。癌灶向周围浸润时子宫固定，在宫旁可扪及不规则结节样肿物。

3. 心理－社会状况　当患者因身体不适而到医院就诊时，面对不熟悉的检查过程往往充满恐惧和焦虑，担心检查结果以及检查过程带来的不适。当得知患子宫内膜癌时，患者出现肿瘤患者相同的心理反应。

4. 辅助检查

(1) 分段诊断性刮宫：是确诊子宫内膜癌最常用、最有价值的方法。操作时应先刮宫颈管后探宫腔，再行搔刮宫腔内膜。刮取物分瓶标记送病理检查。

(2) 宫腔镜检查：可直接观察子宫腔和宫颈管有无癌灶及病灶的部位、大小，并在直视下取材活检。

(3) B 超检查：阴道 B 超可帮助了解子宫大小、宫腔形状、宫腔内有无赘生物、子宫内膜厚度、肌层有无浸润及深度等。

考点：子宫内膜癌的确诊方法

(4) 其他：子宫内膜抽吸活检、血清 CA125 测定及 CT 等。

护考链接

患者，女性，54 岁。绝经 5 年，近 2 个月阴道流水样白带，出现阴道间断少量血性排液 2 周。妇科检查：子宫颈光滑，宫体稍大且软，双附件无异常。该患者进行哪项检查最有助于疾病的确诊

A. B 超　　B. 宫颈刮片　　C. 分段诊断性刮宫

D. 宫腔镜　　E. 子宫造影

分析：该病例为绝经后阴道间断少量血性排液，子宫颈光滑，宫体稍大，故考虑为子宫内膜颈癌。分段诊断性刮宫是确诊子宫内膜癌最常用、最有价值的方法。故答案为 C。

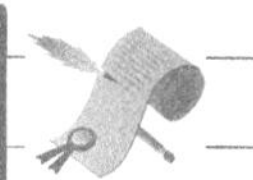

（二）护理诊断 / 问题

1. 焦虑 与担心恶性肿瘤影响生命安全有关。

2. 知识缺乏 与缺乏子宫内膜癌治疗、护理及预后等方面的知识有关。

3. 有感染的危险 与反复阴道出血导致机体抵抗力下降有关。

（三）护理目标

1. 患者情绪稳定，能主动配合医生进行相关的检查及治疗。
2. 患者能说出子宫内膜癌的治疗和术后注意事项。
3. 患者未发生感染。

（四）护理措施

1. 一般护理 提供高热量、高维生素饮食，增强机体抵抗力；为患者提供安静、舒适的睡眠环境，保证患者睡眠时间充足。

2. 症状护理

(1) 阴道流血及排液：注意观察阴道出血量、生命体征、面色、阴道分泌物的量、颜色和气味等；保持外阴清洁，每天清洗外阴 2 次，勤换会阴垫，预防感染。

(2) 并发症：由于患者多为老年人，机体本身可合并多种疾病，要做好相应的护理，如帮助患者翻身、排痰等。

3. 治疗配合

(1) 手术护理：认真做好术前准备，协助患者完成术后各项护理活动。术后 7 ～ 8 天羊肠线吸收或感染时可致残端出血，指导患者在此期间减少活动，并记录出血量。

(2) 辅助治疗的护理：接受盆腔内放疗者，事先要灌肠、留置导尿管，以保持直肠、膀胱空虚状态，避免放射性损伤。腔内置入放射源期间，保证患者绝对卧床，学会床上运动的方法，以免出现长期卧床的并发症。取出放射源后，鼓励患者渐进性下床活动，逐渐实现生活自理。

(3) 指导合理用药：向患者说明孕激素的作用原理、使用方法、副作用及应对措施等。孕激素以高效、大剂量、长期应用为宜，至少应用 12 周以上方能评定疗效，患者需要具备配合治疗的耐心和信心。

4. 心理护理 向患者提供诊疗信息，帮助患者增加对疾病的认知程度，鼓励患者与病友、家属交流，增强治病信心。

5. 健康指导

(1) 防癌宣教

1) 开展卫生宣传教育：普及防癌知识，关注健康生活方式，选择低糖、低脂及低钠饮食。

2) 开展普查普治：宣传定期防癌检查的重要性，建议中年妇女每年接受一次妇科检查。

3) 严密随访：密切随访有高危因素的人群；严格掌握雌激素的用药指征，加强用药期间的监护、随访措施；督促绝经后阴道流血者及绝经过渡期月经紊乱者及时诊治。

(2) 出院指导：指导患者术后定期随访。子宫内膜癌复发多在术后 2 ～ 3 年内，因此应指导患者定期随访：一般术后 2 ～ 3 年内，每 3 个月随访 1 次，3 年后每 6 个月 1 次，5 年后每年一次。随访内容包括：盆腔检查、阴道脱落细胞检查、胸部 X 线检查和血清 CA125 测定，必要时作 CT 和 MRI 检查。

考点：子宫内膜癌的护理措施

案例 5-4 分析

患者 64 岁，有绝经延迟的高危因素。绝经后出现不规则阴道血性分泌物，妇科检查提示子宫增大、软，考虑子宫内膜癌可能性大。护士应配合医生进行分段诊断性刮宫以明确诊断。

（五）护理评价

1. 患者能主动表达焦虑的原因，积极主动参与治疗和护理活动。
2. 患者能运用掌握的知识帮助自己康复。
3. 患者没有发生感染，如期恢复体能。

第 5 节　卵巢肿瘤患者的护理

案例 5-5

患者，女，38 岁，G_1P_1。1 小时前突发右下腹剧烈腹痛，呈持续性，伴恶心、呕吐。体温 37.5℃，双合诊检查发现子宫右侧有一女拳大包块，活动差，触痛明显。患者平素体健，2 年前曾发现子宫旁有一包块，但未引起重视。

问题： 1. 为完善护理评估资料，护士应首先作好哪项辅助检查的准备？

2. 护士应配合医生采取哪些护理措施？

卵巢肿瘤是女性生殖系统常见的肿瘤。它可发生于任何年龄。卵巢恶性肿瘤是女性生殖系统三大恶性肿瘤之一，由于起病隐蔽，不易早期诊断，一旦出现症状已属晚期，故死亡率居妇科恶性肿瘤的首位。

一、概　　述

（一）病因

目前病因仍不清楚，可能与以下因素有关：遗传和家族因素、高胆固醇饮食、环境因素及内分泌因素。

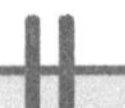

护考链接

女性生殖系统恶性肿瘤中死亡率最高的是

A. 绒毛膜癌　　B. 卵巢癌

C. 子宫内膜癌　　D. 宫颈癌

E. 外阴癌

分析： 卵巢肿瘤起病隐蔽，一旦发现已属晚期。加上恶性度高，所以死亡率居女性生殖系统肿瘤的首位。故答案为 B。

（二）组织学分类及常见卵巢肿瘤特点

1. 卵巢上皮性肿瘤

(1) 浆液性肿瘤：包括浆液性囊腺瘤、交界性浆液性囊腺瘤、浆液性囊腺癌三类。浆液性囊腺癌是最常见的卵巢恶性肿瘤。

(2) 黏液性肿瘤：包括黏液性囊腺瘤、交界性黏液性囊腺瘤、黏液性囊腺癌三类。黏液性囊腺瘤是人体生长最大的一种肿瘤。

(3) 卵巢子宫内膜样肿瘤：少见。

2. 卵巢生殖细胞肿瘤　多发于年轻妇女及幼女，青春期占 60% ～ 90%，绝经后期患者仅占 4%。

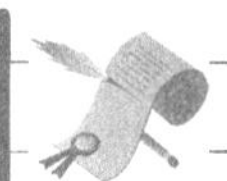

(1) 畸胎瘤：肿瘤的恶性程度取决于组织分化程度。

1) 成熟畸胎瘤：又称皮样囊肿，属良性肿瘤。它可发生于任何年龄，以 20 ～ 40 岁居多。恶变率为 2% ～ 4%。

2) 未成熟畸胎瘤：属恶性肿瘤。它多见于年轻人，平均发病年龄为 11 ～ 19 岁。该肿瘤的复发及转移率高。

(2) 无性细胞瘤：属中等恶性的实性肿瘤，主要发生于青春期和生育期女性。对放疗敏感。

(3) 卵黄囊瘤：又名内胚窦瘤，属高度恶性肿瘤。它多见于儿童及青少年。卵黄囊瘤能产生甲胎蛋白（AFP），故测定患者血清 AFP 可作为诊断及病情监测时的重要标志物。

3. 卵巢性索间质肿瘤

(1) 颗粒细胞 - 间质细胞瘤

1) 颗粒细胞瘤：是最常见的功能性肿瘤。该肿瘤能分泌雌激素，青春期前患者可出现性早熟，生育年龄患者出现月经紊乱，绝经后患者则有不规则阴道流血，常合并子宫内膜增生甚至癌变。

2) 卵泡膜细胞瘤：可分泌雌激素，有女性化作用，多与颗粒细胞瘤同时存在。

3) 纤维瘤：纤维瘤患者伴有胸腔积液或腹水时，称为梅格斯综合征，手术切除肿瘤后，胸腔积液、腹水自行消失。

(2) 支持细胞 - 间质瘤：又称睾丸母细胞瘤，罕见。

4. 卵巢转移性肿瘤　体内任何部位如乳腺、肠、胃、生殖道及泌尿道等的原发性癌，均可转移到卵巢。库肯勃瘤是一种特殊的卵巢转移性腺癌，原发部位在胃肠道。

（三）卵巢恶性肿瘤的转移途径

卵巢恶性肿瘤主要通过直接蔓延及腹腔种植转移，其次是淋巴转移，血行转移者少见。

（四）卵巢肿瘤的并发症

1. 蒂扭转　最常见，是妇科常见的急腹症。它常发生于瘤蒂较长、中等大小、重心偏于一侧且活动度好的肿瘤，多在患者体位改变、妊娠期或产褥期子宫位置、大小改变时发生。典型表现为体位变化后突发一侧下腹剧痛，伴恶心、呕吐甚至休克。妇科检查可触及张力大、有压痛的包块，压痛以瘤蒂处最明显（图 5-4）。

2. 破裂　有外伤性及自发性两种。外伤性破裂多因腹部受到重击或挤压伤、分娩、性交、盆腔检查、穿刺等引起；自发破裂常因恶性肿瘤生长过速或浸润性生长穿破囊壁所致。破裂时囊液流入腹腔，可引起腹膜刺激征，轻者仅有轻微腹痛，重者出现剧烈腹痛，伴有恶心、呕吐，可出现腹腔内出血、腹膜炎和休克。检查见腹部压痛、肌紧张、原有肿块缩小或消失。

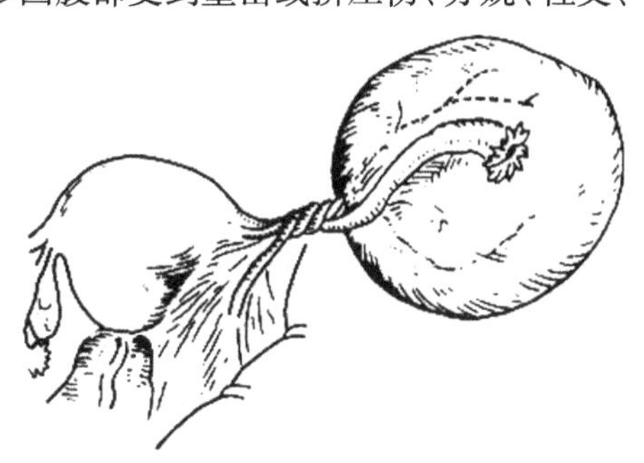

图 5-4　卵巢肿瘤蒂扭转

3. 感染　常见于肿瘤蒂扭转或破裂患者。表现为高热、腹痛、腹部压痛、肌紧张、腹部肿块及白细胞计数升高等征象。

4. 恶变　如肿块增长迅速，尤其为双侧性时，应疑有恶变。

考点：卵巢肿瘤的并发症

护考链接

下列哪项是卵巢肿瘤的并发症

A. 玻璃样变　　B. 蒂扭转　　C. 红色变性

D. 囊性变　　E. 钙化

分析：玻璃样变、红色变性、囊性变及钙化是子宫肌瘤的变性。故答案为B。

（五）治疗原则

肿瘤多在腹腔镜下手术，恶性肿瘤常选择经腹手术。化疗是主要的辅助手段。

1. 良性肿瘤　根据患者年龄、有无生育要求及对侧卵巢情况采取肿瘤剔除或卵巢切除术。仅为卵巢瘤样病变且直径小于5cm者，可定期随访观察。

2. 恶性肿瘤　以手术为主，化疗、放疗为辅。

考点：卵巢肿瘤的治疗原则

3. 并发症的治疗　蒂扭转和破裂：一经确诊应立即手术治疗。感染者在抗感染治疗后，手术切除肿瘤。恶变者应尽早手术治疗。

二、护　　理

（一）护理评估

1. 健康史　重视患者的高危因素如高胆固醇饮食、环境因素及内分泌因素、遗传和家族史。

2. 身体状况

(1) 良性卵巢肿瘤：发展缓慢，早期肿瘤小，多无症状，常不被发觉。当肿瘤增大至中等大小时，患者可扪及肿块，并有腹胀感。肿块较大时，妇科检查可触及囊性或实性的球形肿瘤，表面光滑，蒂长者活动良好。肿瘤继续增大可占满盆腹腔，出现尿频、便秘、气急、心悸等压迫症状。

(2) 恶性卵巢肿瘤：早期常无症状，一旦出现腹胀症状或发现腹部肿块时已至晚期。晚期肿瘤广泛转移，患者可有腹痛、腰痛或下腹疼痛。末期患者出现明显消瘦、贫血、水肿、衰竭等恶病质表现。

(3) 妇科检查：可触及子宫一侧或两侧囊性、实性或半实性包块，光滑，活动，与周围组织无粘连，或肿块表面高低不平，粘连、固定，可有腹水。

卵巢良、恶性肿瘤的鉴别见表5-4。

表5-4　卵巢良恶性肿瘤的鉴别

考点：卵巢良恶性肿瘤的鉴别

鉴别内容	良性肿瘤	恶性肿瘤
病史	病程长，逐渐增大	病程短，迅速增大
体征	多为单侧，活动，囊性，表面光滑，常无腹水	多为双侧，固定，实性或囊实性，表面不平、呈结节状，常有腹水，多为血性，可查到癌细胞
一般情况	良好	恶病质
B型超声	为液性暗区，可有间隔光带，边缘清晰	液性暗区内有杂乱光团、光点，肿块边界不清

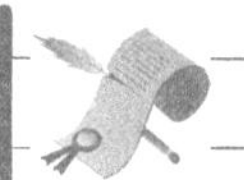

3. 心理－社会状况　患者从得知自己患病开始，首先会渴望尽早得到确切诊断，一般会处于极度焦虑、担心状态。当患者得知患恶性肿瘤后，会产生悲观、绝望甚至厌世心理，迫切需要医护人员帮助应对这些压力。

4. 辅助检查

(1) 细胞学检查：通过腹水、腹腔冲洗液和胸腔积液找癌细胞，有助于进一步确定患者的临床分期及选择治疗方案。

(2) 影像学检查

1) 盆腔 B 超：最常用，可检测包块的部位、大小、形态、囊性或实性，彩色多普勒超声检查可了解卵巢血流变化情况等。

2) 腹部 X 线摄片：可显示卵巢畸胎瘤中的牙齿、骨质及钙化的囊壁。

3) 其他：CT、MRI 可了解肿瘤侵犯、远处转移及其与周围组织的关系。

(3) 肿瘤标志物

1) 血清 CA125：目前认为是对卵巢上皮性肿瘤较敏感的肿瘤标志物，其水平与病情缓解或恶化相关，可用于监测病情。

2) 血清 AFP：对卵黄囊瘤有特异性诊断价值，对未成熟畸胎瘤也有价值。

3) hCG：对原发性卵巢绒毛膜癌有特异性。

4) 性激素：常用于诊断卵巢功能性肿瘤，如颗粒细胞瘤、卵泡膜细胞瘤。

(4) 腹腔镜检查：可直接观察到肿块的情况，并在直视下取活检，还可抽取腹水行细胞学检查。

案例 5-5 分析 1

患者 2 年前有盆腔包块史，突发右下腹持续性剧痛，妇科检查发现子宫右侧一压痛性包块，考虑为右侧卵巢肿瘤蒂扭转，为完善护理评估资料，护士应做好盆腔 B 超检查的准备工作。

(二) 护理诊断 / 问题

1. 焦虑　与恶性肿瘤有关。

2. 营养失调：低于机体需要量　与癌症消耗、化疗药物副作用有关。

3. 有感染的危险　与腹部切口、引流管有关。

4. 自我形象紊乱　与手术切除子宫、卵巢有关。

(三) 护理目标

1. 患者焦虑情绪减轻，能正确认识疾病，积极配合治疗和护理。
2. 患者能摄入足够的营养，满足机体需要。
3. 患者未发生感染。
4. 患者愿意接受手术治疗，能接受子宫和附件缺失的现实。

(四) 护理措施

1. 一般护理　指导患者加强营养，进食高蛋白、高维生素饮食，增强抵抗力。注意环境清洁，指导促进睡眠的方法。长期卧床者，加强生活护理。

2. 症状护理

(1) 压迫症状的护理：由于肿瘤过大、腹部过于膨隆不能平卧的患者，指导采取半卧位。有呼吸困难者遵医嘱给予吸氧。

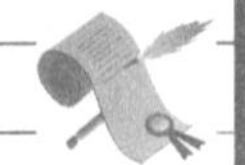

(2) 并发症的护理：观察生命体征，注意腹痛、腹部压痛及腹部包块情况，一旦发现蒂扭转或破裂，立即报告医生处理，并做好急诊手术的准备。

3. 治疗配合

(1) 手术护理

1) 术前护理：按妇科腹部手术前护理，术前备血。巨大肿瘤患者，备好砂袋，以防腹压骤降引起休克。指导术后不适的应对方法。

2) 术后护理：按妇科腹部手术后进行常规护理。

(2) 放疗、化疗的治疗配合：按放疗、化疗护理常规护理。

(3) 放腹水患者的护理：①备好穿刺用物，协助医生操作；②放腹水过程中严密观察患者的生命体征、腹水性质及不良反应；③一次放水量不超过 3000ml，以免腹压骤降导致休克，放水后用腹带包扎腹部。

4. 心理护理 经常巡视病房，与患者沟通，详细了解患者的需求，耐心解答其疑问，消除其疑虑。鼓励患者与疗效好的病友交流，增强治病的信心。告知患者放疗、化疗的重要性，帮助其克服化疗的副作用，并坚持完成治疗。

案例 5-5 分析 2

考点：卵巢肿瘤的护理措施

鉴于该患者的疼痛特点，护士要注意观察腹痛的部位、性质及程度，发作的时间、频率、有无伴随症状；要观察患者的生命体征；注意包块的变化特点；协助医生完善各项辅助检查，做好急诊手术准备。

5. 健康指导

(1) 加强卫生宣教：提倡高蛋白、富含维生素 A、避免高胆固醇饮食。高危妇女可口服避孕药预防。

(2) 开展普查普治：30 岁以上妇女每年应行妇科防癌检查一次，高危人群每半年检查一次，必要时进行 B 型超声检查和血清 CA125 等肿瘤标志物检测。

(3) 早期诊断及处理：卵巢实性肿瘤或囊性肿瘤直径＞ 5cm 者应及时手术切除。

(4) 严密随访高危人群：乳腺癌和胃肠癌症患者治疗后应严密随访，定期作妇科检查，确定有无卵巢转移癌。

(5) 指导卵巢非赘生性肿物直径＜ 5cm 者，每 3 ～ 6 个月定期复查一次。

(6) 术后随访指导：良性肿瘤患者术后 1 个月复查。恶性肿瘤患者一般第 1 年每 3 个月复查 1 次；第 2 年后每 4 ～ 6 个月复查 1 次；5 年后每年随访 1 次。随访内容包括症状、体征、全身及盆腔检查、B 型超声检查。

（五）护理评价

1. 患者能主动与医护人员和病友交流，积极配合治疗过程。
2. 患者营养状况改善，如期恢复体能，住院期间没有发生感染。
3. 患者用语言或行动表示接受手术后身体的改变。

小结

女性生殖系统最常见的良性肿瘤是子宫肌瘤，最常见的恶性肿瘤是宫颈癌，死亡率最高的是卵巢癌，子宫内膜癌发病率有上升趋势，已接近宫颈癌。

宫颈癌患者的早期症状是接触性出血；子宫内膜癌的典型表现是绝经后不规则阴道流血；子宫肌瘤多表现为经量增多，经期延长；卵巢肿瘤则起病隐蔽，不易早期发现。

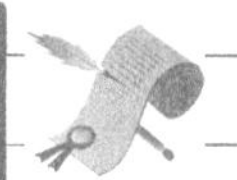

宫颈癌普查的方法是宫颈刮片细胞学检查，确诊的方法是宫颈活组织检查。分段诊刮是确诊子宫内膜癌的主要方法。

虽然生殖系统肿瘤形式多样，但定期防癌普查有助于生殖系统肿瘤的早发现、早诊断、早治疗（三早），尤其是宫颈癌的早期发现。为此做好女性生殖系统肿瘤知识宣教、加强对高危人群的管理，有助于促进妇女健康。

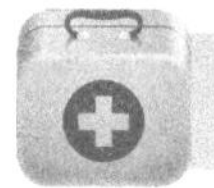

自 测 题

A_1 型题

1. 诊断子宫肌瘤最常用的辅助方法是（　　）
   A. 诊断性刮宫
   B. 阴道脱落细胞学检查
   C. B 超
   D. 子宫颈活组织检查
   E. 阴道镜
2. 巨大子宫肌瘤可压迫输卵管导致（　　）
   A. 腹痛　B. 腰痛
   C. 不孕　D. 继发性贫血
   E. 白带增多
3. 下列关于子宫肌瘤的说法不正确的是（　　）
   A. 以黏膜下肌瘤最多见
   B. 多发生于生育期妇女
   C. B 超可确诊
   D. 常继发贫血、尿频
   E. 月经改变是最常见的临床表现
4. 子宫平滑肌瘤最常见的变性为（　　）
   A. 囊性变　B. 红色变
   C. 脂肪变　D. 玻璃样变
   E. 肉瘤变
5. 宫颈癌最早出现的临床症状是（　　）
   A. 阴道接触性出血
   B. 阴道多量出血
   C. 阴道排出脓性臭味白带
   D. 腰骶部剧痛
   E. 高热、尿频
6. 卵巢恶性肿瘤的治疗原则是（　　）
   A. 定期随访　B. 保守治疗
   C. 手术治疗　D. 放射治疗
   E. 手术为主，放疗、化疗为辅
7. 下列哪项手术需术前常规备血 800～1000ml（　　）
   A. 子宫肌瘤摘除术　B. 宫颈癌根治术
   C. 卵巢肿瘤蒂扭转　D. 放射治疗
   E. 子宫全切除术
8. 恶性卵巢肿瘤的主要转移途径是（　　）
   A. 直接蔓延和腹腔种植　B. 血行转移
   C. 淋巴转移　D. 腹腔种植
   E. 血行和淋巴转移

A_2 型题

9. 患者行全子宫切除术后 1 周出现阴道少量流血，最可能的原因是（　　）
   A. 阴道残端肠线吸收所致
   B. 阴道伤口裂开
   C. 恶变
   D. 月经来潮
   E. 伤口感染
10. 患者，女，50 岁，妇科检查时发现子宫颈表面有一菜花状赘生物，质脆，有接触性出血，病理检查确诊为宫颈癌，考虑此患者宫颈癌的病理类型是（　　）
    A. 外生型　B. 内生型
    C. 溃疡型　D. 颈管型
    E. 分泌型
11. 患者因子宫肌瘤入院。患者询问自己得病的原因，护士应如何解释（　　）
    A. 病毒感染
    B. 肥胖
    C. 体内雌激素水平过高
    D. 绝经延迟
    E. 糖尿病
12. 患者，女，45 岁。因月经紊乱、腹围增大、胃肠胀气伴腹痛来院就诊，医生诊断为卵巢癌。现患者出现心悸、气促、呼吸困难等压

迫症状，护士应指导患者取（　　）

A. 仰卧位　　B. 半卧位

C. 右侧卧位　　D. 左侧卧位

E. 截石位

13. 患者，女，宫颈癌根治术后2天，患者问护士其尿管术后最迟什么时候可以拔出，护士回答（　　）

A. 3天　　B. 5天

C. 14天　　D. 4天

E. 6天

14. 患者，女，37岁。普查发现多发性子宫肌瘤，子宫如孕50天大小，但无临床症状，心情沉重，前来咨询，下列回答哪项不合适（　　）

A. 子宫肌瘤是女性生殖道肿瘤中发病率最高的良性肿瘤

B. 子宫肌瘤目前无症状，不必担忧，但必须定期随访

C. 随访手段之一是定期作CA125测定

D. 如果肌瘤迅速增大或超过如孕2个半月大小，再考虑手术治疗

E. 子宫肌瘤恶变率低，暂不手术是安全的

15. 绝经后妇女反复出现血性白带时，必须首先排除（　　）

A. 老年性阴道炎　　B. 盆腔炎

C. 生殖器恶性肿瘤　　D. 宫颈息肉

E. 宫颈糜烂

16. 患者，女，因绝经后不规则阴道出血到医院就诊，确诊为子宫内膜癌。问早期子宫内膜癌的首选治疗是（　　）

A. 雄激素治疗　　B. 放射治疗

C. 高效孕激素治疗　　D. 手术治疗

E. 化学治疗

17. 一卵巢癌患者，今天手术，术后需保留尿管，护士正确的护理是（　　）

A. 每天擦洗尿道口及尿管2次

B. 每天擦洗尿道口及尿管3次

C. 每天擦洗尿道口及尿管4次

D. 每2天擦洗尿道口及尿管1次

E. 每3天擦洗尿道口及尿管2次

A_3/A_4 型题

（18～20题共用题干）

患者，女，55岁。宫颈癌晚期，拟行子宫动脉栓塞化疗。

18. 下列哪项不是化疗前称体重的注意事项（　　）

A. 清晨空腹　　B. 只穿内衣不穿鞋

C. 排空大便　　D. 排空小便

E. 清晨灌肠

19. 术后穿刺点应加压包扎（　　）

A. 2小时　　B. 8小时

C. 12小时　　D. 18小时

E. 24小时

20. 术后护理不妥的是（　　）

A. 术后2小时可在床上进行翻身活动

B. 插管侧制动24小时

C. 密切观察切口和阴道流血情况

D. 按医嘱用止痛剂

E. 观察足背动脉搏动情况

（张　华）

第6章　妊娠滋养细胞疾病患者的护理

妊娠滋养细胞疾病是怀孕吗？这一类疾病和正常妊娠有何不同？如何护理才能保障患者的健康？带着这些疑问，让我们来共同学习妊娠滋养细胞疾病及其护理。

妊娠滋养细胞疾病是一组来源于胎盘绒毛滋养细胞的疾病，主要包括葡萄胎、侵蚀性葡萄胎和绒毛膜癌（简称为绒癌）。在临床上，侵蚀性葡萄胎和绒毛膜癌的临床表现、诊断和处理原则基本相同，故合称为妊娠滋养细胞肿瘤。

第1节　葡萄胎患者的护理

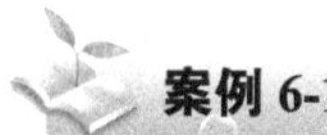

案例 6-1

患者，女，35岁，因停经60天、阴道流血1周入院。妇科检查：宫底位于耻骨联合上3横指，尿妊娠试验阳性，B超检查宫腔内无妊娠囊及胎心搏动，呈“落雪状”图像。

问题： 1. 该患者最可能的诊断是什么？治疗原则是什么？

2. 请您对患者进行治疗后随访指导。

一、概　　述

葡萄胎是一种滋养细胞的良性病变，因妊娠后胎盘绒毛滋养细胞增生、间质水肿，形成大小不等的水疱，水疱间借蒂相连成串，形如葡萄而得名，也称水疱状胎块（图6-1）。葡萄胎可分为完全性葡萄胎和部分性葡萄胎两类。

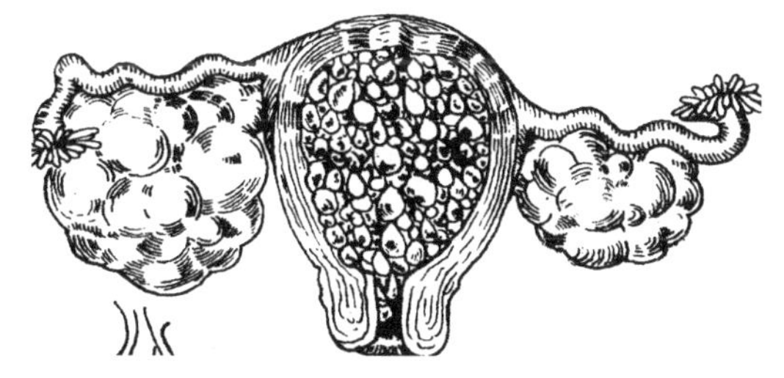

图6-1　葡萄胎及双侧卵巢黄素囊肿

（一）病因

葡萄胎发生的确切原因尚未完全清楚，完全性葡萄糖的发生存在地域差异，营养状况、社会经济因素、年龄、既往葡萄胎史、流产和不孕史等均是可能的高危因素。有资料显示，亚洲和拉丁美洲国家的发生率较高，北美和欧洲国家发生率较低，我国浙江省发生率最高，山西省最低；饮食中缺乏维生素A及其前体胡萝卜素和动物脂肪者发生率显著升高；＞40岁妇女葡萄胎发生率是年轻妇女的7.5倍，＜20岁者发生率亦显著升高；有过1次和2次葡萄胎妊娠者再发率分别为1%和15%～20%。部分性葡萄胎可能与不规则月经和口服避孕药有关，而与饮食和年龄无关。

细胞遗传学表明，葡萄胎的发生与染色体异常关系密切。完全性葡萄胎的染色体核型为二倍体，90% 为 46，XX，均来自父系；部分性葡萄胎的染色体核型 90% 以上为三倍体，最常见的是 69，XXY；多余的一套染色体也来自父方。因此，多余的父源基因都是导致滋养细胞增生的主要原因。

（二）病理

葡萄胎病变局限于子宫腔内，不侵入肌层。

1. 完全性葡萄胎 大体检查水疱状物大小不一，相连成串，占满整个宫腔，无胎儿及其附属物。镜下见胚胎或胎儿组织缺失；绒毛水肿；滋养细胞弥漫性增生；种植部位滋养细胞呈弥漫和显著的异型性。

2. 部分性葡萄胎 仅部分绒毛呈水疱状，合并胚胎或胎儿组织，但胎儿多已死亡。镜下见存在胚胎或胎儿组织；绒毛大小和水肿程度不一；滋养细胞局限性增生；种植部位滋养细胞呈局限和轻度的异型性。

（三）治疗原则

一经确诊应及时清宫；黄素化囊肿一般不需处理；子宫切除和预防性化疗不作为常规处理，对随访困难和有高危因素的完全性葡萄胎患者可采取预防性化疗，接近绝经年龄、无生育要求者，可行全子宫切除术。

链接

高危葡萄胎

考点：葡萄胎的治疗原则

出现下列高危因素之一者为高危葡萄胎：① hCG ＞ 100 000U/L；②子宫明显大于停经月份；③黄素化囊肿直径＞ 6cm；④年龄大于 40 岁和重复葡萄胎。

护考链接

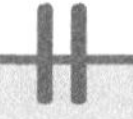

关于葡萄胎的处理，错误的是

A. 一经确诊立即清宫
B. 清宫前应建立有效的静脉通路
C. 所有患者均需预防性化疗
D. 所有患者均需定期随访
E. 黄素化囊肿一般无需处理

分析：预防性化疗仅适用于随访困难和有高危因素的完全性葡萄胎患者。故答案为 C。

二、护　　理

（一）护理评估

1. 健康史 仔细询问患者的月经史、生育史；本次停经后早孕反应出现的时间和程度，阴道流血的时间、量、性质及有无水疱状物质排出；了解患者的年龄、营养状况、既往有无葡萄胎病史等高危因素。

2. 身体状况

(1) 完全性葡萄胎：典型症状的表现叙述如下。

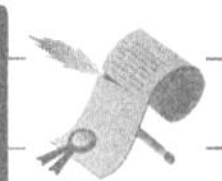

1）停经后阴道流血：为最常见的症状。一般在停经 8 ～ 12 周出现不规则的阴道流血，时出时停，量多少不定，有时可见出血中混有水疱状物。反复阴道流血若不及时治疗可致贫血和感染，大出血时导致休克甚至死亡。

2）子宫异常增大、变软：因葡萄胎迅速增长及宫腔内积血而出现，约 50% 以上的患者子宫大于停经月份，并伴有 hCG 水平显著升高。少数患者子宫与停经月份相符或小于停经月份。

3）卵巢黄素化囊肿：大量 hCG 刺激卵巢卵泡膜细胞发生黄素化而形成。囊肿常为双侧，大小不等，表面光滑，活动度好。一般无症状。黄素化囊肿常在葡萄胎清宫后 2 ～ 4 个月自行消退。

4）腹痛：表现为阵发性腹痛，常发生在阴道流血之前，因葡萄胎增长迅速致子宫过度快速扩张所致。若发生黄素化囊肿扭转或破裂则可出现急性腹痛。

5）其他：妊娠呕吐和子痫前期征象多发生于子宫异常增大和 hCG 水平异常升高的患者；约 7% 的患者出现轻度甲状腺功能亢进征象。

⑵ 部分性葡萄胎：大多缺乏上述典型症状，程度也较轻，常见阴道流血，子宫与停经月份多相符或更小，妊娠呕吐较轻，多无子痫前期、卵巢黄素化囊肿等。

3. 心理 – 社会状况　葡萄胎发生不规则流血时，部分患者误认为流产而要求保胎，明确诊断后患者及家属因缺乏葡萄胎的相关知识、担心孕妇的安全和影响今后生育而产生焦虑情绪，对即将进行的清宫术感到恐惧。

考点：葡萄胎的临床表现

4. 辅助检查

⑴ 绒毛膜促性腺激素（hCG）测定：是诊断葡萄胎的一项重要的辅助检查，患者 hCG 持续异常升高。血清β-hCG 多在 100 000U/L 以上，最高达 2 400 000U/L。＞ 80 000U/L 对诊断有意义。但也有少数葡萄胎，尤其是部分性葡萄胎，因绒毛退行性变，β-hCG 升高不明显。

⑵ B 超：是诊断葡萄胎的一项可靠和敏感的辅助检查。完全性葡萄胎可见宫腔内充满不规则密集状或段条状回声，呈“落雪状”；水疱较大时呈“蜂窝状”，宫内无妊娠征象。常可测到双侧或单侧卵巢囊肿。

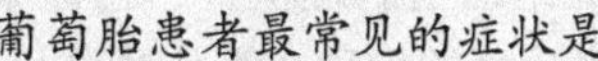

护考链接

葡萄胎患者最常见的症状是

A. 子宫异常增大

B. 卵巢黄素化囊肿

C. 阴道流血

D. 腹痛

E. 咯血

分析：葡萄胎最常见的症状是停经后阴道流血，故选 C。

（二）护理诊断 / 问题

1. 焦虑 / 恐惧　与担心疾病预后、对今后生育的影响及害怕清宫术有关。

2. 有感染的危险　与阴道流血、贫血及清宫术有关。

3. 知识缺乏　缺乏葡萄胎相关知识。

4. 自尊紊乱　与分娩期望得不到满足和担心影响生育有关。

（三）护理目标

1. 患者焦虑、恐惧减轻或消失，情绪稳定，积极配合治疗。

2. 患者无感染发生，体温、白细胞均正常。

3. 患者对疾病有正确认识，能叙述随访的重要性和具体方法。

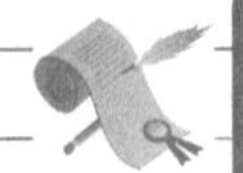

4. 患者能接受患葡萄胎的事实和妊娠结局。

（四）护理措施

1. 一般护理　保持病室空气清新，环境安静，温度适宜。出血期间和清宫术后注意卧床休息。加强营养，注意补充铁剂，多食粗纤维食物，保持大便通畅。

2. 症状护理

(1) 阴道流血：观察排出物中有无水疱组织，一旦发现应送病理检查；嘱患者保留会阴垫以便准确估计出血量。出血多时监测患者生命体征和意识，配合医生做好止血、配血和输血措施。

(2) 感染征象：会阴擦洗每日 1 ～ 2 次，保持外阴清洁，使用消毒会阴垫。监测体温、白细胞计数和分类、阴道排出物性状，发现感染征象，遵医嘱使用抗生素。

3. 治疗配合

(1) 清宫术的护理：①术前对出现休克、子痫前期、贫血等并发症者，先遵医嘱对症处理，并协助医生做好必要的实验室检查，配血备用，建立静脉通路，准备好清宫术所需器械（备好大号吸管）、抢救物品及缩宫素。②术中吸宫时要充分扩张宫颈管，尽量选用大号吸管吸引；待葡萄胎组织大部分吸出、子宫明显缩小后，改用刮匙轻柔刮宫；为减少出血、预防子宫穿孔和肺栓塞，在充分扩张宫颈管和开始吸宫后方可使用缩宫素；注意观察患者面色和生命体征，了解患者感受，发现异常及时并配合医生处理；子宫小于妊娠 12 周可以一次刮净，大于妊娠 12 周或术中感到一次刮净有困难时，可于一周后再次刮宫。③术后仔细检查宫内刮出物的数量、水疱大小，选择近宫壁种植部位、新鲜无坏死的组织送病理检查；遵医嘱使用抗生素预防感染。

(2) 化疗的护理：需作预防性化疗者按化疗常规护理（参见本章第 3 节）。

(3) 子宫切除术护理：做好术前准备及术后护理，术后仍需定期随访。

4. 心理护理　多与患者沟通，解答患者疑问，告知患者葡萄胎属于良性病变，治愈后仍可正常生育，消除患者疑虑。向患者及家属讲明病情，讲解疾病相关知识，解释各种检查及治疗的目的和必要性，使其积极配合治疗。

5. 健康指导

(1) 清宫术后保持外阴清洁，禁止性生活、盆浴 1 个月。

(2) 随访指导：葡萄胎患者清宫后必须定期随访，以便尽早发现并及时处理滋养细胞肿瘤。随访内容主要包括：①定期 hCG 测定：清宫后每周 1 次，直至连续 3 次阴性；以后每月 1 次持续半年，然后每 2 个月 1 次共半年，自第一次阴性后共 1 年。②询问病史：月经是否规则，有无阴道异常流血、咳嗽、咯血等症状。③妇科检查，必要时盆腔 B 超、胸片或 CT 检查等。

考点：葡萄胎的护理措施

(3) 避孕指导：葡萄胎患者随访期间应可靠避孕 1 年，推荐使用避孕套或口服避孕药，不选用宫内节育器，以免混淆子宫出血的原因。

（五）护理评价

1. 患者情绪稳定，焦虑感减轻。

2. 患者住院期间未出现感染征象。

3. 患者能理解并接受清宫术，能叙述随访的重要性并参与随访过程。

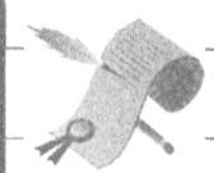

护考链接

葡萄胎患者清宫术后，护士对其健康教育，错误的是

A. 定期复查 hCG　　B. 注意月经是否规则

C. 观察有无阴道流血　　D. 行安全期避孕

E. 注意有无咳嗽、咯血等转移症状

分析：葡萄胎清宫术后随访期间适宜的避孕方式为使用避孕套或口服避孕药，安全期避孕失败率高，故答案为 D。

案例 6-1 分析

根据病例中的三大特点（停经后出血、子宫异常增大、B 超结果），可确诊为葡萄胎，应及时清宫。助产士应告知患者遵医嘱定期到医院随访，了解清宫术后有无阴道不规则流血、咳嗽、咯血，每次必须做 hCG 检测及必要的辅助检查，以便及早发现葡萄胎恶变。

第 2 节　妊娠滋养细胞肿瘤患者的护理

案例 6-2

患者，女，40 岁，葡萄胎清宫术后 4 个月，不规则阴道出血半月余，咳嗽、咯血 3 天。检查子宫稍大而软，尿 hCG(+)，胸片显示肺部结节状阴影。

问题：1. 最可能的诊断是什么？处理原则是什么？

2. 如何配合医生完成疾病的治疗？

一、概　　述

妊娠滋养细胞肿瘤包括侵蚀性葡萄胎和绒毛膜癌，60% 继发于葡萄胎，30% 继发于流产，10% 继发于足月妊娠或异位妊娠。其中，侵蚀性葡萄胎全部继发于葡萄胎，多发生在葡萄胎清除后 6 个月内，一般恶性程度不高，多数只发生局部侵犯，仅 4% 并发远处转移，预后较好。绒癌可继发于葡萄胎，多发生在葡萄胎清除后 1 年以上，也可继发于足月产、流产、异位妊娠后；其恶性程度高，主要经血行转移，转移早而广泛，对化疗十分敏感，随着诊疗技术及化疗的不断发展，绒癌患者的预后得到了极大改善。

（一）病理

1. 侵蚀性葡萄胎　大体观见子宫肌壁内有水疱状组织（图 6-2）。镜下见水疱状组织侵入子宫肌层，有绒毛结构，滋养细胞增生和分化不良。

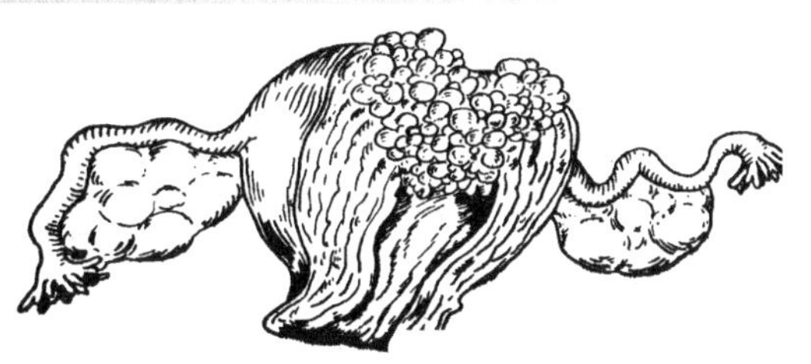

图 6-2　侵蚀性葡萄胎穿孔及双侧卵巢黄素囊肿

2. 绒毛膜癌　大体观见肿瘤侵入子宫肌层，子宫不规则增大，常伴出血、坏死。镜下可见滋养细胞高度增生，分化不良，

绒毛结构消失，并广泛侵入子宫肌层形成出血坏死。肿瘤不含间质和自身血管，瘤细胞靠侵蚀母体血管获取营养。

考点：两种妊娠滋养细胞肿瘤的鉴别、治疗原则

（二）处理原则

采用以化疗为主，手术和放疗为辅的综合治疗。

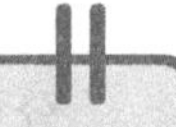

护考链接

绒毛膜癌与侵蚀性葡萄胎的主要区别是

A. 有无阴道流血　　B. 盆腔包块　　C. 有无远处转移

D. 有无葡萄胎史　　E. 有无绒毛结构

分析：绒毛膜癌与侵蚀性葡萄胎的主要区别有无绒毛结构，故选E。

二、护　　理

（一）护理评估

1. 健康史　询问患者的月经史、生育史；询问既往病史，包括滋养细胞疾病史；若曾患葡萄胎，应详细了解葡萄胎清宫的时间、次数、水疱的数量和大小，清宫后阴道出血、子宫复旧、hCG和胸片检查等情况；询问有无转移灶症状（如咳嗽、咯血、头痛、呕吐、偏瘫等）；了解是否接受过化疗，所用药物名称、剂量及用药时间、效果、机体反应等。

2. 身体状况

(1) 无转移滋养细胞肿瘤：大多数继发于葡萄胎妊娠。

1) 不规则阴道出血：葡萄胎清除后、流产或足月产后，有持续的不规则阴道流血，或表现为一段时间的正常月经后出现不规则出血。

2) 子宫复旧不全或不均匀增大：葡萄胎排空后4～6周子宫未恢复正常大小，质地较软。也可表现为子宫不均匀性增大，系因肌层内病灶部位和大小的影响。

3) 卵巢黄素化囊肿：由于hCG的持续作用，葡萄胎清除后、流产或足月产后，一侧或双侧的卵巢黄素化囊肿可持续存在。

4) 腹痛：很少发生。若病灶穿透子宫浆膜层时，可引起急性腹痛及腹腔内出血的症状。黄素化囊肿发生扭转或破裂时也可引起急性腹痛。

考点：滋养细胞肿瘤最常见的转移部位

5) 假孕症状：由于hCG、雌孕激素的作用，患者可出现乳房增大，乳头、乳晕着色，外阴、阴道、子宫颈着色，生殖道变软等。

(2) 转移性滋养细胞肿瘤：更多发生于非葡萄胎妊娠后或经组织学证实的绒癌。最常见的转移部位是肺（80%），其次是阴道（30%）、盆腔（20%）、肝（10%）、脑（10%）。滋养细胞的生长特点是破坏血管，因此转移灶的共同特点是局部出血。

1) 肺转移：典型表现为咳嗽、咯血、胸痛及呼吸困难，常呈急性发作。

2) 阴道转移：病灶常位于阴道前壁及穹隆，呈紫蓝色结节，破溃可引起不规则阴道出血或大出血。

3) 肝转移：多同时伴有肺转移，可表现为右上腹或肝区疼痛、黄疸，病灶穿破肝包膜可导致腹腔内出血。

4) 脑转移：预后凶险，为主要的致死原因；一般同时伴有肺转移和（或）阴道转移；

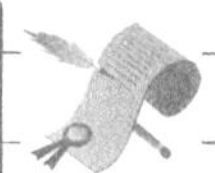

可先出现一过性脑缺血症状的瘤栓期（突然跌倒、暂时失语等），继而发展为脑瘤期，出现头痛、喷射性呕吐、偏瘫、抽搐直至昏迷，最后进入脑疝期，压迫生命中枢，最终死亡。

3. 心理－社会状况 患者及家属因担心疾病预后而感到恐惧、悲哀、不能接受现实；对治疗失去信心导致焦虑、绝望。若需手术切除子宫，因担心改变女性特征和失去生育能力而受到歧视，产生自卑心理。

4. 辅助检查

(1) 血 hCG 测定：hCG 水平是妊娠滋养细胞肿瘤的主要诊断依据。葡萄胎清宫后 hCG 测定 4 次高水平呈平台状态（±10%）并持续 3 周或以上，或 3 次上升（> 10%）至少持续 2 周或以上；足月产、流产和异位妊娠超过 4 周 hCG 持续高水平或一度下降后又上升，除外妊娠残留或再次妊娠后，可诊断为妊娠滋养细胞肿瘤。

(2) 超声检查：是诊断子宫原发病灶最常用的方法。子宫可呈正常大小或不同程度的增大，肌层见高回声团块或回声不均区域。

(3) X 线胸片：是常规检查，肺转移的典型表现为棉球状或团块状阴影。

(4) CT 和磁共振检查：主要用于脑、腹腔和盆腔病灶诊断。

(5) 组织学检查：在子宫肌层内或宫外转移病灶中见到绒毛或退化的绒毛阴影，诊断为侵蚀性葡萄胎；若仅见成片滋养细胞浸润、坏死出血，未见绒毛结构，则诊断为绒癌。

（二）护理诊断 / 问题

1. 焦虑 / 恐惧 与担心疾病预后和化疗副作用有关。

2. 潜在并发症 与肺转移、阴道转移、脑转移等有关。

3. 自尊紊乱 与病程长、化疗药物副反应、可能手术切除子宫有关。

（三）护理目标

1. 患者焦虑感减轻或消失，积极配合治疗。
2. 患者未出现并发症或并发症得到及时发现和处理。
3. 患者能正确对待疾病，能说出应对化疗药物副反应的措施。

（四）护理措施

1. 一般护理 保持病室空气清新，环境安静，温度适宜。出血期间、有转移灶症状者注意卧床休息，无明显转移灶可适当活动。加强营养，鼓励患者少食多餐，注意补充铁剂，摄入高蛋白以及富含维生素 A、胡萝卜素和动物脂肪的食物。

2. 症状护理

(1) 阴道转移患者的护理：①减少局部刺激，尽量卧床休息，避免不必要的阴道检查和窥器检查，禁止做阴道冲洗，严密观察阴道有无破溃出血。②配血备用，备好各种抢救器械和物品。③破溃大出血时立即通知医生并配合抢救，用长纱条填塞阴道压迫止血。保持外阴清洁，严密观察生命体征和阴道出血情况，观察有无感染及休克。填塞的纱条应在 24 ～ 48 小时内取出，取出前做好抢救准备工作，若出血未止可重新填塞，遵医嘱输血、输液、使用抗生素预防感染。

(2) 肺转移患者的护理：①卧床休息，减轻消耗，呼吸困难者给予半卧位并吸氧。②遵医嘱给予镇静剂及化疗药物，并做好相关护理。③大量咯血时，取头低患侧卧位，保持呼吸道的通畅，并轻击背部，排出积血。迅速配合医生进行止血、抗休克治疗。

(3) 脑转移患者的护理：①尽量卧床休息，以防瘤栓期的一过性症状造成意外伤害。偏瘫、昏迷患者按相应的护理常规实施护理。②按医嘱给予静脉输液，配合医生完成止血、脱水、镇静、化疗等治疗，严格控制补液总量和速度，以防颅内压升高。③做好血 / 尿 hCG、CT 等检查配合。

(4) 腹痛：剧烈腹痛是肿瘤穿破子宫的信号，应做好手术准备。

3. 治疗配合

(1) 严密观察病情：观察阴道流血情况并记录出血量；监测生命体征；动态观察血 hCG 的水平，识别转移灶症状，发现异常及时通知医生处理。

(2) 接受化疗者按化疗常规护理（详见本章第 3 节）。.

(3) 接受手术治疗者按妇科手术前后护理常规实施护理。

4. 心理护理 评估患者及家属的心理状态，耐心倾听患者诉说，了解其对治疗进展和预后的真实想法，给予相关的解释，提供化疗及其护理的信息，帮助其树立战胜疾病的信心，减少患者及家属的心理压力。

考点：妊娠滋养细胞肿瘤的护理

5. 健康指导 指导患者摄入高蛋白、高维生素、易消化食物，鼓励患者多进食，增强机体抵抗力。注意休息，不过分劳累。保持外阴清洁以防感染。治疗结束后应严密随访，于出院后 3 个月进行第一次随访，以后每 6 个月随访 1 次直至 3 年，此后每年 1 次直至 5 年，以后每 2 年 1 次。随访内容同葡萄胎，随访期间应严格避孕，一般化疗停止≥ 12 个月后方可妊娠。

护考链接

1. 绒毛膜癌最常见的转移部位是

A. 阴道　　B. 肝　　C. 肺

D. 骨　　E. 脑

分析：妊娠滋养细胞肿瘤最常见的转移部位是肺，故选 C。

2. 关于妊娠滋养细胞肿瘤阴道转移患者的护理，下述错误的是

A. 尽早开始化疗　　B. 未破溃的患者可多下床活动

C. 减少一切增加腹压的因素　　D. 做好大出血抢救的各项准备

E. 避免不必要的阴道检查

分析：发生阴道转移者要尽量卧床休息，减少走动，以免引起破溃大出血，故选 B。

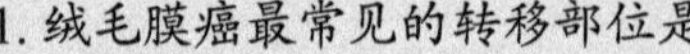

（五）护理评价

1. 患者焦虑感减轻或消失，能积极配合治疗。
2. 患者未出现并发症或并发症得到及时救治。
3. 患者能接受治疗方案，懂得应对化疗副反应的护理知识和技能。

案例 6-2 分析

结合患者葡萄胎病史、清宫后出现阴道流血、咳嗽和咯血症状、尿 hCG(+)、肺部有转移灶影，该病例可诊断为侵蚀性葡萄胎，首选化疗，助产士应做好化疗的护理配合。

第 3 节　化疗患者的护理

案例 6-3

患者，女，40 岁。葡萄胎清宫术后 13 个月，出现阴道不规则出血 20 日，伴咳嗽、咯

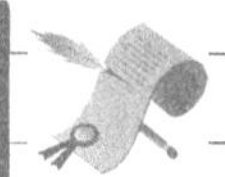

血10日，近2天出现视物模糊。患者面色苍白，家属搀扶入院。X线显示双肺结节状阴影，血hCG增高。诊断为绒毛膜癌，拟行化疗。

问题：1. 化疗中可能的护理问题有哪些？

2. 化疗过程中如何实施护理？

一、概　　述

化学药物治疗（简称化疗）是采用化学药物在分子水平上纠正和阻断各种致癌因素所致的细胞异常增殖、杀死肿瘤细胞、抑制肿瘤细胞生长繁殖和促进肿瘤细胞分化的一种治疗方式。滋养细胞疾病是所有肿瘤中对化疗最为敏感的一种，也是迄今预后最好的恶性肿瘤，治愈率超过90%。

（一）常用化疗药物种类及给药方法

1. 烷化剂　临床常用的有邻脂苯芥和硝卡芥，一般以静脉给药为主。

2. 抗代谢药　临床常用的有甲氨蝶呤及氟尿嘧啶。甲氨蝶呤一般经口服、肌肉、静脉给药；氟尿嘧啶口服不吸收，需静脉给药。

3. 抗肿瘤抗生素　临床常用放线菌素D，一般静脉给药。

4. 植物类抗肿瘤药　临床常用长春碱及长春新碱，一般静脉给药。

5. 局部用药　除以上口服、肌肉、静脉给药方法外，为了提高化疗药物在局部组织的浓度，可选择不同部位的局部给药，可减轻毒性反应，如腹腔内给药、鞘内注射、动脉插管局部灌注化疗、靶向治疗等方法。

（二）常用化疗方案

目前主张，低危患者选择单一药物化疗，推荐用药：甲氨蝶呤、氟尿嘧啶、放线菌素D等；高危患者选择联合化疗，国内首选：氟尿嘧啶为主的方案和EMA-CO方案（依托泊苷，放线菌素D，甲氨蝶呤，四氢叶酸，长春新碱）。

（三）化疗药物的毒副反应

1. 骨髓抑制　最常见。主要表现为外周血白细胞和血小板减少，对红细胞影响较小，在停药后多可恢复。白细胞减少易发生感染，血小板减少可出现牙龈出血、鼻出血、皮下淤血等出血倾向。

2. 消化系统损害　最常见为恶心、呕吐，多在用药后2～3天出现，5～6天达到高峰，停药后逐步好转。还可出现消化性溃疡，以口腔溃疡最为明显，多在用药后7～8天出现，停药后一般自然消失。

3. 神经系统损害　长春新碱对神经系统有毒性作用，患者可出现指（趾）端麻木、复视等。

4. 药物中毒性肝炎　主要表现为用药后血氨基转移酶升高，一般在停药后一定时期内恢复，未恢复时不能继续化疗。因此，应注意监测肝功能。

5. 泌尿系统损伤　环磷酰胺对膀胱有损害，可出现尿频、尿急、血尿等症状；顺铂、甲氨蝶呤对肾脏有一定的毒性，肾功能正常者方可使用。

考点：滋养细胞肿瘤化疗的毒副反应

6. 脱发和皮疹　脱发最常见于放线菌素D，停药后可恢复。皮疹最常见于甲氨蝶呤，严重者可引起剥脱性皮炎。

二、护　　理

（一）护理评估

1. 健康史　了解患者的肿瘤病史，包括发病时间、治疗经过、治疗效果、目前身体状况。采集患者既往用药史，尤其是化疗药物使用史和药物过敏史。了解患者有无血液系统、消化系统及泌尿系统疾病史。

2. 身体状况　了解患者的饮食状况、睡眠形态、生活习惯、大小便情况及自理程度。评估患者的营养状况、意识状态、面容与表情，测量生命体征，检查皮肤黏膜、淋巴结有无异常，检查心肺等重要脏器，评估原发肿瘤的症状及体征。准确测量体重为正确计算和调整药量提供依据，选择早晨空腹、排空大小便后测量，尽量减少衣服的重量，一般在每次用药前和用药中各测一次。

考点：化疗护理中测量体重的时间

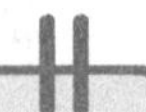

护考链接

患者，女，32岁。因绒毛膜癌入院接受化疗，为确保化疗药物的准确剂量，护士应何时为患者测量体重

A. 每次用药前　　B. 每次用药后

C. 每次用药中　　D. 每次用药前和用药中

E. 每次用药前、中、后

分析：化疗过程中，每疗程前测量体重可准确计算用药量，用药中测量体重可观察药物毒副反应，故答案为A。

3. 心理－社会状况　仔细询问患者对疾病和化疗的认知情况、接受程度，有无焦虑、恐惧等情绪反应；对曾接受过化疗的患者，了解患者是否对再次化疗或需长期治疗缺乏信心，产生悲观、抑郁、绝望等反应。

4. 辅助检查　监测血常规、尿常规、肝肾功能、血小板计数等，判断能否实施化疗，了解化疗药物的毒性反应。

（二）护理诊断／问题

1. 焦虑　与担心化疗的毒副反应和治疗效果有关。

2. 营养失调：低于机体需要量　与化疗所致的消化道反应有关。

3. 有感染的危险　与化疗所致的白细胞减少、机体抵抗力下降有关。

4. 体像紊乱　与化疗所致的脱发有关。

（三）护理目标

1. 患者焦虑感减轻或消失，积极配合治疗。

2. 患者能正常进食，满足机体的营养需要。

3. 患者未发生感染或感染得到及时发现和治疗。

4. 患者能接受脱发的变化。

（四）护理措施

1. 一般护理　提供安静舒适的休养环境，保持病室空气清新，温度、湿度适宜。指导患者合理进食，保证充足的睡眠。根据患者的身体状况，在化疗期间指导其适当活动。

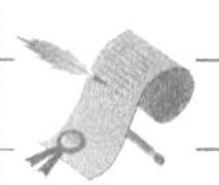

2. 症状护理

(1) 血液系统毒副反应的护理：定期监测白细胞计数，WBC ＜ 4.0×10^9/L，不能用药；WBC ＜ 3.0×10^9/L，考虑停药并给予升白细胞药物；WBC ＜ 1.0×10^9/L，应采取保护性隔离措施，减少探视，净化空气，遵医嘱使用抗生素、输新鲜血或白细胞浓缩液；白细胞降低者还应加强个人卫生宣教，保持良好生活习惯。血小板降低的患者应指导其避免磕碰、划伤，有出血倾向者应绝对卧床休息；进行护理操作时动作要轻柔；注意观察病变部位及全身症状，备好抢救用止血物品及药品；必要时输新鲜血或血小板。

(2) 消化道毒副反应的护理：尽可能提供清淡、易消化、可口的饮食，并创造良好的进餐环境；合理安排用药时间；遵医嘱给予镇吐剂。呕吐、腹泻严重者予以禁食，记录 24 小时出入量，遵医嘱静脉补液以纠正水、电解质平衡紊乱。

(3) 口腔护理：指导患者保持口腔清洁卫生，预防口腔炎症。口腔黏膜充血者可局部用西瓜霜喷剂；出现口腔溃疡者应采用软毛牙刷刷牙，用清洁水漱口，进食前后用消毒液漱口，勿用牙签剔牙；给予温凉的流食或软食，避免辛辣、冷硬等刺激性食物；溃疡疼痛影响进食者，可在饭前 15 分钟使用丁卡因溶液敷溃疡面以减轻疼痛。

(4) 脱发护理：向患者解释脱发的原因，说明停药后可恢复；指导患者避免用力梳理头发，佩戴假发或帽子、画眉，以维持自我形象的完整。

3. 治疗配合

(1) 用药护理

1) 合理配药：根据医嘱严格做到“三查七对”，尤其重视核对化疗方案，联合用药者要根据药物的性质安排好用药顺序。正确溶解和稀释药物，并做到现配现用，一般常温下从配药到使用应不超过 1 小时。要求避光的化疗药物（如放线菌素 D、顺铂等）取出后应使用避光罩。

2) 控制给药速度：遵医嘱正确调节滴速，以确保疗效并减少毒副反应。

3) 合理使用和保护血管：有计划地选择穿刺血管，一般由细小静脉到大静脉，由远心端到近心端，忌用末梢循环差的血管，并采用交替注射法。先用生理盐水穿刺，确认针头在血管内再注入化疗药，滴完后再注入一定量的生理盐水冲管，以减少残留药物对穿刺部位的刺激，预防局部静脉炎和坏死。

4) 药液外渗的护理：用药过程中注意加强巡视，发现药液外渗应立即停止滴注、拔出针头，局部冷敷，用生理盐水或普鲁卡因局部封闭，最后可用硫酸镁湿敷，以减轻疼痛和肿胀，预防局部组织坏死。

(2) 预防感染：保持病室清洁，每日通风、消毒；加强营养，提高机体抵抗力；定期监测体温、白细胞计数，及早发现感染；遵医嘱使用抗生素。

4. 心理护理　向患者及家属讲解化疗药物可能的毒副反应、可采取的应对措施，并积极给予帮助，鼓励其树立战胜疾病的信心。鼓励患者与治愈病友交流，激发患者自信心，以最佳的心境接受治疗和护理，帮助患者度过脱发等造成的心理危险期。

5. 健康指导　①少食多餐，给予高蛋白、高维生素、低脂、软质、易消化的饮食，忌食辛辣、油腻、刺激性食物；②保持皮肤干燥、清洁，尽量不去公共场所，非去不可时戴口罩；③详细给患者讲解化疗护理常规，帮助患者掌握化疗药物毒副反应的应对措施。

考点：化疗的护理措施

（五）护理评价

1. 患者情绪稳定，能正确认识疾病，配合治疗和护理。

2. 患者能坚持进食，未发生水、电解质平衡紊乱。

3. 患者住院期间未发生感染。

4. 患者能以平和的心态接受外形的变化，并能采取正确的应对措施。

案例 6-3 分析

患者化疗过程中可能存在焦虑、营养失调、体像紊乱和感染等护理问题。应指导患者进食营养丰富、质软、易消化饮食，注意休养环境和自身的清洁卫生，不出入公共场所，指导患者学会应对化疗不适的技巧。

小结

葡萄胎是良性病变，部分可发展为妊娠滋养细胞肿瘤；其典型的临床表现是停经后阴道流血和子宫异常增大；B 超检查和血 hCG 测定是常用的诊断方法，组织学诊断是确诊依据；一经确诊要及时清宫，护理重点是做好清宫术的护理配合；指导患者定期随访 1 年并严格避孕。妊娠滋养细胞肿瘤多继发于葡萄胎，可较早发生血行转移，最常见的转移部位是肺；主要表现为异常阴道流血和转移灶的症状；血清 hCG 异常升高是主要的诊断依据，影像学和组织学证据支持诊断；治疗以化疗为主。化疗过程中要加强用药护理和常见毒副反应的护理。

自测题

A_1 型题

1. 葡萄胎患者最佳的避孕方式是（ ）
   A. 口服避孕 B. 宫内节育器
   C. 安全期避孕 D. 阴茎套
   E. 紧急避孕

2. 侵蚀性葡萄胎的治疗原则是（ ）
   A. 手术为主，化疗为辅
   B. 化疗为主，手术为辅
   C. 手术为主，放疗为辅
   D. 放疗为主，手术为辅
   E. 放疗为主，化疗为辅

3. 下列实验室检查中与葡萄胎随访有关的是（ ）
   A. T_3 B. AFP
   C. hCG D. E_3
   E. CA125

4. 葡萄胎的临床表现不包括（ ）
   A. 妊娠呕吐 B. 子宫异常增大
   C. 白带增多 D. 卵巢黄素化囊肿
   E. 停经后阴道出血

5. 葡萄胎黄素化囊肿处理正确的是（ ）
   A. 一般无需处理 B. 手术切除
   C. 发生扭转时切除卵巢 D. B 超下穿刺
   E. 手术切除囊肿及同侧卵巢

6. 葡萄胎患者严密随诊的原因是（ ）
   A. 有恶变的可能
   B. 出院时未痊愈
   C. 可能再次复发
   D. 血 hCG 未降至正常
   E. 观察阴道出血情况

7. 关于葡萄胎患者的处理正确的是（ ）
   A. 阴道出血不多可暂时观察
   B. 清宫术前滴注缩宫素减少术中出血
   C. 所有患者均需定期随访
   D. 清宫术后均需预防性化疗
   E. 卵巢黄素化囊肿均需手术切除

A_2 型题

8. 患者，女 28 岁。葡萄胎清宫术后 5 个月，血 hCG 明显升高，X 线显示双肺片状阴影，最可能的诊断是（ ）
   A. 葡萄胎 B. 侵蚀性葡萄胎
   C. 绒毛膜癌 D. 不全流产
   E. 卵巢癌

9. 某患者因侵蚀性葡萄胎住院化疗，治疗过程中，

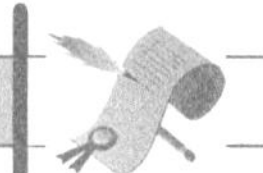

白细胞低于多少时应停止化疗或减量（　　）

A. 6.5×10^9/L　　B. 5.5×10^9/L

C. 4.5×10^9/L　　D. 3.5×10^9/L

E. 2.5×10^9/L

10. 患者，女，40岁。人流术后4个月，阴道流血3周，尿妊娠试验（+），X线胸片检查见双肺有棉絮状阴影，宫腔刮出物病理检查未见绒毛结构。该患者考虑为（　　）

A. 葡萄胎　　B. 侵蚀性葡萄胎

C. 绒癌　　D. 吸宫不全

E. 流产后感染

A_3/A_4 型题

（11～12题共用题干）

患者，女，25岁，已婚未育。停经2月余，阴道不规则出血1周，出血中混有水疱样组织，B超提示子宫大于正常妊娠月份，双侧卵巢有黄素化囊肿。

11. 可能的诊断是（　　）

A. 异位妊娠　　B. 先兆流产

C. 葡萄胎　　D. 不全流产

E. 难免流产

12. 确诊后首先应行（　　）

A. 清除宫腔内容物　　B. 子宫全切术

C. 预防性化疗　　D. 手术切除卵巢

E. 遵医嘱使用止血药物

（马星丽）

7

第 7 章　生殖内分泌疾病患者的护理

生殖内分泌疾病是妇科的常见病，可因下丘脑 - 垂体 - 卵巢轴功能异常或器质性病变引起。临床上主要表现为月经周期、经期和（或）经量异常，或伴发某些异常症状。例如，我们身边的某些同学每个月都因来月经时腹痛而影响学习，50 岁左右的阿姨常因月经紊乱、阵发性潮热、出汗等不适而烦恼。她们究竟怎么了？如何帮助她们走出困境？通过学习本章的内容，就能找到解决问题的“金钥匙”。

第 1 节　功能失调性子宫出血患者的护理

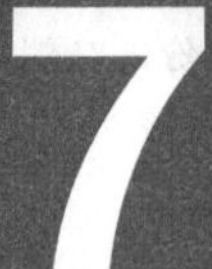

案例 7-1

妇科门诊护士小李，接诊了一对母女患者。女儿兰兰 16 岁，月经来潮已 2 年，周期 20 天～2 个月不等，经期 8～12 天，本次月经来潮 15 天未净。兰兰妈 49 岁，近 1 年来月经不规律，周期 40 天～3 个月，此次停经 2 个半月，阴道流血 2 天，量多，伴头晕、乏力。

问题： 1. 导致兰兰和妈妈月经失调的原因是什么？

2. 护士应配合医生采取哪些止血措施？

功能失调性子宫出血简称“功血”，是指由于下丘脑 - 垂体 - 卵巢轴功能失调而引起的异常子宫出血。功血可发生于月经初潮至绝经前的任何年龄，分为无排卵性和排卵性两类。无排卵性功血发病率约 85%，多见于青春期及绝经过渡期妇女，也可发生于生育年龄妇女；排卵性功血多见于生育期妇女。

考点： 功血的概念和分类

一、概　　述

（一）病因

1. 无排卵性功血　机体受到内外诸多因素，如精神过度紧张、环境改变、过度运动、营养不良、代谢紊乱、慢性疾病、酗酒及其他药物等影响，通过大脑皮质及中枢神经系统引起下丘脑 - 垂体 - 卵巢轴功能异常或靶细胞效应异常，从而导致月经失调。

青春期由于下丘脑 - 垂体 - 卵巢轴激素间的反馈调节尚未成熟，大脑中枢对雌激素的正反馈作用存在缺陷，卵泡刺激素（FSH）处于持续低水平状态，月经中期无黄体生成素（LH）高峰形成，因此大量卵泡成批发育却不能成熟且排卵。绝经过渡期卵巢功能逐渐衰退，卵巢对垂体促性腺激素反应低下，卵泡发育受阻而不排卵。生育期妇女可因应激、流产或疾病等影响而无排卵。

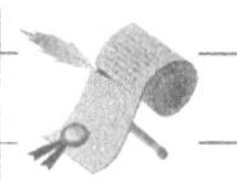

各种原因引起的无排卵均可导致子宫内膜仅有单一雌激素刺激而无孕激素拮抗，以致发生雌激素撤退性出血或突破性出血。

2. 排卵性功血　多发生于生育期妇女，分为月经过多和月经间期出血两类。月经间期出血又分为黄体功能异常和围排卵期出血。

(1) 月经过多：可能与子宫内膜纤溶酶活性过高或前列腺素血管舒缩因子分泌失调有关。

(2) 黄体功能异常：分为黄体功能不全和子宫内膜不规则脱落。①黄体功能不全：由于调节生殖的神经内分泌功能紊乱，排卵后黄体发育不良，孕激素分泌不足，使黄体期缩短，子宫内膜分泌反应不良；②子宫内膜不规则脱落：由于黄体萎缩时间延长，内膜持续受孕激素影响而不能如期完整脱落。

(3) 围排卵期出血：由于排卵期雌激素水平短暂下降，部分子宫内膜发生脱落出血。

（二）治疗原则

功血首选药物治疗。①无排卵性功血：青春期与生育期患者治疗以止血、调整周期、促排卵为原则；绝经过渡期患者以止血、调整周期、减少出血量、防止子宫内膜病变为原则。②排卵性功血：以止血和促进黄体功能恢复为原则。

考点：各种类型功血的治疗原则

二、护　　理

（一）护理评估

1. 健康史　询问患者的年龄、月经史、婚育史及采取何种避孕措施；了解有无引起异常子宫出血的全身性疾病（如肝病、高血压、血液病、代谢性疾病史等）或生殖器官本身器质性病变史；有无使用性激素不当引起子宫出血的可能；详细询问本次阴道流血发生的时间、出血情况、发病前有无停经史和引起月经紊乱的诱发因素（如精神过度紧张、环境改变、过度运动等）存在、诊疗经过及所用药物的名称、剂量及效果；了解有无感染和贫血征象。

2. 身体状况　进行全身体格检查了解患者的精神和营养状况，甲状腺及乳房发育情况，有无贫血貌、出血点、紫癜、黄疸等。盆腔检查生殖器官无明显器质性病变。

(1) 无排卵性功血：最常见的症状是子宫不规则出血，特点为月经周期紊乱，经期长短不一，经量多少不定。可表现为大量或长时间阴道流血或淋漓不尽的少量不规则阴道流血，长时间或大量出血可继发贫血甚至休克。出血期间无腹痛或其他不适。

链接

异常子宫出血类型

异常子宫出血的类型包括：①月经过多：周期规则，经期延长（＞7 天）或经量增多（＞80ml）；②月经过频：月经频发，周期缩短（＜21 天）；③子宫不规则出血过多：周期不规则，经期延长，经量多；④子宫不规则出血：周期不规则，经期延长，经量正常。

考点：各种类型功血的身体状况评估

(2) 排卵性功血：：①月经过多：周期规则，经期正常，经量增多（＞80ml）；②黄体功能不全：月经频发，周期缩短，有时周期虽在正常范围，但卵泡期延长，黄体期缩短，常出现不易受孕或孕早期流产；③子宫内膜不规则脱落：月经周期正常，但经期延长，达 9 ～ 10 天，且经量增多，严重者可继发贫血或感染；④围排卵期出血：出血期≤ 7 天，一般为 1 ～ 3 天，出血停止数天后又出血，量少，时有时无。

3. 心理－社会状况 青春期患者常因害羞或对疾病认识不足而不及时就诊，以致继发贫血或感染而产生恐惧、焦虑心理，影响身心健康和日常工作；生育期妇女常因流产或不孕产生心理负担；绝经过渡期妇女因担心出血与肿瘤有关而出现焦虑不安。

4. 辅助检查

(1) 全血细胞计数、凝血功能检查：了解有无贫血及凝血、出血功能障碍性疾病。

(2) 妊娠试验：有性生活史者进行血 hCG 定量检测或尿妊娠试验，排除妊娠和妊娠相关性疾病。

(3) 盆腔 B 超：了解子宫大小、形状、宫腔内有无赘生物、子宫内膜厚度及其他生殖器官有无器质性病变。

考点：各种类型功血的诊刮时间

(4) 诊断性刮宫：简称诊刮，是已婚患者首选的方法。既能止血，又能明确子宫内膜病理类型。为确定卵巢有无排卵和黄体功能，应在经前期或月经来潮 6 小时内刮宫，无排卵性功血子宫内膜病理学检查可见增生期变化或子宫内膜增生症，黄体功能不足者子宫内膜显示分泌反应不良；子宫内膜不规则脱落，于月经周期第 5 ～ 6 日刮取子宫内膜活检，可见到分泌期内膜与增生期内膜并存；不规则阴道出血或大量出血时可随时刮宫。

(5) 宫颈炎：可在直视下选择病变区进行活检，了解宫腔内有无占位性病变。

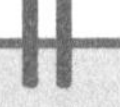

护考链接

患者，女，29 岁。4 个月前流产一次，术后月经周期正常，经期为 12 ～ 14 天，经量不多。医生考虑为子宫内膜不规则脱落，拟行诊刮术。护士告知患者诊刮的时间是

A. 月经前期　B. 月经来潮 6 小时内　C. 月经来潮 12 小时内

D. 随时诊刮　E. 月经周期第 5 ～ 6 天

分析：于月经周期第 5 ～ 6 日刮取子宫内膜活检，若见到分泌期内膜与增生期内膜并存可诊断为子宫内膜不规则脱落，故答案为 E。

考点：各种类型功血的基础体温特点

(6) 基础体温测定：①无排卵性功血：基础体温呈单相型（图 7-1）；②黄体功能不全：基础体温呈双相型，排卵后体温上升缓慢，上升幅度偏低，高温相小于 11 天（图 7-2）；③子宫内膜不规则脱落：基础体温呈双相型，高温相下降缓慢（图 7-3）。

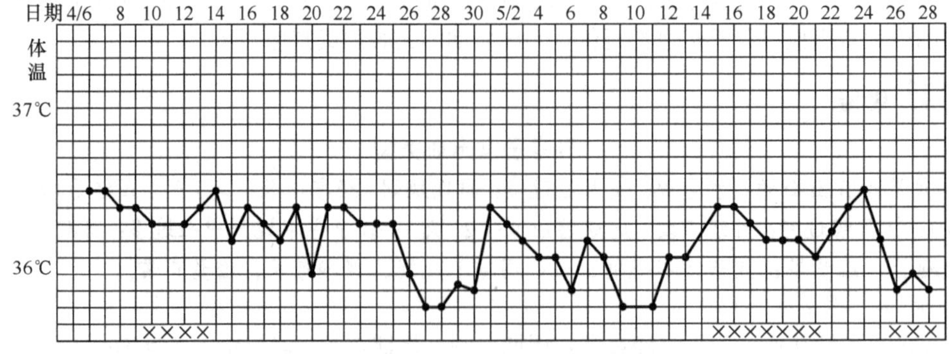

图 7-1　基础单相型（无排卵性功血）

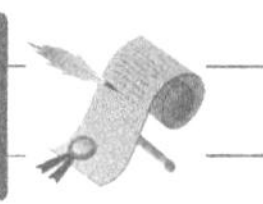

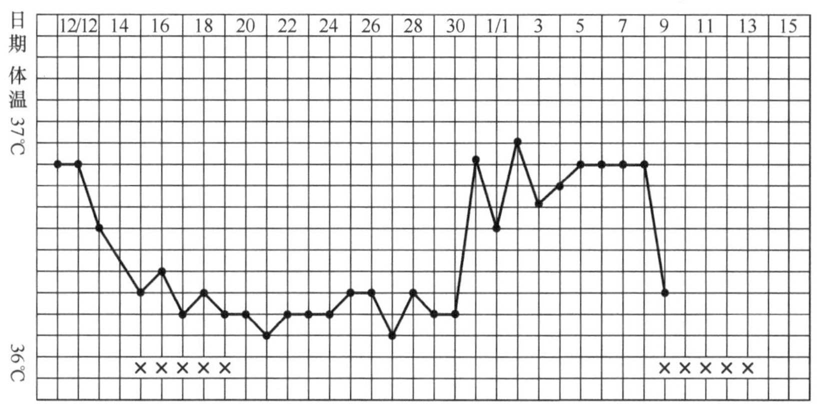

图 7-2 基础双相型（黄体功能不全）

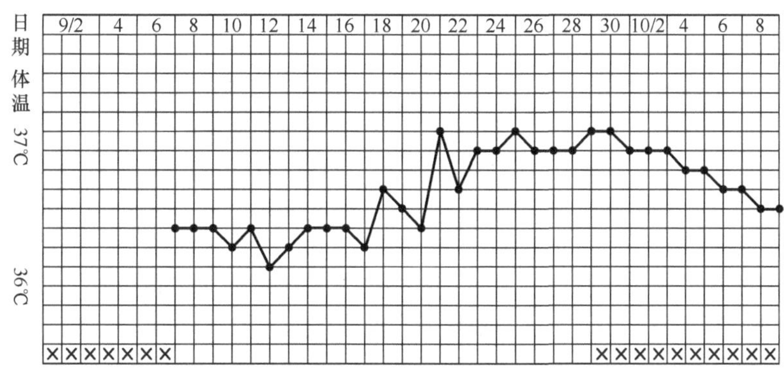

图 7-3 基础双相型（子宫内膜不规则脱落）

(7) 激素测定：测血孕酮值可了解有无排卵和黄体功能。测血睾酮、垂体催乳激素水平及甲状腺功能以排除其他内分泌疾病。

案例 7-1 分析 1

兰兰正处于青春期，由于下丘脑 - 垂体 - 卵巢轴激素间的反馈调节尚未成熟，月经中期无黄体生成素（LH）/ 卵泡刺激素（FSH）高峰形成而不能排卵；兰兰妈妈处于绝经过渡期，卵巢功能逐渐衰退，卵泡发育受阻而不排卵。使子宫内膜仅有单一雌激素刺激而无孕激素拮抗，发生无排卵性功血。表现为月经周期紊乱，经期长短不一，经量多少不定。

（二）护理诊断 / 问题

1. 焦虑 / 恐惧 与反复阴道流血、担心疾病性质和预后有关。

2. 有感染的危险 与子宫异常出血导致贫血、机体抵抗力下降有关。

3. 知识缺乏 缺乏正确使用性激素的相关知识。

4. 潜在并发症：贫血、休克 与反复阴道流血或大量出血有关。

（三）护理目标

1. 患者焦虑情绪减轻，能正确认识疾病，积极配合治疗和护理。

2. 住院期间不发生贫血和感染，或者感染得到及时发现与治疗。

3. 患者能说出正确使用性激素的方法和注意事项。

（四）护理措施

1. 一般护理 出血期间卧床休息，保证充足的睡眠，避免过度劳累和剧烈运动。加强营养，注意补充铁剂、维生素 C 和蛋白质以纠正贫血。多食粗纤维食物，保持大便通畅。

2. 症状护理

(1) 阴道流血：大出血者注意观察并记录患者生命体征、面色及意识状态，嘱患者保留出血期间使用过的内裤和会阴垫，以便准确估计出血量。出血多者配合医生采取止血、配血和输血措施，以维持正常血容量。

(2) 感染征象：观察患者体温、脉搏、子宫体有无压痛、阴道流血的颜色和气味，监测白细胞计数和分类。发现感染征象，做好会阴部护理，遵医嘱使用抗生素。

3. 治疗配合

(1) 无排卵性功血

1) 止血：以激素类药物止血为主，尽可能使用最小有效剂量，规范用药。对大量出血患者，性激素治疗要求 8 小时内见效，24 ～ 48 小时内出血基本停止，若超过 96 小时仍未止血，应考虑器质性病变引起出血的可能。①雌孕激素联合用药：止血效果较单一药物好。常用第三代避孕药（妈富隆）口服，每次 1 ～ 2 片，每 8 ～ 12 小时一次，血止 3 日后每 3 日递减 1/3 量直至维持量（每日 1 片），维持至 21 日。②单纯雌激素：最常用于青春期功血。大剂量雌激素可促使子宫内膜生长，短期内修复创面从而达到止血目的。可口服结合雌激素 1.25mg，每 4 ～ 6 小时一次，血止 3 日后逐渐递减至维持量，至血止后 21 日停药。也可口服戊酸雌二醇。所有雌激素疗法在血红蛋白达到 90g/L 以上后，于停药前 7 ～ 10 日加用甲羟孕酮 10mg，口服，每日 1 次，以使子宫内膜由增生型转化为分泌型。③单纯孕激素：适用于体内已有一定雌激素水平、血红蛋白达到 80g/L 以上的患者。孕激素使处于持续增生的子宫内膜转化为分泌期，停药后出现撤药性出血，内膜脱落较完全，又称“药物性刮宫”。常用甲羟孕酮、甲地孕酮（妇宁片）或炔诺酮（妇康片）等。④手术治疗：刮宫术适用于已婚、尤其是年龄＞ 35 岁，出血时间长或出血量多的患者，既能明确诊断，又能迅速止血；对药物治疗效果不佳或不宜用药且无生育要求的患者，可行子宫内膜或子宫切除术。根据手术方式遵医嘱做好术前准备和术后护理。⑤其他辅助止血方法：如雄激素治疗，氨甲环酸或酚磺乙敏、维生素 K 等止血药。

2) 调整月经周期：使用性激素止血后，必须调整月经周期。常用方法：①雌、孕激素序贯疗法：即人工周期，适用于青春期和生育期功血内源性雌激素水平较低者。于撤药性出血第 5 日起口服妊马雌酮 1.25mg，每晚一次，连服 21 日，至服药第 11 日起加服甲羟孕酮 10mg，每日 1 次，连用 10 日，停药后 3 ～ 7 日出现撤药性出血。连用 3 个周期为一疗程。②雌、孕激素联合法：常用口服避孕药可调整月经周期，尤其适用于有避孕要求的患者。但有血栓性疾病、心脑血管疾病高危因素及 40 岁以上的吸烟女性不宜应用。③孕激素后半周期疗法：适用于青春期或增生期内膜的功血患者。于月经周期后半期（撤药性出血的第 16 ～ 25 日）服用甲羟孕酮 10mg 或微粒化黄体酮 200 ～ 300mg，每日 1 次，连用 10 ～ 14 日。④宫内孕激素释放系统：在宫腔内放置含孕酮或左炔诺孕酮宫内节育器，可抑制内膜生长，减少出血。

3) 促排卵：适用于生育期尤其是无排卵不孕症功血患者。常用药物有氯米芬 (CC)、尿促性素 (HMG)、绒促性素 (hCG) 等（具体用法参照本章第 2 节）。

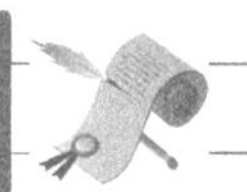

案例7-1分析2

兰兰属于青春期无排卵性功血，可口服结合雌激素止血，血止后给人工周期治疗调整月经周期。兰兰妈为绝经过渡期无排卵性功血，出血量多，应行诊刮术止血，并将刮出物送病理检查，血止后口服妈富隆调整月经周期。嘱患者按医嘱服药，服药期间出现阴道流血及时就诊。

(2) 排卵性功血

1) 月经过多：常用氨甲环酸或酚磺乙敏、维生素K等止血药，也可使用宫内孕激素释放系统或口服复方短效避孕药。

2) 黄体功能不全：可口服小剂量雌激素或氯米芬，促进卵泡发育；也可于基础体温上升后，隔日肌内注射hCG 1000～2000U，共5次。或每日肌内注射黄体酮10mg，连用10～14日。

3) 子宫内膜不规则脱落：于排卵后1～2日或下次月经前10～14日开始，每天口服甲羟孕酮10mg，连用10日。有生育要求者可肌内注射黄体酮，无生育要求者可口服单相避孕药。

4) 围排卵期出血：可口服复方短效避孕药，抑制排卵，调整月经周期。

4. 心理护理　鼓励患者说出内心的感受，耐心倾听患者诉说，向患者解释病情，提供相关治疗护理信息，说明使用性激素治疗的必要性，使患者解除思想顾虑，减轻焦虑、恐惧心理。指导患者采用放松技术（如听音乐、看电视等），分散注意力。

5. 健康指导

(1) 指导正确使用性激素：①遵医嘱正确服用性激素，不得随意停服和漏服，以免引起异常子宫出血，服药期间出现不规则阴道流血应及时就诊；②药物必须在血止后3天按医嘱减量，以免减量过快而致子宫出血；③雌激素口服可能引起恶心、呕吐等胃肠道反应，可饭后或睡前服用；④有血液高凝倾向或血栓性疾病史者禁忌使用；⑤对青春期和有生育要求的妇女选用天然性激素。

考点：使用性激素治疗的注意事项

(2) 流血期间禁止游泳、盆浴及性生活，避免剧烈活动，保持会阴部清洁。

(3) 指导患者出现阴道流血应及时就医，青春期女性防止因害羞而延误治疗，绝经过渡期妇女应警惕发生子宫内膜癌的可能。

护考链接

患者，女，45岁，已婚。既往月经规律，近一年来月经周期25～45天，经期8～10天，本次月经量多且持续12天尚未干净，伴头晕、乏力。妇科检查见子宫稍大，双附件无异常。

1. 针对李女士的病情，最可能的疾病诊断是

A. 无排卵性功血　　B. 黄体功能不全　　C. 子宫内膜不规则脱落

D. 围排卵期出血　　E. 正常月经

分析：该患者处于绝经过渡期，出现月经失调，周期紊乱，经期长短不一，经量多少不一，符合无排卵性功血的主要特点，故选A。

护考链接

2. 首选下列何种止血措施

A. 使用止血药　　B. 口服大剂量雌激素　　C. 口服大剂量孕激素

D. 刮宫术　　E. 子宫内膜切除术

分析：刮宫术适用于已婚、尤其是年龄＞35岁，出血时间长或出血量多的患者，既能明确诊断又能迅速止血，故选D。

（五）护理评价

1. 患者能正确认识疾病，及时就诊，并能积极配合治疗与护理。
2. 患者住院期间未发生感染，生命体征平稳，贫血症状得到改善。
3. 患者能说出性激素的使用方法及注意事项。

第2节　闭经患者的护理

案例7-2

患者，女，19岁，不明原因出现7个月不来月经。追问病史：患者13岁月经初潮，一直以来月经规律。与男友有性生活史，经尿妊娠试验和B超检查排除了妊娠，且子宫、附件无异常。服用黄体酮后未见月经来潮，再经雌、孕激素序贯治疗后月经来潮。

问题：1. 引起该患者闭经的可能原因有哪些？

2. 护士应采取哪些护理措施？

闭经是妇科常见症状，可分为生理性闭经和病理性闭经。生理性闭经见于青春期前、妊娠期、哺乳期和绝经期后，本节不作讨论。病理性闭经分为原发性闭经和继发性闭经两类。原发性闭经是指年龄超过15岁、第二性征已发育、仍无月经来潮，或年龄超过13岁、第二性征尚未发育者。继发性闭经是曾经建立了正常月经周期，以后因某些病理性因素导致月经停止6个月或按自身原来月经周期计算停止3个周期以上者。

一、概　　述

（一）病因及分类

按照正常月经周期调节的五个环节将闭经分为：下丘脑性闭经、垂体性闭经、卵巢性闭经、子宫性闭经及下生殖道发育异常性闭经，此外还有其他内分泌功能异常引起的闭经。

1. 原发性闭经　临床较少见，多由遗传因素或先天发育缺陷引起，如米勒管发育不全综合征、雄激素不敏感综合征、对抗性卵巢综合征、生殖道异常、低促性腺激素性腺功能减退和高促性腺激素性腺功能减退（如特纳综合征、单纯性腺发育不全）等。

考点：原发性闭经和继发性闭经的概念

2. 继发性闭经　发生率明显高于原发性闭经。

(1) 下丘脑性闭经：是最常见的一类闭经，是指由中枢神经系统和下丘脑功能失调或器质性疾病引起的闭经，以功能性原因为主。常见原因有：

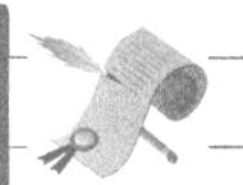

1）精神应激：如突发或长期精神压抑、紧张、忧虑、环境改变、过度劳累、情感变化、寒冷等，各种应激因素均可暂时性抑制促性腺激素释放激素（GnRH）的分泌而导致闭经，经及时治疗解除诱因可以逆转。

2）体重下降和神经性厌食：一年内体重下降 10% 左右，可引发闭经。持续进行性消瘦可使 GnRH 降至青春期前水平，使促性腺激素和雌激素水平降低而导致闭经。

3）运动性闭经：长期剧烈运动或过度舞蹈训练可抑制 GnRH 的释放而引起闭经。

4）药物性闭经：长期应用甾体类避孕药及抗精神病类药物（如奋乃静、氯丙嗪等）可使 GnRH 分泌减少或垂体催乳素分泌增多而导致闭经。停药后多能恢复月经。

5）颅咽管瘤：瘤体增大压迫下丘脑和垂体引起闭经、生殖器萎缩、肥胖、颅内压增高、视力障碍等症状，也称肥胖生殖无能营养不良症。

（2）垂体性闭经：垂体前叶器质性病变或功能失调可影响 GnRH 分泌，继而影响卵巢功能引起闭经，如垂体肿瘤、希恩综合征、空蝶鞍综合征等。

链接

希恩综合征

希恩综合征（Sheehan syndrome）：因产后大出血休克，导致腺垂体促性腺激素分泌细胞缺血坏死，引起腺垂体功能低下、肾上腺皮质功能和甲状腺功能减退，出现一系列症状：闭经、无泌乳、性欲减退、毛发脱落、第二性征减退、生殖器官萎缩、畏寒、嗜睡、低血压、视力下降、食欲减退、基础代谢率低等。

（3）卵巢性闭经：因卵巢分泌性激素水平低下，子宫内膜不发生周期性变化而导致闭经。包括：卵巢功能性肿瘤（如分泌雄激素的卵巢支持 - 间质细胞瘤、分泌雌激素的卵巢颗粒 - 卵泡膜细胞瘤）、卵巢早衰（40 岁前卵巢功能衰竭）、多囊卵巢综合征等。

（4）子宫性闭经：由于子宫内膜受损或对卵巢激素不能产生正常反应所引起的闭经。常见原因有：① Asherman 综合征：为子宫性闭经最常见的原因。多因人工流产刮宫过度或产后、流产后出血刮宫时损伤子宫内膜，导致宫腔粘连而闭经。产后或流产后感染、宫颈管粘连、子宫内膜结核及各种宫腔手术所致的感染，也可造成闭经。②子宫切除术后、手术切除或放疗破坏子宫内膜。

（5）其他：内分泌功能异常（如甲状腺功能减退或亢进、肾上腺皮质功能亢进、糖尿病等）可引起闭经。

考点：继发性闭经的常见原因

链接

世界卫生组织（WHO）根据体内激素水平的不同将闭经分为三型：①Ⅰ型：无内源性雌激素产生，卵泡刺激素（FSH）水平正常或低下，催乳素（PRL）水平正常；②Ⅱ型：有内源性雌激素产生，FSH 和 PRL 水平正常；③Ⅲ型：FSH 水平升高，卵巢功能衰竭。

（二）治疗原则

积极治疗全身性疾病，合理饮食，适度运动，保持标准体重；重视心理疏导；加强对因治疗；根据病因及病理生理，应用相应激素补充其不足或拮抗其过多；对于有生育要求，诱发排卵后未妊娠或合并有输卵管问题的闭经患者可采用辅助生育技术治疗。

二、护　理

（一）护理评估

1. 健康史　详细询问月经史（包括初潮年龄、月经周期、经期、经量、闭经期限及伴随症状）；已婚妇女应询问婚育史，注意有无产后并发症、不孕及流产史；了解有无医源性损伤（如放疗、化疗、手术等）、服药史（尤其是否服用避孕药）等；询问有无发病诱因，如精神创伤、环境改变、体重增减、饮食习惯、各种疾病及用药情况、运动、职业和学习成绩等。原发性闭经应了解生长发育史、第二性征发育情况、有无先天缺陷或其他疾病史及家族史。

2. 身体状况　观察患者的精神状态、五官生长特征、智力发育、营养与健康状况等；检查全身发育状况，测量体重、身高、四肢与躯干比例，了解有无发育畸形、甲状腺肿大等；观察第二性征如音调、阴毛和腋毛分布、骨盆形态、乳房等发育情况，挤压乳腺有无乳汁分泌；妇科检查应注意内、外生殖器的发育情况，有无先天缺陷、畸形和肿瘤等。

3. 心理 – 社会状况　患者担心闭经对自己的健康、性生活及生育能力有影响，自我认同感降低。病程长及治疗效果不佳会增加患者及家属的心理压力，导致焦虑、沮丧，甚至对治疗、护理丧失信心。同时，焦虑又会加重闭经。

4. 辅助检查　生育年龄妇女出现闭经应首先排除妊娠。通过辅助检查明确引起闭经的病因，为治疗护理提供依据。

(1) 功能试验

1) 药物撤退试验：可了解体内雌激素水平，确定闭经程度。①孕激素试验：每日肌内注射黄体酮20mg，连续5日；或每日口服甲羟孕酮10mg或微粒化黄体酮200mg，连用10日。停药后3～7日出现撤药性出血为阳性，提示子宫内膜已受一定水平雌激素影响，属Ⅰ度闭经；停药后无撤退性出血为阴性，应进一步做雌、孕激素序贯试验。②雌孕激素序贯试验：模拟正常月经周期中卵巢内分泌变化的规律，序贯应用妊马雌酮和甲羟孕酮，停药后3～7日发生撤退性出血为阳性，为Ⅱ度闭经，提示子宫内膜功能正常，可排除子宫性闭经，应进一步寻找原因；如无撤退性出血为阴性，应重复一次试验，若仍无出血，提示子宫内膜有缺陷或被破坏，可诊断为子宫性闭经。

考点：药物撤退试验的临床意义

护考链接

闭经诊断步骤中孕激素试验阳性说明

A. 需做雌激素试验　　B. 闭经原因在子宫内膜

C. 闭经原因在垂体　　D. 卵巢无性激素分泌

E. 子宫内膜已受一定雌激素影响

分析：孕激素试验阳性反应，提示子宫内膜已受一定水平雌激素影响，属Ⅰ度闭经，可排除子宫性闭经。故答案为E。

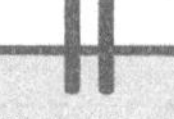

2) 垂体兴奋试验（GnRH刺激试验）：用于了解垂体对GnRH的反应性，区别垂体与下丘脑病变。方法：将LHRH 100μg溶于0.9%氯化钠注射液5ml中静脉注射。于注射前及注射后15分钟、30分钟、60分钟、90分钟分别测血LH含量。若注射后LH值升高，说明垂体功能正常，病变在下丘脑；若经多次重复试验，LH值均无升高或升高不明显，提示垂体功能减退，如希恩综合征。

(2) 激素测定：①血甾体激素测定：包括雌二醇、孕酮及睾酮测定。雌二醇水平低下，提示卵巢功能衰竭或不正常；孕酮升高提示有排卵；睾酮升高，提示多囊卵巢综合征。②垂体促性腺激素和催乳激素测定：雌、孕激素序贯试验阳性时，为确定病变部位，需测血清 FSH、LH、PRL。PRL 升高见于高催乳素血症，应进一步做头颅 CT 或 MRI 检查；FSH、LH 低于正常水平，提示病变在垂体或下丘脑；FSH、LH 高于正常水平，提示病变在卵巢；LH/FSH ≥ 2 ～ 3，考虑多囊卵巢综合征。③肥胖、多毛、痤疮患者测胰岛素和雄激素。

(3) 影像学检查：盆腔和头颅 CT 或 MRI、盆腔 B 型超声检查、子宫输卵管碘油造影等。

(4) 其他：宫腔镜或腹腔镜检查、染色体分析及甲状腺功能测定等。

（二）护理诊断 / 问题

1. 焦虑　与担心闭经影响健康、性生活及生育有关。

2. 自尊紊乱　与长期闭经及治疗效果不明显，担心丧失女性形象有关。

（三）护理目标

1. 患者能接受闭经的事实，主动倾诉病情和担心。

2. 患者能客观评价自己，积极配合治疗与护理。

（四）护理措施

1. 一般护理　合理饮食，加强营养；注意休息，保证充足睡眠；加强体育锻炼，增强体质。

2. 症状护理

(1) 体重改变：监测患者体重情况，注意体重增减的幅度与闭经发生的时间。对营养不良导致闭经的患者给予补充营养；指导因肥胖引起闭经的患者进食低热量、低脂饮食，注意维生素和矿物质的摄入。

(2) 有人工流产或刮宫手术史、产后出血史的患者，应观察阴道流血和月经改变，注意手术及阴道流血与闭经发生的时间。

3. 治疗配合

(1) 指导合理用药：向患者说明性激素的作用、用法、注意事项、不良反应及应对措施，指导患者严格按医嘱用药。

1) 性激素补充疗法：①雌激素替代治疗：适用于无子宫者。每日口服妊马雌酮 0.625mg 或微粒化 17-β 雌二醇 1mg，连用 21 日，停药 1 周后重复给药。②雌、孕激素人工周期疗法：适用于有子宫者（具体用法见本章第 1 节）。③孕激素后半周期疗法：适用于体内有一定内源性雌激素水平的Ⅰ度闭经患者。

2) 诱发排卵：适用于有生育要求者。常用药物及用法如下：①氯米芬：最常用，于月经周期第 5 日起，每日口服 50 ～ 100mg，连用 5 日，服药 3 个月经周期为一疗程。②促性腺激素：常用的有促进卵泡发育的尿促性素（HMG）和促使成熟卵泡排卵的绒促性素（hCG），临床上常选择 HMG 和 hCG 联合用药。

3) 溴隐亭：用于高催乳激素血症和垂体催乳素瘤患者。它可抑制 PRL 分泌和垂体肿瘤生长。

4) 其他激素治疗：肾上腺皮质激素适用于先天性肾上腺皮质增生症导致的闭经，常用泼尼松或地塞米松；甲状腺素适用于甲状腺功能减退导致的闭经，如甲状腺片。

(2) 配合手术：需手术治疗者做好术前准备和术后护理。

4. 心理护理 建立良好的护患关系，鼓励患者表达内心的感受，向患者提供诊疗信息，帮助患者正确认识疾病，减轻其心理压力。鼓励患者多与同伴、亲人交往，参与力所能及的社会活动，保持心情舒畅，正确对待疾病，增强自我认同感。对因精神因素引起闭经的患者，给予心理疏导，消除其紧张情绪。

5. 健康指导 鼓励患者适度锻炼，增强体质；科学合理安排饮食，不盲目减肥，保持标准体重；合理安排工作与生活，学会释放压力，保持健康心理；注意经期、产后和流产后的卫生保健，避免生殖器官感染。

案例 7-2 分析

该患者有性生活史，应首先排除妊娠。口服黄体酮未见阴道流血、雌孕激素序贯治疗出现撤退性出血，提示子宫内膜功能正常，可排除子宫性闭经，闭经可能是因为卵巢、垂体或下丘脑病变导致体内雌激素水平低下引起的。护士应协助医生按诊断步骤逐项检查，查找病因，加强心理护理和对症护理，指导患者按医嘱规范使用性激素。并对其进行经期、产后、流产后和性卫生等方面的健康宣教。

（五）护理评价

1. 患者能接受闭经的事实，表示了解病情，并积极配合治疗和护理。
2. 患者能主动与他人交流病情和治疗感受。

第 3 节 多囊卵巢综合征患者的护理

案例 7-3

患者，女，29 岁，因肥胖伴闭经 8 个月来诊。13 岁初潮，平素月经正常。8 个月前，无明显诱因出现肥胖，伴面部痤疮，月经不来潮，并出现双下肢大腿内侧紫纹，四肢毛发增多。检查见：体形偏胖，满月脸，面部痤疮。B 超提示：子宫无异常，双侧卵巢增大，见多个直径 3.5 ～ 4.5mm 的小卵泡。血清 FSH 6.3U/L，LH 18.9 U/L。

问题： 1. 该患者出现肥胖、闭经最可能的原因是什么？

2. 护士应采取哪些护理措施？

一、概 述

多囊卵巢综合征是最常见的妇科内分泌疾病之一。临床上以持续无排卵、高雄激素血症和卵巢多囊改变为特征，常伴有胰岛素抵抗及肥胖。其主要临床表现为月经失调、不孕、多毛和（或）痤疮等。

（一）病因及病理

多囊卵巢综合征的病因尚不明确，目前研究表明可能与某些遗传基因和环境因素相互作用有关。

典型病理改变为双侧卵巢均匀增大（为正常妇女的 2 ～ 5 倍），灰白色。镜下见包膜增厚、纤维化，包膜下有多个不同发育阶段的卵泡及闭锁卵泡，无成熟卵泡及排卵迹象（图 7-4）。子宫内膜呈不同程度的增殖性改变。

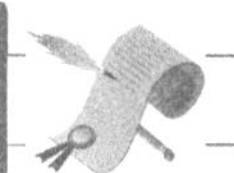

（二）内分泌特征

典型内分泌特征为血清雄激素过多、雌酮过多、LH/FSH 值过高、胰岛素水平过高。

考点：多囊卵巢综合征的内分泌特征

（三）治疗原则

降低雄激素水平、改善胰岛素抵抗、调整月经周期、促进排卵，必要时手术治疗。

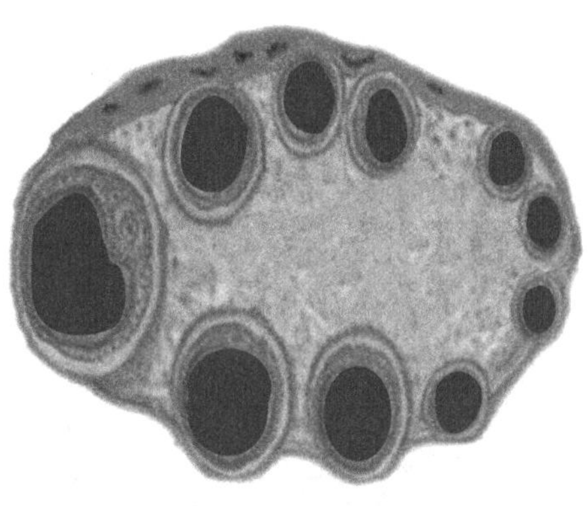

图 7-4　多囊卵巢病理图

二、护　　理

（一）护理评估

1. 健康史　详细询问月经及婚育史，包括初潮年龄、月经周期、月经量、有无闭经和月经稀少、有无不孕和流产史；了解发病前有无体重增加及与饮食、运动的关系；了解家族中是否存在排卵障碍性疾病、高雄激素血症和高胰岛素血症等病史。

2. 身体状况　评估时要重视有无月经不调、多毛、肥胖等特征。

(1) 月经不调：是最主要的症状。可表现为月经稀发，周期 35 天～半年，经量减少，闭经或不规则子宫出血。

(2) 不孕：生育年龄妇女常因排卵障碍而导致不孕。

(3) 多毛、痤疮：是高雄激素血症最常见的症状。表现为不同程度的多毛，阴毛浓密、呈男性型倾向，还可出现上唇细须或乳晕周围长毛。因雄激素过多而引起的油脂性皮肤和痤疮。

(4) 肥胖：半数以上患者有肥胖，且多为腹部肥胖型（腰围 / 臀围≥ 0.8）。

(5) 黑棘皮症：常于颈背部、腋下、乳房下、腹股沟、阴唇等皮肤皱褶处出现对称性色素沉着，灰褐色，局部皮肤增厚，质地柔软。

考点：多囊卵巢综合征的典型临床表现

护考链接

下列哪项不是多囊卵巢综合征患者的表现

A. 月经紊乱　　B. 不孕　　C. 痤疮

D. 体重减轻　　E. 多毛

分析：多囊卵巢综合征患者主要表现为月经不调、不孕、多毛、痤疮、肥胖和黑棘皮症，故答案为 D。

3. 心理 – 社会状况　已婚患者常因月经紊乱、闭经、不孕而产生焦虑、紧张心理，同时因治疗效果不佳而出现情绪低落、悲观、绝望，对治疗和护理丧失信心。青春期患者常因肥胖、痤疮、多毛而出现自卑、焦虑心理。

4. 辅助检查

(1) 内分泌检查

1) 雄激素测定：睾酮水平升高，但不超过正常范围上限的 2 倍，雄烯二酮升高。脱氢表雄酮、硫酸脱氢表雄酮正常或轻度升高。

2) FSH、LH 测定：FSH 正常或偏低，LH 升高，但无排卵前高峰，LH/FSH ≥ 2 ～ 3。

3) 雌激素：雌酮 (E_1) 升高，雌二醇 (E_2) 正常或轻度升高，$E_1/E_2 > 1$。

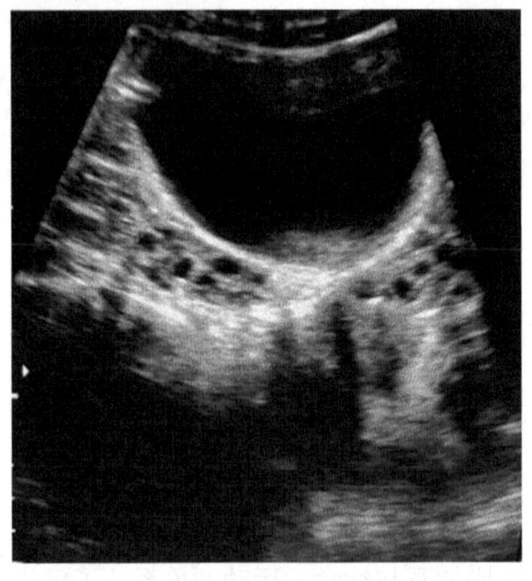

图 7-5 多囊卵巢综合征超声图

4) 其他：①尿 17- 类固醇：正常或轻度升高；②血清催乳素（PRL）：部分患者有 PRL 轻度升高；③腹型肥胖者查空腹血糖、空腹血胰岛素、葡萄糖负荷后血胰岛素及 OGTT。

(2) 基础体温测定：单相型体温曲线。

(3) B 型超声：卵巢增大，包膜及间质回声增强，一侧或双侧卵巢内有≥ 12 个直径为 2 ～ 9mm 的无回声区围绕在卵巢边缘，形成“项链征”（图 7-5）。连续监测无优势卵泡和排卵迹象。

(4) 诊断性刮宫：于月经来潮前或月经来潮 6 小时内行诊刮术，见子宫内膜呈不同程度增殖性改变，无分泌期变化。

(5) 腹腔镜检查：卵巢增大，表面光滑，灰白色。包膜下有多个不同大小的卵泡，无排卵孔和血体、黄体。取卵巢组织作病理检查可确诊。

链接

多囊卵巢综合征诊断标准

2003 年欧洲生殖和胚胎医学会与美国生殖医学会提出了诊断多囊卵巢综合征的鹿特丹标准：①稀发排卵或无排卵；②高雄激素的临床表现和（或）高雄激素血症；③超声提示一侧或双侧卵巢内有≥ 12 个直径为 2 ～ 9mm 的卵泡，和（或）卵巢体积≥ 10ml。以上 3 项中符合 2 项，排除其他引起高雄激素的病因即可诊断。

（二）护理诊断 / 问题

1. 自尊紊乱 与肥胖、多毛、痤疮、不孕有关。

2. 功能障碍性悲哀 与月经失调、闭经和不孕有关。

3. 营养失调：高于机体需要量 与胰岛抵抗、雄激素过高有关。

（三）护理目标

1. 患者能客观评价自己，树立良好的自我形象，积极配合治疗。

2. 患者能合理进食、科学减肥，体重减轻并接近正常。

（四）护理措施

1. 一般护理 指导患者建立健康的生活方式。选择低糖、低脂饮食，避免高热量食物的摄入，多吃粗纤维和维生素丰富的新鲜蔬菜和水果。劳逸结合，保证充足的休息和睡眠，避免过度劳累和精神紧张。

2. 症状护理

(1) 肥胖：指导患者合理饮食并坚持体育锻炼，以减轻体重、缩小腰围，增加胰岛素敏感性，降低胰岛素和睾酮水平，有利于恢复排卵和生育功能。

(2) 痤疮、多毛：嘱患者少食辛辣刺激及油腻食物，减少油脂分泌，保持大便通畅。保持面部清洁，及时清除油脂，禁止随意挤压痤疮，防止感染。教会患者面部美容技巧，帮助恢复自信。

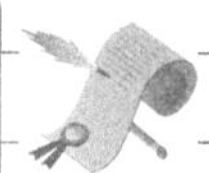

3. 治疗配合

(1) 调整月经周期：可采用口服短效避孕药或孕激素后半周期疗法。孕激素可抑制LH异常分泌，使雄激素分泌减少，抑制子宫内膜过度增生，调整月经周期，恢复排卵；雌激素可降低游离睾酮水平，抑制毛发生长，治疗痤疮。

(2) 降低雄激素水平：每日口服地塞米松0.25mg或螺内酯40～200mg，可抑制雄激素合成，螺内酯还能促进雄激素分解，并在毛囊竞争雄激素受体，有效治疗多毛。还可用环丙孕酮抑制垂体促性腺激素的分泌，降低血睾酮水平。

(3) 改善胰岛抵抗：遵医嘱指导患者口服二甲双胍500mg，每日2～3次，可降低血胰岛素水平，纠正高雄激素血症，促进卵巢恢复排卵。

(4) 促排卵治疗：首选氯米芬(CC)。但应警惕卵巢过度刺激综合征的发生。

(5) 手术配合：常用腹腔镜下卵巢打孔术。应做好术前准备和术后护理。

4. 心理护理　加强护患沟通，鼓励患者表达内心的痛苦与疑惑，耐心讲解疾病相关治疗与护理知识，让家属和患者认识到多毛、痤疮、不孕是可以治疗的，并列举治疗成功的病例，帮助患者树立战胜疾病的信心。

5. 健康指导

(1) 帮助建立科学的生活方式，合理安排工作与生活，避免过度疲劳和精神刺激。

(2) 指导肥胖患者进食低糖、低热量、高纤维食物。用餐时先蔬菜，再粮食、蔬菜，最后肉类；多吃含纤维高的食物，如玉米、糙米、豆类、荞麦、芹菜等；烹饪时以炖、蒸、煮为主，避免煎、炒和油炸，以减少热量摄入。

(3) 帮助患者制订科学的减肥计划，多做有氧运动，选择便于坚持的运动项目，如长跑、打球、游泳、跳绳等，合理控制体重增长。

案例7-3分析

患者出现肥胖、闭经最可能的原因多囊卵巢综合征。护士应指导患者进食低糖、低脂、低热量饮食，忌辛辣刺激食物，坚持体育锻炼，合理控制体重；配合医生使用药物调整月经周期，降低体内雄激素，促进排卵，以促使月经尽早恢复；加强心理护理，帮助患者建立自信。

(五) 护理评价

1. 患者能正确认识疾病，客观评价自己。
2. 患者体重控制在正常范围。

第4节　痛经患者的护理

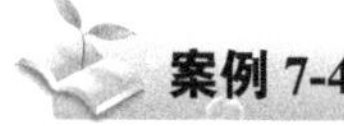

案例7-4

患者，女，15岁，初三学生。诉自12岁来月经开始，每次来月经时出现下腹持续性坠胀痛，伴阵发性加剧。月经第1天疼痛最严重，持续2～3天后减轻，严重时伴有面色苍白、恶心、呕吐、出冷汗，需请假休息并服止痛药。妇科检查：生殖器官无异常。B超提示：子宫附件无异常。诊断为“原发性痛经”。

问题： 1. 目前患者最主要的护理问题是什么？

2. 针对目前的护理问题，护士应采取哪些护理措施？

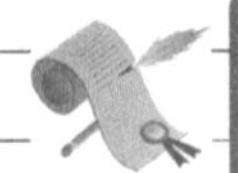

一、概　　述

痛经为妇科最常见的症状之一，是指行经前后或月经期出现下腹部疼痛、坠胀，伴有腰酸或其他不适，症状严重者影响日常生活及工作。痛经分为原发性和继发性两类。原发性痛经是指生殖器官无器质性病变的痛经，为功能性痛经，占痛经的 90% 以上；继发性痛经是指由盆腔器质性疾病引起的痛经。本节仅讨论原发性痛经。

（一）病因

1. 内分泌因素　研究表明，前列腺素 F2α（PGF2α）含量增高是造成痛经的主要原因。PGF2α 含量增高可引起子宫平滑肌过强收缩，血管挛缩，造成子宫缺血、缺氧而出现痛经。PGF2α 是在排卵后孕激素作用下分泌期子宫内膜合成的，无排卵的增生期内膜因无孕酮刺激，所含前列腺素量很少，故常不发生腹痛。此外，血管紧张素、内源性缩宫素等物质的增加也与原发性痛经有关。

2. 精神、神经因素　精神过度紧张、焦虑、恐惧、寒冷刺激、经期剧烈运动等应激因素可使痛阈降低而引起疼痛。

3. 其他　痛经还与遗传、免疫、疼痛的主观感受和个体痛阈等因素有关。

（二）治疗原则

重视心理治疗，避免精神紧张和过度劳累。疼痛难以忍受者使用解痉、止痛药进行治疗，还可口服避孕药、配合中医中药治疗。

二、护　　理

（一）护理评估

1. 健康史　了解患者的年龄、月经史、婚育史；详细询问疼痛的时间、部位、程度、性质、与月经的关系、伴随症状、是否服用止痛药及药物名称、剂量、效果等；了解有无导致痛经的相关诱因。

2. 身体状况　原发性痛经多发生于青春期，常在初潮后 1 ～ 2 年内发病，其特点为：①疼痛时间：多自月经来潮后开始，最早出现在经前 12 小时，以行经第 1 天疼痛最剧烈，持续 2 ～ 3 天后缓解；②部位和性质：疼痛常位于下腹部耻骨上方，呈痉挛性，可放射至腰骶部和大腿内侧；③伴随症状：可伴有恶心、呕吐、腹泻、头晕、乏力等症状，严重时面色发白、出冷汗；④妇科检查生殖器官无器质性病变。

3. 心理 – 社会状况　患者缺乏对痛经的正确认识，担心痛经可能影响健康及婚后的生育能力，表现为情绪低落、过度焦虑。患者因难以忍受的下腹痛及其对学习、工作的影响而怨恨自己为女性，并产生焦虑、恐惧心理。

考点：原发性痛经的临床特点

4. 辅助检查　B 超、宫腔镜和腹腔镜检查能排除引起继发性痛经的生殖器官器质性疾病。

（二）护理诊断 / 问题

1. 疼痛　与经期子宫痉挛性收缩，子宫平滑肌缺血、缺氧有关。

2. 恐惧　与长期痛经导致的精神紧张有关。

3. 睡眠形态紊乱　与经期疼痛有关。

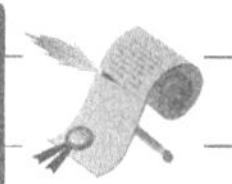

（三）护理目标

1. 患者能配合治疗，疼痛减轻，睡眠得到改善。
2. 患者懂得痛经的相关知识，恐惧心理得到缓解。

（四）护理措施

1. 一般护理　保证足够的休息和睡眠，避免劳累。加强营养，多饮水、多吃新鲜水果和蔬菜，保持大便通畅，减轻盆腔充血。

2. 症状护理　下腹痛严重者，指导患者学会减轻疼痛的方法，如喝热饮、局部热敷或按摩下腹部。

3. 治疗配合　对疼痛不能忍受者采取药物辅助治疗，合理指导用药。

（1）前列腺素合成酶抑制剂：如布洛芬、酮洛芬、甲氯芬那酸等，通过抑制前列腺素合成酶的活性减少前列腺素产生，以达到减轻或消除痛经的目的。常用布洛芬200～400mg，每日3～4次，或酮洛芬50mg，每日3次，连服2～3日。

（2）口服避孕药：对要求避孕的痛经妇女，可使用口服避孕药抑制排卵，缓解疼痛。

4. 心理护理　鼓励患者说出经期的不适和恐惧心理，告知患者经期出现轻度小腹胀痛和腰酸属生理现象，原发性痛经不影响生育，以消除患者紧张和恐惧心理。

5. 健康指导

（1）注意经期卫生：经期保持外阴部清洁卫生，勤换卫生护垫及内裤；注意保暖，避免淋雨和冷水浴；禁止性生活、盆浴、游泳及阴道冲洗或上药。

（2）养成良好的生活习惯：劳逸结合，经期不宜参加剧烈运动和重体力劳动。

（3）注意饮食：经前期或经期避免进食生冷和辛辣刺激食物。

案例7-4分析

患者最主要的护理问题是疼痛。护士应采取以下护理措施以达到减轻疼痛、促进健康的预期目标。①协助患者喝热汤或热茶，并热敷或按摩下腹部，疼痛不能忍受者按医嘱给予药物治疗；②加强经期卫生保健指导：经期注意外阴部清洁卫生，禁止性生活、盆浴、游泳及阴道冲洗上药；避免重体力劳动和剧烈运动；注意保暖，不吃生冷和辛辣刺激食物。

（五）护理评价

1. 患者疼痛症状减轻，能列举缓解疼痛的应对措施。
2. 患者恐惧心理减轻，能说出痛经的相关知识，生理、心理舒适感增强。
3. 患者月经期睡眠良好。

第5节　绝经综合征患者的护理

案例7-5

患者，女，50岁，已婚。自诉月经不规律1年，近半年月经量少，每次行经2天干净，常有头颈部潮热，伴出汗、情绪不稳定、易激动、睡眠质量差。妇科检查：子宫附件无异常。B超检查见子宫内膜厚6mm，子宫回声正常，双侧卵巢小于正常。

问题：1. 该患者最可能的疾病诊断是什么？
2. 作为护士，你给患者哪些健康指导？

一、概　　述

妇女绝经前后出现性激素波动或减少所致的一系列躯体和精神心理症状称为绝经综合征。绝经分为自然绝经和人工绝经。自然绝经是指卵巢内卵泡生理性耗竭所致的绝经，人工绝经是指两侧卵巢经手术切除或接受放射治疗损伤所引起的绝经。人工绝经患者更易发生绝经综合征。

绝经前后最明显的变化是卵巢功能衰退，随后出现下丘脑 - 垂体功能退化。表现为绝经后雌、孕激素和血抑制素水平急剧下降，对下丘脑和垂体的负反馈作用减弱，使下丘脑分泌 GnRH 增加，刺激垂体释放的 FSH 和 LH 增加。

考点：绝经综合征的概念

治疗原则：加强心理治疗，配合对症和激素补充治疗。

二、护　　理

（一）护理评估

1. 健康史　了解患者的年龄、职业、文化程度及个体人格特征，有无卵巢切除或盆腔肿瘤放疗史；年满 40 岁的妇女出现月经量多或不规则阴道流血，应详细询问月经史、婚育史、有无慢性疾病史（如肝病、高血压等）及其他内分泌疾病史。

2. 身体状况

(1) 近期症状

1) 月经紊乱：是绝经过渡期的常见症状，常表现为月经周期不规则，经期延长，月经量增多或减少。

2) 血管舒缩症状：典型症状为阵发性潮热、出汗，常表现为面部和颈部皮肤阵发性潮红，伴轰热，继之出汗。持续时间 1 ～ 3 分钟，夜间或应激状态更易发生。每天发作数次至十余次或更多。潮热为绝经过渡期雌激素降低的特征性症状，也是最常见的症状，可持续 1 ～ 2 年或更长。

3) 精神神经症状：表现为情绪波动大，易激动、焦虑不安、情绪低落等。常有记忆力下降、注意力不集中、失眠多梦等。

4) 自主神经失调症状：常出现心悸、眩晕、头痛、失眠、耳鸣等症状。

(2) 远期症状

1) 泌尿生殖道症状：主要表现为阴道干燥、性交困难及阴道感染，尿急、尿痛、排尿困难及反复发作的尿路感染，常有张力性尿失禁。

2) 代谢异常和心血管疾病：绝经后妇女随年龄的增长，体重增加，糖脂代谢异常增加，动脉硬化、冠心病、高血压的发生率增加。

3) 骨质疏松：从绝经过渡期开始骨质吸收大于生成，促使骨质丢失而致骨质疏松，多发生于桡骨远端、股骨颈、椎体等部位，最常发生于椎体。出现腰酸背痛、身材变矮，易骨折。

4) 阿尔茨海默病：可能与雌激素水平下降有关。

5) 其他：乳房下垂、萎缩。皮肤干燥、变薄，皱纹增多，色素沉着。毛发减少或轻度脱发。

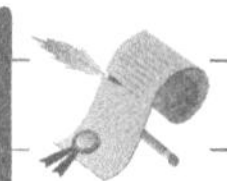

考点：绝经综合征的常见症状

护考链接

以下哪项是绝经综合征的特征性症状

A. 生殖道萎缩　　B. 阵发性潮热、出汗　　C. 失眠、记忆力下降

D. 月经紊乱　　E. 骨质疏松

分析：潮热为绝经过渡期雌激素降低的特征性症状，也是最常见的症状。故答案为 B。

3. 心理－社会状况　绝经过渡期妇女因家庭和社会环境的变化，如子女离家、父母年迈或离世、工作压力大、自身健康和容貌的改变等，加重了身体与精神负担，引起忧虑、多疑、孤独等不良情绪。同时，还可因个性特点、精神因素以及家庭和社会对绝经过渡期妇女的生理和心理变化的不理解，导致失眠、抑郁、易激动。

4. 辅助检查

（1）血清 FSH 及雌二醇（E_2）测定：绝经过渡期妇女血 FSH ＞ 10U/L，提示卵巢储备能力下降；闭经、FSH ＞ 40U/L 且 E_2 ＜ 10 ～ 20pg/ml，提示卵巢功能衰竭。

（2）氯米芬兴奋试验：从月经第 5 日开始服用氯米芬，每日 50mg，连续 5 日，停药第 1 日测血清 FSH，如 FSH ＞ 12U/L，提示卵巢储备能力降低。

（二）护理诊断 / 问题

1. 自尊紊乱　与缺乏绝经过渡期妇女的生理变化知识、月经紊乱和精神神经症状有关。

2. 焦虑　与绝经过渡期内分泌以及家庭、社会环境的改变、个性特点、精神因素等有关。

3. 有感染的危险　与雌激素水平低下，膀胱和阴道黏膜变薄、局部组织抵抗力下降有关。

（三）护理目标

1. 患者能正确认识疾病，积极参与社会活动，客观评价自己。
2. 患者焦虑情绪得到缓解或消除。
3. 患者在绝经过渡期未发生膀胱炎和阴道炎。

（四）护理措施

1. 一般护理　鼓励患者建立健康的生活方式，坚持体育锻炼和户外活动，增加日晒时间。进食低盐低脂饮食，多摄入含蛋白质和钙丰富的食物。

2. 症状护理

（1）月经紊乱：绝经前出现的无排卵性子宫出血可配合医生使用性激素和诊刮治疗，以达到止血、调整月经周期、减少出血的目的。

（2）潮热：指导患者注意卫生，勤换内衣裤，严重者可遵医嘱使用谷维素以调节自主神经功能。

（3）失眠：指导患者睡前服用艾司唑仑 2.5mg 以促进睡眠。

（4）骨质疏松：指导患者进食含钙高的食物，增加户外运动和日晒时间，促进钙的吸收，预防骨质疏松；可补充钙剂、维生素 D 治疗骨质疏松。

（5）精神神经症状：遵医嘱口服盐酸帕罗西汀以改善症状。

3. 治疗配合　激素补充治疗（HRT）可有效缓解绝经相关症状，改善患者生活质量。但

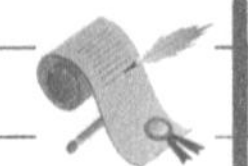

应遵守生理性补充、个体化最小有效剂量的原则。并教会患者用药的方法和注意事项。

(1) 严格遵守用药的适应证和禁忌证

1) 适应证：①绝经相关症状：如血管舒缩症状和睡眠障碍等；②泌尿生殖道萎缩症状；③绝经后骨质疏松症。

2) 禁忌证：①已知或可疑妊娠；②原因不明的阴道流血；③确诊或可疑乳腺癌、性激素依赖性肿瘤；④ 6 个月内患有活动性血栓疾病、心脏病、严重肝肾功能不全；⑤脑膜瘤患者禁用孕激素。

(2) 常用制剂及用法：主要药物是雌激素，可辅以孕激素。常用的雌激素类药物有戊酸雌二醇、结合雌激素、17β- 雌二醇经皮贴膜、尼尔雌醇（每 2 周服 1 ～ 2mg）；孕激素有甲羟孕酮片或微粒化孕酮（每日服 100 ～ 300mg）；还可使用雌激素活性调节剂替勃龙。给药途径有口服或经胃肠道外途径，如经阴道、皮肤或皮下埋置给药。

(3) 严密观察用药的副作用及风险性：①子宫出血：多为性激素引起的突破性出血，应协助医生查明原因，必要时行诊刮术排除子宫内膜病变。②性激素副作用：大剂量雌激素引起乳房胀、白带多、水肿和色素沉着；孕激素剂量过大出现抑郁、易怒、乳房痛和水肿。③长期单一使用雌激素可增加子宫内膜癌的风险，可联合使用孕激素降低风险性。④天然雌孕激素可降低乳腺癌、心血管疾病和糖尿病的风险，但乳腺癌仍是使用 HRT 的禁忌。⑤长期使用 HRT 可增加卵巢癌的风险。

(4) 定期随访：督促长期使用 HRT 者按医嘱接受定期随访。推荐每年体格检查一次（身高、妇科检查、盆腔 B 超、血糖、血脂、肝肾功能及乳腺检查）；每 3 ～ 5 年测骨密度一次。

4. 心理护理 加强与绝经过渡期妇女的沟通，帮助患者建立信心。鼓励患者充分表达内心情感，宣泄不良情绪。让患者及家属了解绝经过渡期是自然的生理过程，内分泌改变可导致精神神经症状，家庭和社会应给予关心和理解，以帮助妇女顺利度过这一特殊时期。鼓励患者积极参加社会活动，学会减轻压力，保持乐观的心态，正确评价自己。

5. 健康指导

(1) 广泛宣传绝经过渡期的生理和心理变化，让患者了解绝经是一个生理过程，应以积极乐观的心态迎接老年期的到来。

(2) 坚持体育锻炼，增加日晒时间，延缓骨质疏松的发生。

(3) 保持外阴部清洁卫生，防止泌尿生殖系统感染的发生。

(4) 指导正确使用激素补充治疗的方法和注意事项。

(5) 定期普查，积极防治绝经过渡期妇女的常见病、多发病，尤其是生殖道和乳腺肿瘤的防癌检查。

（五）护理评价

1. 患者能正确认识疾病，积极参与社会活动，焦虑情绪缓解，并客观评价自己。

2. 患者绝经过渡期未发生感染性疾病。

案例 7-5 分析

患者最可能的诊断是绝经综合征。护士应从以下几方面给患者进行健康指导：①广泛宣传绝经是一个自然的生理过程，指导患者保持乐观的心态；②加强体育锻炼，增加日晒时间，以促进钙的生成；③注意外阴部卫生；④严格遵医嘱用药；⑤每年定期体检，及时发现并治疗疾病。

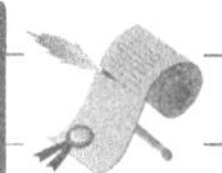

小结

功血是指由于下丘脑-垂体-卵巢轴功能失调引起的异常子宫出血，分为无排卵性和排卵性两类。无排卵性功血主要特点为不规则出血，月经周期紊乱、经期长短不一；排卵性功血表现为周期缩短或经期延长。功血首选性激素止血。应指导患者规范使用性激素，加强心理护理和健康宣教，减少并发症发生，促进患者身心健康发展。

闭经是妇科的一种常见症状，分为原发性闭经和继发性闭经。按引起闭经的病变部位不同将闭经分为下丘脑性闭经、垂体性闭经、卵巢性闭经、子宫性闭经、下生殖道发育异常性闭经及其他内分泌功能异常引起的闭经，其中下丘脑性闭经最常见。护理过程中应重点协助医生按诊断步骤查找病因，配合医生采取对因治疗措施。

多囊卵巢综合征以持续无排卵、高雄激素血症和卵巢多囊改变为特征，主要表现为月经失调、不孕、多毛和痤疮。护理重点是指导患者合理饮食、科学减肥；配合医生使用药物调整月经周期，降低体内雄激素，促进排卵。

痛经是月经前后或月经期出现的下腹部痉挛性疼痛，原发性痛经的主要原因是体内PGF2a含量增高。护理重点是指导患者学会减轻疼痛的方法，指导疼痛不能忍受者采用药物止痛治疗。

绝经综合征是由于卵巢功能衰退，雌激素水平下降引起的一系列躯体和精神心理症状，其特征性症状是阵发性潮热。护理重点是加强心理护理，病情严重者配合医生采取激素补充治疗。

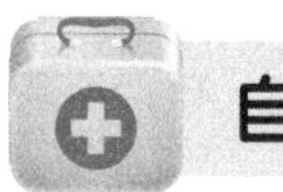

自测题

A_1 型题

1. 下列哪项不是无排卵性功血的表现（　　）
   A. 多发生于青春期和绝经过渡期
   B. 月经周期不规律
   C. 经期长短不一
   D. 经量时多时少
   E. 妇科检查见子宫均匀增大
2. 有关无排卵性功血下述正确的是（　　）
   A. 月经周期正常
   B. 基础体温双相
   C. 常伴有痛经
   D. 经期正常，经量少
   E. 子宫内膜呈增生期改变
3. 绝经过渡期功血与青春期功血治疗原则不同的是（　　）
   A. 止血
   B. 调整周期
   C. 促进排卵功能恢复
   D. 纠正贫血
   E. 改善全身状况
4. 下列哪项不是黄体功能不足的表现（　　）
   A. 不孕或早孕流产
   B. 月经周期缩短
   C. 基础体温双相型
   D. 子宫内膜分泌不良
   E. 周期第5天，增生期与分泌期内膜共存
5. 最常见的闭经类型是（　　）
   A. 下生殖道性闭经　　B. 子宫性闭经
   C. 垂体性闭经　　D. 卵巢性闭经
   E. 下丘脑性闭经
6. 下列哪项与多囊卵巢综合征无关（　　）
   A. 雄激素水平过高
   B. 血清雌酮过多
   C. 基础体温双相型

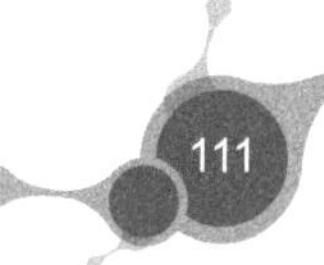

D. LH/FSH 值≥2～3

E. 血清胰岛素水平过高

7. 关于原发性痛经，下列哪项不正确（　　）

A. 多见于未婚或未孕女性

B. 多发生于有排卵性功血

C. 痛经常于经前数小时出现

D. 常因生殖器官器质性病变引起

E. 可伴有面色苍白、出冷汗

8. 绝经综合征的主要原因是（　　）

A. 卵巢功能减退　　B. 垂体功能减退

C. 下丘脑性功能减退　　D. 子宫功能减退

E. 肾上腺功能减退

A_2 型题

9. 患者，女，46 岁。近 1 年来月经周期紊乱，经期常＞10 天，经量比原来多 1 倍。妇科检查子宫附件无异常。子宫内膜病理检查显示为复杂型增生。应考虑为（　　）

A. 绝经过渡期功血　　B. 子宫内膜癌

C. 宫颈癌　　D. 黄体功能不足

E. 宫颈息肉

10. 患者，女，33 岁，曾自然流产 3 次，近 1 年月经周期 20～22 天，经期 5～6 天，经量不多，基础体温双相，上升缓慢，升高时间持续 9～10 天，查体及超声检查未见明显异常。此患者属于（　　）

A. 黄体功能不足

B. 子宫内膜不规则脱落

C. 黄体功能正常

D. 青春期功血

E. 绝经过渡期功血

11. 患者，女，28 岁。1 年前行人工流产术，术后月经周期 28～32 天，经期 9～14 天，经量不定。首先考虑为（　　）

A. 子宫内膜慢性炎症

B. 子宫内膜不规则脱落

C. 正常月经

D. 黄体功能不足

E. 无排卵性功血

12. 患者，女，28 岁，1 年前足月分娩一 4.1kg 男婴，产后出血量达 800ml，当时未输血，产后无乳汁分泌，月经一直未复潮。该患者闭经的原因是（　　）

A. 原发性闭经　　B. 子宫性闭经

C. 垂体性闭经　　D. 卵巢性闭经

E. 下丘脑性闭经

13. 患者，女，33 岁。欲生育，近 2 年来未避孕，但一直未孕。月经不规则，经期延长。医生建议患者行诊断性刮宫以了解有无排卵及黄体功能，护士告知患者何时来医院行诊刮术（　　）

A. 月经来潮 6 小时内

B. 月经来潮 24 小时内

C. 月经来潮 48 小时内

D. 月经干净后 3～7 天

E. 月经来潮 72 小时内

14. 患者，女，女，18 岁，高三学生。月经来潮 4 年，每次月经来潮都有腹痛，今日为月经来潮第一天，下腹痉挛性疼痛，伴腰骶部坠胀性疼痛及恶心、呕吐，拟诊为：原发性痛经。护士对患者的健康教育不正确的是（　　）

A. 经期保持外阴部清洁卫生

B. 注意保暖，避免冷水浴

C. 经期避免剧烈运动

D. 经期禁止性生活

E. 经期避免进食生冷食物，经前期不必注意饮食

15. 患者，女，女，18 岁，未婚。12 岁月经来潮，周期 22 天～2 个月不等，经期 5～10 天，本次月经 20 天未净，伴头晕、乏力。诊断为青春期功血，医生给雌激素止血治疗。责任护士指导患者用药正确的是（　　）

A. 每 3 天减量 1 次，每次减 1/2

B. 每天减量 1 次，每次减 1/3

C. 每 3 天减量 1 次，每次减 1/3

D. 血止后立即停药

E. 为防止阴道出血，不减量连用 20 天

A_3/A_4 型题

（16～17 题共用题干）

患者，女，49 岁，月经紊乱 1 年余，周期 35 天～2 个月，经量多少不定，此次 2 个半月来月经，出血 15 天未净，经期前 5 天量多，以后量时多时少。妇科检查子宫附件无异常，医生诊断为无排卵性功血。

16. 首选的止血方法是（　　）

A. 刮宫　　B. 雌激素　　C. 孕激素
D. 雄激素　　E. 雌、孕激素联合止血

17. 护士应采取的护理措施不包括（　　）
A. 做好手术止血准备
B. 保留会阴垫，估计出血量
C. 遵医嘱给抗生素预防感染
D. 按医嘱使用性激素
E. 刮宫后的标本不用常规送病理检查

（18～20题共用题干）

患者，女，28岁，已婚妇女。人流术后6个月月经未复潮。盆腔B超检查提示子宫附件无异常，在门诊注射黄体酮5天，停药后7天未见阴道流血。

18. 护士应首先协助医生作哪项检查（　　）
A. 雌孕激素序贯试验　　B. 垂体兴奋试验
C. 氯米芬试验　　D. 催乳素测定
E. 血甾体激素测定

19. 连续2个月按医嘱每晚口服妊马雌酮1.25mg，连服20日，至服药第11日每日加服甲羟孕酮10mg，连用10日，停药后均未见阴道流血，考虑引起闭经的病变部位在（　　）
A. 甲状腺　　B. 子宫
C. 卵巢　　D. 下丘脑
E. 垂体

20. 护士应配合医生采取以下哪项处理措施（　　）
A. 人工周期治疗
B. 服用妈富隆调整月经周期
C. 口服溴隐停
D. 促排卵治疗
E. 扩张宫腔并放置宫内节育器

（21～22题共用题干）

患者，女，50岁。近年月经周期不规律，经期5～10日不等，经量减少，常出现阵发性潮热、出汗、乏力、情绪低落、记忆力下降，偶有心悸、眩晕。妇科检查：子宫稍小，双附件无异常。

21. 进行健康宣教时，护士应向患者提供哪方面的相关知识（　　）
A. 神经衰弱
B. 结核病
C. 子宫内膜不规则脱落
D. 绝经综合征
E. 冠心病

22. 责任护士给患者采取的护理措施不包括（　　）
A. 提供心理支持　　B. 提供饮食指导
C. 指导正确用药　　D. 提供健康教育
E. 嘱患者卧床休息，保证睡眠充足

（张庆桂）

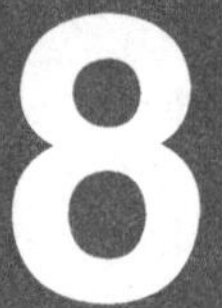

第8章 子宫内膜异位症和子宫腺肌病患者的护理

子宫内膜异位症和子宫腺肌病均是育龄妇女的常见病，确切发病机制目前仍不清楚。不少育龄女性正承受着每个月来月经时难以忍受的疼痛，并给自己工作和生活带来极大的困扰。作为未来的医务工作者该如何为她们减轻痛苦呢？让我们来学习本章内容。

第1节 子宫内膜异位症患者的护理

案例 8-1

患者，女，30岁，已婚。因痛经日益加重伴经量增多2年来诊。患者诉以往月经规律，无痛经，生育史1-0-1-1，3年半前行人工流产术后放置宫内节育器避孕至今。近2年来月经时出现下腹及腰骶部持续胀痛并逐渐加重，月经量达以前的1.5倍。本次月经来潮时因下腹疼痛不能正常工作及生活，即来住院治疗。

问题：1. 引起患者痛经最可能的疾病是什么？目前最主要的护理问题是什么？

2. 针对目前的护理问题应采取哪些护理措施？

一、概　述

子宫内膜异位症（简称“内异症”）是指具有生长功能的子宫内膜组织（腺体和间质）出现在子宫体以外的部位。好发于生育年龄妇女，以25～45岁妇女多见。内异症在组织病理学上属良性病变，但具有与恶性肿瘤相似的种植和远处转移特点。异位的子宫内膜可侵犯全身任何部位，其中最常见的病变部位是卵巢，可形成卵巢巧克力囊肿；其次为宫骶韧带、直肠子宫陷凹和直肠阴道隔；也可侵犯肚脐、膀胱、肾、输尿管、肺、胸膜、乳腺甚至手臂、大腿等处（图8-1）。

考点：子宫内膜异位症最常发生的部位

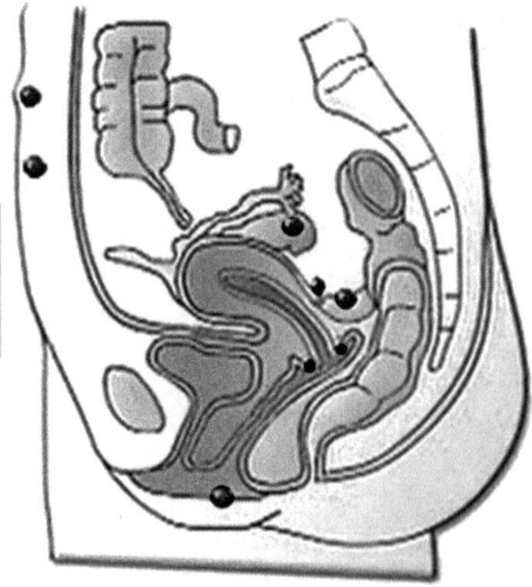

图8-1 子宫内膜异位症常见部位

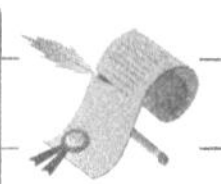

（一）病因

本病的发病机制尚未完全清楚，主要有以下学说。

1. 子宫内膜种植学说　①经血逆流：经血中的子宫内膜组织随经血逆流，经输卵管流入盆腔，种植于卵巢和邻近盆腔腹膜。其多见于先天性阴道闭锁或宫颈狭窄患者。②医源性内膜种植：因手术将子宫内膜带至种植部位，如剖宫产术后腹壁瘢痕、分娩后会阴切口、多次宫腔手术操作史（人工流产、输卵管通液等）所致的内异症。③淋巴及静脉扩散：有学者认为子宫内膜可通过淋巴或者静脉播散至肺、手及大腿等处，导致子宫内膜远离盆腔部位种植。

2. 体腔上皮化生学说　卵巢表面上皮、盆腔腹膜均由具有高度化生潜能的体腔上皮分化而来，在反复受到卵巢激素或者慢性炎症的持续刺激后，可衍化为子宫内膜样组织而形成内异症。

3. 诱导学说　未分化的腹膜组织在内源性生化因素的诱导下，可发展成为子宫内膜组织。

4. 其他　内异症的发生还与遗传、免疫调节异常、炎症和腹腔液中的血管生长因子增多等有关。

（二）病理

异位子宫内膜受卵巢激素影响，而发生周期性出血，导致周围纤维组织增生、粘连，在病变区形成紫褐色斑点或小疱，进一步发展为大小不等的紫蓝色实质性结节或包块。最常见的是卵巢巧克力囊肿，因内含暗褐色、似巧克力样糊状的陈旧性血液而得名。

典型的异位内膜组织在镜下可见子宫内膜上皮、腺体、内膜间质、纤维素及出血等成分。异位子宫内膜组织可随着卵巢的周期性变化而增生和分泌，但与正常的子宫内膜变化不一定同步，多表现为增生期改变。

（三）治疗原则

根据患者的年龄、症状、病变部位和范围及生育要求等全面考虑，制订个体化治疗方案，以“去除病灶、减轻疼痛、促进生育、减少复发”为目的。

1. 期待治疗　适用于轻度子宫内异症患者，每 3 ～ 6 个月随访一次，希望生育者鼓励其尽早妊娠。

2. 手术治疗　适用于有生育要求的不孕患者或重症患者，特别是药物治疗无效者，卵巢巧克力囊肿较大者。腹腔镜是手术治疗内异症的主要手段。

3. 药物治疗　适用于慢性盆腔痛、痛经症状明显、希望生育且无卵巢囊肿形成的患者，药物治疗常采用大量性激素使患者假孕或者假绝经。

4. 药物与手术联合治疗

二、护　　理

（一）护理评估

1. 健康史　询问患者的年龄、婚育史、家族史；了解有无剖宫产、流产、多次妊娠分娩史；了解患者有无痛经、性交不适和不孕等；评估有无宫颈狭窄或阴道闭锁等引起经血潴留的因素，并注意发病时间与这些因素的关系；不孕症患者要特别注意询问有无多次输卵管通液、碘油造影等宫腔操作史。

2. 身体状况

(1) 下腹痛和痛经：内异症的主要症状是疼痛，典型症状是继发性痛经、进行性加重。疼痛多位于下腹部或腰骶部，可放射至会阴、大腿或肛门等处，常于月经来潮时开始，月经干净时消失。

(2) 不孕：不孕率可高达40%。不孕的发生与盆腔器官及组织广泛粘连、输卵管蠕动减弱、卵巢功能紊乱和自身免疫反应有关。

(3) 月经失调：15%～30%的患者表现为月经量增多，经期延长或经前点滴状出血等。

(4) 性交不适：多见于直肠子宫陷凹有异位病灶者或因局部粘连而使子宫后倾固定者。表现为深部性交痛，以月经来潮前最为明显。

(5) 其他特殊症状：内膜异位在肠道可出现腹痛、腹泻或便秘，也可有周期性便血。腹壁瘢痕内异症者，经期出现瘢痕疼痛，瘢痕深部可扪及压痛的包块，月经干净后疼痛减轻。内膜异位在膀胱者经期可出现尿频、尿痛。卵巢巧克力囊肿破裂时，可出现突发性剧烈腹痛，伴有恶心、呕吐和肛门坠胀。

考点：子宫内膜异位症的典型症状

(6) 妇科检查：子宫正常或略大，多后倾固定，子宫一侧或双侧附件处扪及与子宫相连的囊性偏实、不活动包块，有压痛，于宫骶韧带、直肠子宫陷凹等部位扪及触痛性结节。直肠阴道间隙受累者，阴道后穹隆有触痛明显的紫褐色小结节或斑点。

护考链接

子宫内膜异位症的典型临床表现是

A. 继发性痛经进行性加重　B. 经量增多　C. 经期延长

D. 不孕　E. 子宫增大、质硬、高低不平

分析：子宫内膜异位症可表现为腹痛和痛经、不孕、月经失调、性交不适等症状，但以继发性痛经进行性加重最为突出。故答案为A。

3. 心理 – 社会状况　患者因长期痛经、病程长而出现焦虑、恐惧心理，因不孕和性交痛影响夫妻感情而出现自卑心理；未生育的患者因担心影响生育而产生抑郁情绪；药物治疗的患者因疗效不明显和担心药物不良反应而对治疗丧失信心。

4. 辅助检查

(1) B超检查：有助于明确子宫内膜异位囊肿的位置、大小和形状。

(2) 腹腔镜检查：是诊断内异症的最佳方法，在腹腔镜下对可疑病变进行活检有助于确诊。

考点：子宫内膜异位症的最佳诊断方法

(3) 血清CA125测定：内异症患者血清CA125水平升高，但用于诊断特异性较低，动态监测可用于了解内异症的病变活动、评估疗效和预测复发。

护考链接

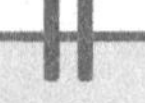

患者，女，45岁。因“继发性痛经逐渐加重10年”就诊。双侧卵巢囊性增大，考虑为子宫内膜异位症。既能诊断又能治疗该疾病的最佳方法是

A. 双合诊　B. 三合诊　C. 腹腔镜

D. 血清CA125　E. 盆腔B超

分析：腹腔镜检查是目前诊断子宫内膜异位症的最佳方法，也是治疗本病的主要手段。故答案为C。

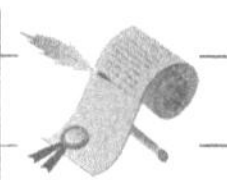

（二）护理诊断 / 问题

1. 疼痛　与经血潴留、下腹痛、痛经有关。

2. 焦虑 / 恐惧　与不孕、痛经、治疗效果不佳等有关。

3. 性生活形态无效　与性交痛和不孕有关。

4. 知识缺乏　与缺乏内异症疾病知识和性激素治疗相关知识有关。

（三）护理目标

1. 患者疼痛减轻或消失。
2. 患者焦虑、恐惧情绪缓解，性生活质量得到改善。
3. 患者懂得内异症相关知识和性激素治疗知识。

（四）护理措施

1. 一般护理　指导患者在月经期应注意休息、保暖，保持心情愉快，注意外阴清洁卫生，避免剧烈活动。

2. 症状护理

(1) 疼痛的护理：①子宫后倾者指导患者取俯卧位以减轻疼痛；②痛经剧烈者经期卧床休息，注意保暖，可采用热水袋敷下腹部、按摩和穴位疗法等缓解疼痛，必要时遵医嘱给予药物治疗；③对于尚未生育者鼓励其尽早妊娠，使异位内膜组织萎缩，分娩后痛经症状可缓解甚至消失。

(2) 卵巢子宫内膜异位囊肿的护理：注意观察有无蒂扭转和破裂迹象，临床常见的是破裂，表现为急腹症、腹膜刺激征伴有不同程度的休克，护士要及时通知医生并做好剖腹探查的术前准备工作。

3. 治疗配合

(1) 药物治疗的护理

1) 用药指导：临床上常用假孕和假绝经疗法来治疗内异症患者。①假孕疗法：常用药物有口服避孕药和高效孕激素。用法为每日口服避孕药 1 片，连续用药 6 ～ 9 个月或每日口服甲羟孕酮 30mg，连续应用 6 个月。主要不良反应为胃肠道症状、水钠潴留、阴道不规则出血。②假绝经疗法：常用药物有孕三烯酮、达那唑、亮丙瑞林等。

2) 用药护理：①激素治疗时间一般在 6 个月以上，治疗过程中出现一些不良反应会在停药后消失，应嘱患者坚持服药；②告知治疗过程中不能自行停药，否则导致子宫出血、月经紊乱等；③严重肝肾功能不全、高血压、心力衰竭、妊娠等患者不宜用药。服药期间嘱患者定期复查肝功能，如有异常应停药。

(2) 手术护理：①剖腹探查者按妇科腹部手术常规作好术前准备和术后护理（参照第 11 章第 1 节）。腹腔镜治疗者按腹腔镜操作常规作好术前准备和术后护理（参照第 2 章第 10 节）。②子宫内膜异位症易复发，除根治手术外，均应告知患者手术后坚持药物治疗并定期复查，以减少复发。③要求生育者术后促使患者尽早妊娠。④术后 1 个月禁止性生活，1 个月后门诊复查。

4. 心理护理　耐心倾听患者的诉说，向患者介绍有关内异症的疾病和诊疗知识，增强患者治愈的信心；鼓励患者参与讨论和制订治疗方案，使患者积极配合治疗和护理；告知药物治疗的特点是所需时间长、有一定副作用，强调坚持规范治疗的重要性，以保证疗效。

5. 健康指导

(1) 防止经血反流：①对有先天性生殖道畸形（如阴道横隔、无孔处女膜、宫颈闭锁等）

或后天阴道狭窄、宫颈管粘连者应尽早手术治疗，防止经血逆流入腹腔；②月经期禁止性生活。

(2) 避免医源性种植：①经期一般不做盆腔检查，若有必要，应避免重力挤压子宫；②月经前及经期禁止做输卵管畅通检查；③人工流产吸宫术避免宫内压力过高和突然拔出吸管，以防血液和子宫内膜随负压吸入腹腔；④经腹切开子宫的手术应保护好子宫切口周围的术野，缝合子宫壁时避免缝线穿透子宫内膜，防止内膜种植于腹壁和子宫肌层。

(3) 适龄婚孕和药物避孕：鼓励有痛经症状的患者适龄结婚及孕育，可延缓内异症的发生发展；已生育者可口服避孕药抑制排卵，促进子宫内膜萎缩。

(4) 定期检查：有家族遗传史的女性，应定期行妇科检查，及早发现和治疗内异症。

（五）护理评价

1. 患者疼痛减轻，情绪稳定，治疗后性生活质量得到改善。

2. 患者能说出内异症的治疗和预防知识，懂得使用性激素的方法及不良反应的应对措施。

案例 8-1 分析

根据患者有人工流产史、继发性进行性加重的痛经、月经过多等特点，考虑为子宫内膜异位症。目前最主要的护理问题是疼痛。助产士应指导患者卧床休息，注意保暖，用热水袋敷下腹部以减轻疼痛，遵医嘱给患者服用止痛剂，配合医生做好相应的治疗措施，加强心理护理健康指导，使患者尽早解除病痛，提高生活质量。

第 2 节　子宫腺肌病患者的护理

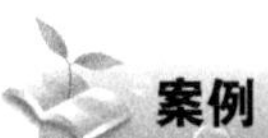
案例 8-2

患者，女，45 岁。有 3 次人工流产史，2 年前出现痛经并进行性加剧，经量较前增多。妇科检查：子宫后位、均匀增大、活动受限。B 型超声检查：见子宫肌层有不规则回声增强。

问题： 1. 需要对患者做哪些方面的护理评估？

2. 如何对其进行护理？

一、概　　述

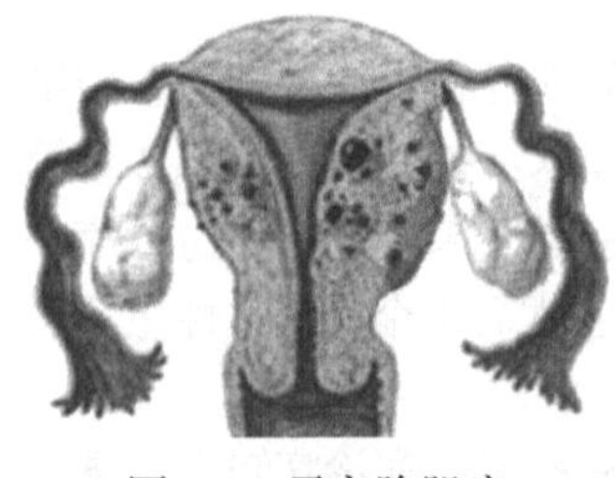
图 8-2　子宫腺肌病

当子宫内膜腺体及间质侵入子宫肌层时，称为子宫腺肌病。此病多发生于 30 ～ 50 岁及以上的经产妇，约半数患者同时合并子宫肌瘤，约 15% 的患者合并子宫内膜异位症（图 8-2）。

（一）病因

多次妊娠和分娩、人工流产对子宫壁的创伤以及慢性子宫内膜炎等可能是导致此病的主要原因。此外，由于子宫内膜基底层下缺乏黏膜下层、高水平雌激素的刺激也可能与本病发生有关。

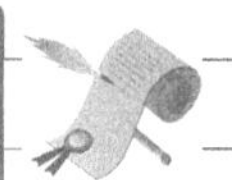

（二）病理

内膜在肌层中生长有以下两种形式：

1. 弥漫型　子宫多呈均匀增大，但一般不超过 12 周妊娠子宫大小。

2. 局限型　内膜在子宫肌层中呈局限性生长，形成结节或团块，类似肌壁间肌瘤，称子宫腺肌瘤。

镜检：见肌层内有呈岛状分布的子宫内膜腺体与间质。

（三）治疗原则

根据患者症状、年龄和生育要求选择恰当的治疗方案。有生育要求或近绝经期患者采用药物治疗，药物治疗无效、子宫腺肌瘤患者采用手术治疗。

二、护　　理

（一）护理评估

1. 健康史　询问患者年龄、妊娠与分娩次数、宫腔操作如诊刮、人工流产、引产等相关病史；详细了解痛经发生的时间及程度变化、是否使用激素治疗、疗效及副反应。

2. 身体状况

(1) 痛经：常于经前 1 周出现下腹正中疼痛，呈进行性加重，直至月经结束。发生率为 15% ～ 30%。

(2) 月经过多：40% ～ 50% 的患者主诉月经过多，一般超过 80ml。长期月经过多会造成不同程度的贫血。

(3) 妇科检查：子宫呈均匀性增大或有局限性结节状隆起，质硬而有压痛，经期压痛尤为显著。

3. 心理－社会状况　患者对疼痛产生恐惧，对月经的改变出现焦虑，因性生活的不适影响夫妻感情而更加重患者心理负担。同时，因害怕和担心手术效果及术后的影响而产生抑郁情绪。

4. 辅助检查　通过 B 超、MRI、宫腔镜、腹腔镜、活体组织检查等，可明确病灶的位置、大小、形状及性质。

（二）护理诊断 / 问题

1. 疼痛　与异位病灶刺激有关。

2. 焦虑　与疼痛、月经改变、担心手术效果及预后有关。

3. 自我形象紊乱　与手术切除子宫有关。

4. 潜在并发症：失血性贫血　与经期延长、经量增多有关。

（三）护理目标

1. 患者疼痛缓解或消失。
2. 焦虑减轻或消除。
3. 患者能正确认识自我，情绪稳定。
4. 患者贫血得到控制或改善。

（四）护理措施

1. 一般护理　同本章第 1 节内异症患者的护理。

2. 症状护理

(1) 疼痛的护理：同本章第 1 节内异症患者的护理。

(2) 月经过多的护理：子宫腺肌病对孕激素反应不敏感，于宫腔放置左炔诺孕酮宫内节育器（曼月乐），可直接减少病灶中的雌二醇受体，使得雌二醇作用减弱导致子宫内膜萎缩，减少经期血量；同时可减少子宫内膜中前列腺素的产生，缓解痛经症状。

3. 治疗配合

(1) 药物治疗的护理：按医嘱给予非甾体消炎药、口服避孕药、孕激素、达那唑和促性腺激素释放激动剂（GnRH-a）并向患者讲明用药的目的、方法、副作用，以取得患者的合作。

(2) 手术护理：按妇科腹部手术常规做好术前准备和术后护理。

4. 心理护理 倾听并引导患者表达自己的真实感受，介绍本病相关的知识和护理措施，帮助患者缓解、消除焦虑和恐惧心理。

5. 健康指导 加强锻炼，增加营养；积极治疗生殖器官炎症，特别是慢性子宫内膜炎；积极进行计划生育的宣传指导，避免多次妊娠、多次流产及刮宫、多次分娩及损伤；激素类药物必须在医生指导下使用。

（五）护理评价

1. 患者疼痛缓解或消失，情绪稳定，能积极配合治疗和护理。
2. 患者能正确认识疾病、接受并适应手术后的生活。
3. 患者贫血症状能得到改善或纠正。

案例 8-2 分析

根据病例提供的信息，初步诊断该患者为子宫腺肌症。应从以下方面进行护理评估：①健康史：有 3 次人工流产史；②典型症状：进行性加重的痛经；③典型体征：子宫均匀增大、有压痛；④B 超提示子宫肌层有不规则回声增强区。助产士应根据护理评估内容提出护理问题，制订护理计划，实施相应的护理措施促进患者尽快康复。

小结

具有生长功能的子宫内膜组织出现在子宫腔被覆黏膜以外的身体其他部位，称子宫内膜异位症。当子宫内膜腺体及间质侵入子宫肌层时称子宫腺肌病。子宫内膜异位症最常发生于卵巢，出现卵巢巧克力囊肿。进行性加重的痛经是子宫内膜异位症的典型症状。腹腔镜是诊断和治疗子宫内膜异位症的主要方法。治疗子宫内膜异位症有非手术和手术两种方法，具体情况根据患者的年龄、症状、病变部位和范围及是否有生育要求而定。

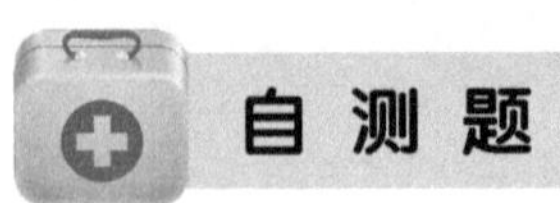

A_1 型题

1. 子宫内膜异位症病变部位大多位于盆腔内，发生率最高的部位是（　）
   A. 子宫骶骨韧带　B. 直肠阴道隔　C. 腹膜　D. 直肠子宫陷凹　E. 卵巢

2. 子宫内膜异位症最主要的临床特点是（　）

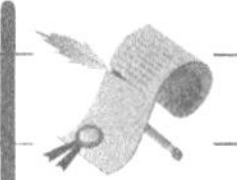

A. 经期第 1 ～ 2 天出现腹痛
B. 两侧下腹剧烈疼痛
C. 经期腹痛伴发热
D. 经期腹痛伴肛门坠胀感
E. 继发性痛经、进行性加重

3. 子宫内膜异位症多发于哪个年龄阶段的妇女（　　）
A. 青春期　　B. 育龄期
C. 绝经期　　D. 绝经前期
E. 绝经后期

4. 关于子宫内膜异位症的预防，以下哪项错误（　　）
A. 防止经血倒流
B. 月经期应避免不必要的妇科检查
C. 避免手术操作时引起的内膜种植
D. 人工流产时不要突然降低负压
E. 输卵管通液术可在月经前进行

A_2 型题

5. 患者，女性，26 岁。12 岁初潮，周期规律，经期正常，20 岁开始经期腹痛并呈进行性加重，经量略有增多，23 岁结婚至今未孕。妇科检查：发现子宫后倾固定，直肠子宫陷凹有触痛结节，最可能的诊断是（　　）
A. 子宫腺肌病　　B. 不孕症
C. 子宫内膜异位症　　D. 功血
E. 盆腔炎

6. 患者，女性，40 岁，经产妇。经量增多 5 年，经期 7 天，痛经进行性加剧。妇科检查：子宫如 8 周妊娠大小，最可能的诊断是（　　）
A. 子宫内膜异位症　　B. 子宫肌瘤
C. 子宫腺肌病　　D. 子宫畸形
E. 子宫内膜癌

7. 患者，女性，26 岁。人工流产后 2 年未再妊娠，痛经进行性加重 1 年，直肠子宫陷凹有触痛结节。明确诊断的最佳方法是（　　）
A. B 超检查　　B. CA125 检测
C. 腹腔镜检查　　D. 盆腔检查
E. 剖腹探查

A_3/A_4 型题

（8 ～ 9 题共用题干）

患者，女，29 岁。原发不孕伴进行性痛经 5 年。妇科检查：子宫大小正常，后位，活动差，后壁可触及 2 个黄豆粒大小痛性结节，左侧附件区可触及 3cm 大小的囊性包块，不活动，有触痛，右附件区增厚。

8. 其诊断应首先考虑为（　　）
A. 慢性盆腔炎　　B. 结核性盆腔炎
C. 子宫内膜异位症　　D. 卵巢癌
E. 子宫肌瘤

9. 护士为患者进行健康教育，错误的是（　　）
A. 月经期避免性交
B. 尽量避免多次宫腔手术操作
C. 月经期不作妇科检查
D. 月经期不作剧烈运动，不从事重体力劳动
E. 下次月经来潮第 3 天来医院行输卵管通畅检查

（张艳君）

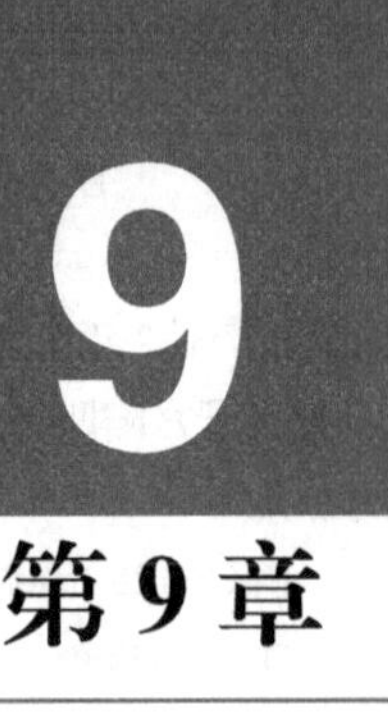

第9章　不孕症患者的护理与辅助生殖技术

受“不孝有三，无后为大”儒家思想的影响，夫妻婚后不能生儿育女承受着巨大的家庭和社会压力。不孕症也成为影响男女双方身心健康的医学和社会问题。随着大陆首例“试管婴儿”郑明珠的诞生，我国辅助生育技术进入了世界先列，并逐渐成熟，为许多不孕夫妇带来了福音。通过本章内容的学习，我们将为不孕妇女提供更高质量的护理。

第1节　不孕症患者的护理

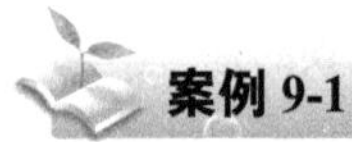

案例 9-1

患者，女，28岁，孕1产0，丈夫体健，2年前因妊娠50天行人工流产术，术后未避孕，一直未怀孕。月经周期28～30天，经期4～5天。妇科检查：子宫颈光滑，子宫后位，大小正常，双侧附件区增厚、压痛。院外行输卵管通液术，提示双侧输卵管阻塞。

问题：1. 导致不孕的原因可能是什么？

2. 责任护士需配合医生做好哪项辅助检查的准备工作？

考点：不孕症的概念

女性婚后有正常性生活，未采取避孕措施，至少1年未孕者称为不孕症，在男性则称为不育症。按曾经是否有妊娠史，将不孕症分为原发性和继发性两大类，既往从未有过妊娠史，无避孕而从未妊娠者称为原发不孕；既往有过妊娠史（含病理性妊娠），而后无避孕，连续1年未孕者，称为继发不孕。我国不孕症发病率为7%～10%。

一、概　　述

（一）病因

不孕可由女方、男方或男女双方因素所致。

1. 女性不孕因素

(1) 输卵管因素：是女方不孕最常见的原因。任何影响输卵管功能的病变都可导致不孕，如输卵管粘连、堵塞、先天性发育不良、纤毛运动及管壁蠕动功能丧失等。它常见于慢性输卵管炎、输卵管结核、子宫内膜异位症等。

(2) 卵巢因素

1) 排卵障碍：无排卵是最严重的一种导致不孕的原因。①下丘脑性因素：如下丘脑

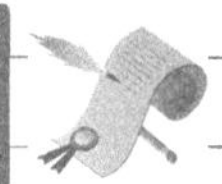

肿瘤、闭经泌乳综合征等；②垂体性因素：垂体功能障碍或肿瘤、希恩综合征引起无排卵；③卵巢因素：如多囊卵巢综合征、卵巢早衰、卵巢子宫内膜异位囊肿、先天性卵巢发育不良、黄素化卵泡不破裂综合征等；④全身性因素，如营养不良、压力、肥胖、甲状腺功能亢进等。

2）黄体功能不全：子宫内膜发育迟缓，不利于孕卵着床，导致不孕。

(3) 子宫因素：子宫先天性畸形、子宫黏膜下肌瘤或息肉、子宫内膜炎、子宫内膜结核等影响受孕。

(4) 子宫颈因素：子宫颈狭窄、先天性子宫颈发育异常、子宫颈黏液异常、慢性宫颈炎、肿瘤等均可影响受孕。

(5) 外阴阴道因素：先天性无阴道、阴道畸形，可影响性交并阻碍精子进入。严重阴道炎时，阴道 pH 改变，精子存活时间缩短，活力降低或精子被吞噬而影响受孕。

案例 9-1 分析

由病史可知导致该患者不孕的主要原因是输卵管阻塞。护士应配合医生作好子宫输卵管碘油造影术，以明确阻塞部位及宫腔形态。

2. 男性不育因素　主要是生精障碍和输精障碍。

(1) 精液异常：性功能正常，先天或后天因素影响精子数量、结构和功能，出现无精、少精、弱精、精子发育停滞及形态异常等。常见原因有：①全身性疾病：长期营养不良、肾上腺或甲状腺功能异常；②先天性睾丸发育不全或隐睾症；③生殖器官局部因素：睾丸萎缩、结核、精索静脉曲张和阴囊局部温度过高影响精子的生成；④有毒有害因素影响：如杀虫剂、铅、砷、化疗和放疗后、酗酒、吸毒等。

(2) 性功能异常：外生殖器发育不良或勃起异常使精子不能进入女性阴道，造成不育，如阳痿、早泄、逆行射精等。

(3) 精子运送受阻：生殖管道感染可使输精管阻塞。生殖管道创伤造成尿道狭窄或梗阻、输精管道先天缺失或畸形可导致精子输送障碍。

(4) 免疫因素：精子和精浆可在体内产生抗精子抗体，使射出的精子发生自身凝集而不能穿过子宫颈黏液。

3. 不明原因不孕　占 10% ～ 20%，属于生育能力低下的一种状态。可能的病因有：心理因素（精神过度紧张、过度焦虑抑郁）、免疫因素、受精障碍、孕卵着床失败、遗传缺陷、缺乏性生活知识等。

护考链接

女性不孕症最常见的病因是

A. 卵巢因素　　B. 子宫因素

C. 输卵管因素　　D. 子宫颈因素

E. 阴道因素

分析：女性不孕最常见的病因为输卵管因素，故答案为 C。

考点：不孕症最常见的原因

（二）治疗原则

加强对因治疗，根据患者具体情况选择辅助生殖技术。

二、护　　理

（一）护理评估

1. 健康史　①女方健康史：详细了解女方年龄、月经情况及生长发育史，有无结核病史、生殖器官炎症、阑尾炎和盆腔手术史。继发不孕者应了解既往流产或分娩经过，尤其是产后有无感染史。②男方健康史：仔细询问男方有无影响生育的疾病史，如腮腺炎、结核

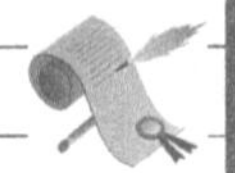

病史等，有无生殖器官外伤史或手术史，有无接触有害因素史。③夫妇双方健康史：结婚年龄、婚育史、性生活情况、避孕措施、有无不良嗜好等；了解有无与不孕有关的内分泌疾病史。

2. 身体状况 进行全身体格检查，对原发性不孕的患者，注意第二性征的发育情况及有无溢乳；着重检查内外生殖器的发育情况，有无畸形或病变。男方应着重检查外生殖器官发育情况，有无性功能异常，有无畸形或病损。

3. 心理 – 社会状况 不孕症可造成个人痛苦、夫妻感情破裂、家庭不和等社会问题，使女性产生不良情绪。受传统观念、经济状况、文化教育和伦理背景的影响，不孕妇女可出现震惊、否认、愤怒、内疚、孤独、悲伤和解脱等一系列心理反应。

4. 辅助检查

(1) 男方精液检查：不孕夫妇应首先进行精液常规检查，初诊时男方进行 2 ～ 3 次精液检查，以取得基线数据。参照 2010 年 WHO 颁布的第五版《人类精液实验室检验手册》正常精液标准（表 9-1）。

表 9-1　正常精液标准

检查项目	正常参考值	检查项目	正常参考值
精液外观	乳白色或淡黄色，胶冻状	精子总数	≥ 3900 万 / 一次射精
精液量	≥ 1.5ml	精子活率	≥ 58%
pH	≥ 7.2	精子总活力	≥ 40%
液化时间	一般 5 ～ 30 分钟，超过 1 小时为异常（室温下）	前向运动精子率	≥ 32%
精子密度	≥ 1500 万 /ml	正常形态精子率	≥ 4%

(2) 女方检查

1) 基础体温测定：连续测基础体温可了解排卵及黄体功能。

2) 激素测定：测血清 FSH、LH、E_2、P、TSH、PRL、T 水平可了解卵巢功能及内分泌功能。

3) B 型超声监测卵泡发育：了解子宫大小、形态、双附件及卵泡情况。

4) 输卵管通畅检查：于月经干净后 3 ～ 7 天检查。常用的方法有子宫输卵管通液术、子宫输卵管碘油造影、子宫输卵管超声造影、腹腔镜直视下行输卵管通液等。子宫输卵管碘油造影是应用最广、诊断价值最高的方法。

考点：不孕症女性常用的辅助检查方法

5) 宫腔镜检查：了解宫腔及子宫内膜病变，输卵管开口是否通畅。

6) 腹腔镜检查：直视下观察子宫、输卵管、卵巢的大小和形态，以及盆腔有无粘连，同时可分离粘连灶。

（二）护理诊断 / 问题

1. 知识缺乏 与缺乏生育与不孕的知识有关。

2. 焦虑 与不孕、疗效不佳和经济压力等有关。

3. 自尊紊乱 与不孕症治疗效果不佳和家庭、社会的压力有关。

（三）护理目标

1. 夫妻双方掌握了有关生育和不孕的相关知识，积极配合治疗和护理。
2. 患者焦虑情绪减轻或消失。
3. 患者能表达不孕的感受，找到自我控制情绪的方法。

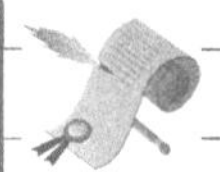

（四）护理措施

1. 一般护理　夫妇双方培养良好的生活习惯，均衡饮食，戒烟酒；加强体育锻炼，增强体质，保持愉快的心情。学会预测排卵期。进行性生活和受孕知识宣教。

2. 症状护理

(1) 诊断性检查引起的不适：告知子宫输卵管碘油造影术后腹部痉挛在术后持续 1 ～ 2 小时自行缓解；腹腔镜术后肩部疼痛，可遵医嘱给予止痛药。

(2) 用促排卵药物引起的不适：指导正确用药，出现不适如潮热、恶心、呕吐等立即报告医生。

3. 治疗配合

(1) 手术护理：对生殖道器质性病变需手术治疗者，做好手术前后的护理。

(2) 药物治疗的护理：①遵医嘱指导患者应用诱发排卵药物（详见第 7 章第 2 节）；②生殖系统结核活动期应遵医嘱予以抗结核治疗，用药期间告知患者采取避孕措施；③免疫性不孕患者遵医嘱给予泼尼松加阿司匹林治疗。

(3) 协助患者选择人工辅助生殖技术（详见本章第 2 节）。

4. 心理护理　鼓励不孕患者表达内心的感受，帮助不孕夫妇建立良好的沟通方式，增进夫妻感情；指导患者通过运动、参加良性社会活动提高自我形象；帮助患者树立健康的生活观和生育观，摆脱心理压力，正视治疗结局；为治疗失败患者提供相关信息，支持其领养或选择辅助生殖技术，达成患者心愿。

5. 健康指导

(1) 建立健康的生活方式：合理饮食，注意营养，加强锻炼，控制体重合理增长；改变不良生活习惯：如戒烟戒酒、过度节食等；劳逸结合，保持乐观心态。

(2) 积极治疗影响妊娠的疾病。

(3) 指导提高妊娠率的方法与技巧：性生活前后不使用润滑剂或阴道灌洗，性生活后抬高臀部，平卧 20 ～ 30 分钟，以利于精子进入子宫颈；指导患者于排卵前 2 ～ 3 天和排卵后 24 小时内性交，增加受孕机会。

(4) 帮助患者分析并接受不孕治疗的结局。

（五）护理评价

1. 患者能说出有关生育和不孕的相关知识，各项检查治疗正常进行。
2. 患者能表达不孕的感受，找到自我控制的方法。
3. 患者能树立健康的生活观和生育观，以乐观的心态面对现实。

第 2 节　辅助生殖技术及护理

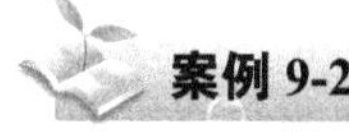

案例 9-2

患者，女，33 岁，结婚 7 年，婚后第 1 年药物流产 1 次。3 年前因异位妊娠切除左侧输卵管，2 年前再次异位妊娠行腹腔镜手术治疗，术后多次检查见右侧输卵管完全堵塞。丈夫体建。夫妇俩来生殖医学中心咨询，希望通过辅助生育技术孕育自己的宝宝。

问题： 1. 该患者最适合选择哪项辅助生育技术？

2. 责任护士应指导患者在实施辅助生育技术前做好哪些准备工作？

一、概　述

辅助生殖技术（ART）是指在体外对配子和胚胎采用显微操作技术，帮助不孕夫妇受孕的一组方法，包括人工授精、体外受精-胚胎移植及其衍生技术等。

（一）常用辅助生殖技术

1. 人工授精（AI）　是将精子通过非性交方式注入女性生殖道内，使其受孕的一项技术。它包括丈夫精液人工授精（AIH）和供精者精液人工授精（AID）两种方法。按国家法规，目前 AID 精子来源一律由卫生部认定的人类精子库提供和管理。

(1) 实施人工授精的条件：①有正常发育的卵泡；②有正常范围的活动精子数量；③女性生殖道结构正常；④至少一条输卵管通畅。

(2) 适应证

1) AIH 适用于：①男性弱精、少精、性功能异常、生殖器官畸形等的不育患者；②子宫颈因素或免疫性不孕患者。

2) AID 适用于：①无精症、严重少精、弱精症；②射精障碍；③家族中有不宜生育的严重遗传病的患者。

2. 体外受精-胚胎移植（IVF-ET）　即"试管婴儿"，指从妇女卵巢内取出卵子，在体外与精子发生受精并培养3～5天，再将发育到卵裂期或囊胚期阶段的胚胎移植到宫腔内，使其着床发育成胎儿的全过程。

IVF-ET 适用于输卵管堵塞性不孕症、原因不明的不孕症、子宫内膜异位症、男性因素不育症、排卵异常等不孕症患者。

3. 卵细胞内单精子注射（ICSI）　是借助显微操作系统，在体外直接将单个精子注入卵母细胞质内使其受精的方法。其主要用于治疗重度少、弱、畸形精子症的男性不育患者，IVF-ET 周期受精失败也是其适应证。

4. 胚胎植入前遗传学诊断　是从体外受精第 3 天或第 5 天的胚胎中取卵裂球或滋养细胞进行遗传学检测，选择健康的胚胎进行移植的技术。其主要用于有严重遗传性疾病风险和染色体异常的夫妇，可以使产前诊断提早到胚胎期，避免了常规中孕期产前诊断可能导致引产对母亲的伤害。

案例 9-2 分析

分析案例可知导致患者不孕的原因是输卵管因素，可选择体外受精-胚胎移植技术，以达成患者的心愿。

（二）辅助生殖技术常见并发症

1. 卵巢过度刺激综合征（OHSS）　诱导排卵药物刺激卵巢后产生的一种严重并发症，轻者表现为下腹不适、腹胀或轻微腹痛，严重者出现血液浓缩、高凝状态、腹水、胸腔积液、尿量减少、多器官功能衰竭及呼吸窘迫综合征等。近年来应用卵巢温和刺激与自然周期的方案，大大减少了该并发症的发生。

2. 多胎妊娠　是诱发排卵最常见的并发症。多胎妊娠可增加母婴并发症、流产和早产的发生率、围生儿患病率和死亡率风险。

3. 卵巢和乳腺肿瘤　使用大剂量的促性腺激素，反复大量排卵及较长时间处于高雌、孕激素的内分泌环境，导致卵巢和乳腺肿瘤发生的概率升高。

4. 自然流产　IVE-ET 的流产率可达 25% ～ 30%。可能因素有：女方年龄大，其染色

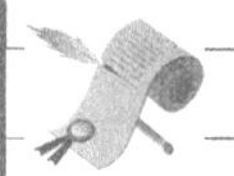

体畸变率较高；诱发排卵后的高雌、孕激素环境对胚胎发育的影响；黄体功能不全、胚胎本身发育异常及双胎妊娠等。

5. 其他　如异位妊娠、疾病传播和胎儿、新生儿畸形的发生率增加。

二、护　　理

（一）护理评估

1. 健康史　详细询问夫妇年龄、既往不孕症治疗时的并发症史、超排卵治疗情况等。

2. 身体状况　了解有无并发症。检查有无腹部症状、胸部症状、消化道症状、尿量及体重，仔细检查有无凹陷性水肿。

3. 心理 – 社会状况　夫妇双方接受多方面的压力，再加上担心辅助生殖技术能否成功受孕，经常会出现焦虑、失落。严重者会出现自尊紊乱。

4. 辅助检查　除完成不孕患者男女双方的各项检查外（详见本章第 1 节），还应进行双方染色体、肝肾功能及血尿常规等各项检查。

（二）护理诊断 / 问题

1. 焦虑　与担心能否成功受孕及药物对胎儿的影响有关。

2. 疼痛　与治疗相关的操作引起身体创伤有关。

3. 知识缺乏　与缺乏辅助生殖技术的相关知识有关。

4. 潜在并发症：卵巢过度刺激综合征（OHSS）**、多胎妊娠等**　与诱发排卵有关。

（三）护理目标

1. 夫妇双方焦虑情绪减轻，懂得辅助生殖技术的相关知识。

2. 患者能耐受疼痛，积极配合治疗和护理。

3. 患者未出现并发症。

（四）护理措施

1. 术前准备

(1) 详细向不孕夫妇讲解各种辅助生殖技术的医学常识、适应证、费用、法律法规及伦理原则，耐心解答不孕症夫妇提出的问题，使夫妇双方能正确看待治疗成功率，并在知情的情况下选择适合的辅助生殖技术。

(2) 按照国家有关计划生育政策准备相关证件，交医护人员查验并保留复印件。

(3) 治疗前 3 个月及治疗开始后，夫妇双方应保持身心愉悦，加强锻炼，增强体质，避免过劳，尽量不用可能影响精子或卵子的药物，此外男性应戒烟、戒酒。

2. 治疗配合

(1) 用药护理：注意促排卵药物应用的个体化原则，严密监测卵泡发育。

(2) 并发症护理：① OHSS 的护理：对有 OHSS 倾向者，立即减少或停止使用促排卵药，必要时可以放弃该周期，将所取的卵细胞进行体外受精，并将所得的早期胚胎冷冻保存，等待自然周期再行移植。中、重度 OHSS 患者每 4 小时监测生命体征一次，记出入量，每日测体重和腹围，配合完成血细胞比容、血电解质、肾功能等，遵医嘱静脉滴注白蛋白等。②多胎妊娠：国家规定避免双胎，杜绝≥ 3 胎的妊娠，对≥ 3 胎的妊娠于孕早期采取胚胎减灭术。

(3) 术中配合：严密观察患者生命体征，发现异常及时报告医生处理。

3. 术后护理

(1) 嘱患者术后注意休息，禁止剧烈运动。遵医嘱给予黄体酮或 hCG 保胎。

(2) 移植后 14 天做尿妊娠试验或血 hCG 检测，判断是否妊娠。移植后 4 周、6 周做 B 超，了解宫内胚胎情况。确定宫内妊娠者，按高危妊娠监护。确诊为多胎妊娠者，应告知胚胎减灭术的意义。

4. 心理护理 不孕症夫妇在辅助生殖技术治疗失败后，常出现悲伤、失望、忧虑等情绪，对治疗过程和结果表现出无奈及愤怒，甚至出现自我形象紊乱。医护人员应给予其更多的理解和关爱，帮助夫妇双方摆脱心理负担，鼓励他们过正常人的生活并投入到公益事业中，实现自我价值，树立正面社会形象。

5. 健康指导

(1) 教会患者正确测量和记录基础体温。

(2) 指导移植受孕的妇女应从胚胎移植前 14 天开始推算预产期，加强孕期监护，提前住院待产，妊娠足月后及时终止妊娠。

(3) 移植未受孕的妇女，在第二次月经来潮 11 ～ 13 天来院解冻胚胎。若无冻胚，则应进一步分析病情，2 ～ 3 月后行第二次治疗。

(4) 告知流产和异位妊娠的先兆症状，一旦出现不适，立即就诊。

（五）护理评价

1. 不孕夫妇获得了正确的有关辅助生殖技术的知识。
2. 不孕夫妇能正确对待治疗结果，积极投入到正常生活中。
3. 治疗过程中未发生并发症。

小结

不孕症是指女性无避孕性生活至少 1 年而未孕。它分为原发性不孕和继发性不孕两类。输卵管因素是引起女性不孕症最常见的原因。男性不育的主要因素是生精障碍与输精障碍。临床上不孕症检查的三大常规是：输卵管检查，排卵检查，精液常规检查。辅助生殖技术是帮助不孕夫妇受孕的一组方法，包括人工授精、体外受精-胚胎移植及其衍生技术等。体外受精和胚胎移植技术适用于其他常规治疗无法妊娠者，常见并发症为卵巢过度刺激综合征、多胎妊娠及流产。辅助生殖技术因涉及伦理、法规和法律问题，需要严格管理和规范。

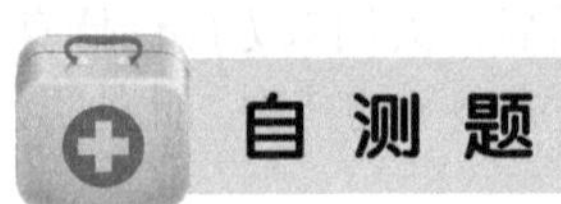

A_1 型题

1. 不孕症是指有正常性生活，未避孕，几年未受孕（　　）
   A. 2 年　B.1 年　C.3 年
   D. 半年　E.5 年
2. 女性不孕最常见的原因是（　　）
   A. 阴道炎　B. 子宫因素
   C. 输卵管因素　D. 卵巢因素
   E. 生殖器官畸形
3. 辅助生殖技术“试管婴儿”的主要适应证不包括（　　）
   A. 卵巢早衰　B. 输卵管堵塞
   C. 子宫颈因素　D. 男性因素
   E. 子宫内膜异位症患者

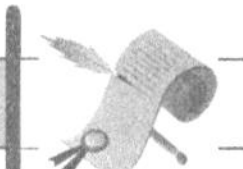

A_3/A_4 型题

（4 ～ 6 题共用题干）

患者，女，28 岁，结婚 5 年，3 年前人工流产 1 次，术后下腹痛伴发热 5 天，此后反复出现下腹痛，用抗生素治疗后可缓解。近 3 年来未避孕一直未孕。月经周期 28 天，经期 4 ～ 5 天。

4. 首选的辅助检查是（　　）

A. 子宫内膜活检

B. 性交后试验

C. 宫腔镜检查

D. 子宫输卵管碘油造影

E. 腹腔镜检查

5. 最可能的诊断是（　　）

A. 子宫性不孕

B. 免疫性不孕

C. 男性不育

D. 输卵管性不孕

E. 外阴、阴道因素

6. 若患者双侧输卵管阻塞，应该选择的治疗方法是（　　）

A. 试管婴儿　　B. 促排卵治疗

C. 抗生素治疗　　D. 免疫抑制剂

E. 手术治疗

（刘林枫）

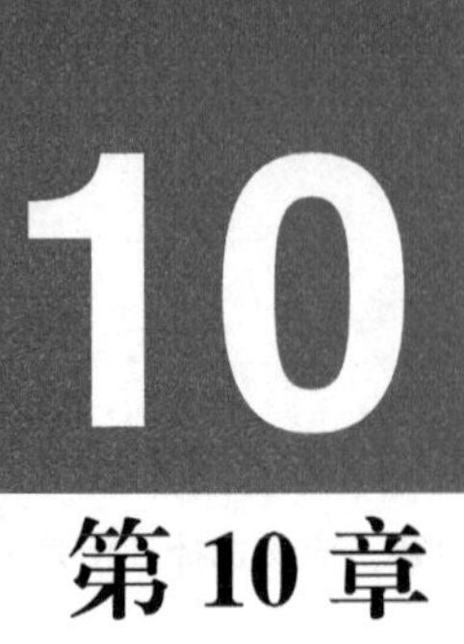

第10章　生殖器官损伤性疾病患者的护理

女性生殖器官损伤性疾病是指盆腔器官和与其相邻的阴道壁突出阴道或从阴道脱出，又称盆底功能障碍，主要包括阴道膨出和子宫脱垂，分娩时损伤为其主要原因。同时，由于老年妇女盆底肌肉萎缩，随着人口的老龄化进程加快，盆腔器官脱垂也较常见，严重影响中老年妇女的健康和生活质量。

第1节　外阴阴道创伤患者的护理

案例 10-1

患者，女，28 岁。高处骑跨式摔落，外阴受伤，自述疼痛难忍，检查发现两侧大阴唇有紫蓝色肿块，压痛明显。

问题：1. 该患者最可能的疾病诊断是什么？其主要症状是什么？

2. 请说出主要的护理要点。

一、概　　述

（一）病因

导致外阴阴道损伤的主要原因是分娩，如急产、巨大儿、高龄初产妇会阴体缺乏弹性等，也可因手术和外伤引起。初次性生活时，处女膜破裂严重，裂口可延伸至小阴唇、阴道，若伤及穹隆部，可导致大量阴道流血。儿童外阴阴道损伤的主要原因是外伤。

（二）治疗原则

治疗原则为止痛、止血、抗休克和抗感染。对有活动性出血者，应立即缝合止血；直径小于 5cm 的血肿，早期局部冷敷；大血肿者，在抗休克的同时，立即结扎止血，清除血肿后给予加压包扎，术后用抗生素预防感染。

二、护　　理

（一）护理评估

1. 健康史　了解导致患者损伤的原因，如有无分娩创伤、外伤、性交后阴道出血等；询问损伤的时间，损伤后是否采取措施及其效果。

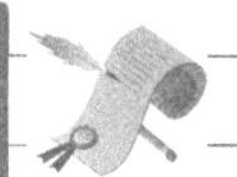

2. 身体状况

(1) 症状

1) 疼痛：是主要临床症状，其程度可因损伤部位、深浅、范围不同而表现各异，轻者仅有轻微疼痛感，重者疼痛难忍，甚至出现疼痛性休克。

2) 外阴、阴道流血：当损伤导致外阴阴道皮肤黏膜破损时，可出现外出血。其多在胎儿娩出时或娩出后立即发生。

3) 其他：出血严重者可伴有失血性休克。若合并感染，可有发热，局部红、肿、热、痛等症状。

(2) 体征：妇科检查时发现外阴或阴道有创伤，有时可见伤口及活动性出血。有血肿形成时，可见局部肿胀，有紫蓝色块状物，压痛明显。全身检查可有贫血或失血性休克的体征。

3. 心理－社会状况　评估患者有无恐慌、焦虑情绪。了解患者及家属对疾病的认知程度。

4. 辅助检查　出血量多者，血常规检查可出现红细胞计数及血红蛋白值下降；有感染者，可见白细胞和中性粒细胞计数增高。

(二) 护理诊断 / 问题

1. 疼痛　与外阴、阴道局部神经丰富，对损伤敏感有关。

2. 恐惧　与害怕损伤对自身健康的影响有关。

3. 潜在并发症：失血性休克。

(三) 护理目标

1. 患者疼痛减轻或消失。
2. 患者心态平和、情绪稳定，积极配合治疗。
3. 患者未发生休克，或休克得到及时发现并处理。

(四) 护理措施

1. 一般护理　保持环境清洁，通风良好，温度适宜，床单整洁；注意休息，进食高蛋白、高维生素及富含铁的食物，指导患者完成日常自理活动。

2. 症状护理

(1) 疼痛：疼痛剧烈者，遵医嘱正确、及时给予止痛药。

(2) 阴道流血：大出血者注意观察并记录患者生命体征、面色及意识状态，嘱患者保留出血期间使用过的内裤和会阴垫，以便准确估计出血量。出血多者配合医生采取止血、配血和输血措施。

(3) 预防感染：观察患者体温，监测白细胞计数和分类。发现感染征象，做好会阴部护理，及时报告医生，遵医嘱使用抗生素。

3. 治疗配合

(1) 病情观察：严密观察生命体征、疼痛、外出血及血肿的情况，活动性出血者配合医生完成缝合止血处理。

(2) 小血肿患者的护理：指导患者取健侧卧位，防止血肿受压。保持外阴部清洁干燥。24 小时内冷敷，促进血管收缩，减少出血，以减轻患者的不适；24 小时后热敷，促进水肿或血肿的吸收。遵医嘱给予镇痛、止血药物。

(3) 手术治疗的护理：①向患者及家属解释手术的必要性。②做好术前皮肤、肠道、阴道等准备工作。③重视手术后护理：术后协助患者取外展屈膝仰卧位，以减轻腹股沟和外阴部的张力，缓解疼痛；观察损伤处有无渗血、渗液或血肿，若有异常及时报告医生处理；每天擦洗外阴，保持外阴清洁干燥；对术后外阴加压包扎或阴道填塞纱条者，应遵医嘱给予止痛和抗感染药物，一般在术后12～24小时取出纱条，注意核对纱条数目，观察有无活动性出血。

4. 心理护理 详细了解患者的心理状态，使用亲切、温和的语言安慰患者，疏导负面情绪，鼓励患者积极配合治疗，同时做好家属的心理护理。

5. 健康指导 加强营养，注意个人卫生，保持外阴清洁干燥；嘱患者避免重体力劳动。积极预防急产、巨大儿分娩、产力过强、阴道手术助产操作不当等可能引起产道损伤的因素发生。避免外阴骑跨于尖锐的硬物上。

（五）护理评价

1. 患者能正确应用缓解疼痛的方法，疼痛减轻或消失。
2. 患者恐惧感消失，积极配合治疗和护理。
3. 患者生命体征平稳，未发生休克或休克得到及时纠正。

案例 10-1 分析

患者最可能的诊断是大阴唇血肿；其主要症状为疼痛；护理措施重点为：①遵医嘱给予止痛药，预防感染；②指导患者取舒适体位，对血肿进行正确冷热敷护理；③较大的血肿应配合医生行手术治疗。

第2节 阴道膨出患者的护理

案例 10-2

患者，女，50岁，因腰酸、下腹坠胀、阴道内异物感1年余，加重1个月来诊。妇科检查见部分阴道前壁暴露于阴道口外。

问题：判断本案例膨出程度，并说出其护理要点。

一、概　　述

阴道膨出可分阴道前壁膨出和阴道后壁膨出两类。阴道前壁膨出多因膀胱和尿道膨出所致，以膀胱膨出常见，常伴有不同程度的子宫脱垂，多有排尿功能紊乱。阴道后壁膨出也称直肠膨出，可单独存在，也常合并阴道前壁膨出。

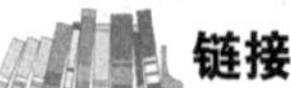

链接

阴道前/后壁膨出分度

阴道前/后壁膨出分为三度，以向下屏气膨出最大程度来判定：①Ⅰ度：阴道前/后壁膨出已达处女膜缘，但仍在阴道内；②Ⅱ度：部分阴道前/后壁膨出至阴道口外；③Ⅲ度：阴道前/后壁已全部膨出于阴道口外。

（一）病因

分娩时膀胱子宫颈筋膜及阴道壁过度伸展、损伤甚至撕裂，若在产褥期不能恢复（如因慢性咳嗽腹压增加、产后过早参加体力劳动等），将使膀胱逐渐下垂，导致膀胱膨出。

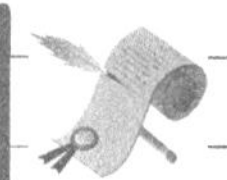

未产妇也偶可发生膀胱、尿道膨出，主要由于盆腔结缔组织和盆底肌肉先天发育不良引起。

阴道分娩时损伤是阴道后壁膨出的主要原因。慢性便秘是导致直肠膨出的另一重要因素。

绝经后雌激素水平低下导致盆腔筋膜和肌肉等支撑组织萎缩变薄，膀胱和直肠膨出症状会更突出。

（二）治疗原则

症状轻者不需治疗。重度膨出者，或有尿潴留、反复膀胱感染、直肠膨出导致排便困难等，需行阴道前 / 后壁修补术。

二、护　　理

（一）护理评估

1. 健康史　了解患者的分娩史，如有无产程延长、外阴、阴道撕裂伤等病史；了解有无慢性咳嗽、便秘等腹压增加的疾病；询问患者是否绝经。

2. 身体状况　阴道前壁膨出轻者无症状，较重时有腰酸、下坠感，或感到有肿物自阴道脱出，休息、排尿后肿物变小，剧烈活动、长久站立或咳嗽、打喷嚏时肿物增大。因小便不易排空，患者易发生膀胱炎，可有尿频、尿急、尿痛等症状，重度膀胱膨出可有压力性尿失禁症状。

几乎所有经产妇均有Ⅰ度直肠膨出，但无症状。随膨出加重，出现阴道摩擦异物感、下坠感、腰酸痛等症状。有排便困难时需要手向上向后推压膨出的阴道后壁才能排便。

3. 心理－社会状况　重度的阴道前壁膨出，常伴有尿潴留和反复膀胱感染，甚至压力性尿失禁；而重度直肠膨出每日受排便困难困扰。患者可表现得焦虑或情绪低落、自卑。

4. 辅助检查

(1) 残余尿量测定和尿常规检查：嘱患者排空小便后导尿确定残余尿量（如在 B 超下确定则免导尿），并进行尿常规检查以判断有无感染。

(2) 其他：必要时在 CO_2 充盈膀胱时，行膀胱镜和尿道镜检查。

（二）护理诊断 / 问题

1. 焦虑　与膀胱、尿道、直肠膨出影响生活及手术后可能复发有关。

2. 潜在并发症：泌尿系感染。

（三）护理目标

1. 患者焦虑情绪缓解或消失。

2. 患者未发生泌尿系统感染。

（四）护理措施

1. 一般护理　嘱患者加强营养。避免久站及膀胱过度充盈，阴道后壁膨出者矫正不良饮食和排便习惯。

2. 症状护理

(1) 病情观察：观察患者有无外阴部异物感，是否合并子宫脱垂；注意有无泌尿系统感染、尿失禁及大便排出困难。

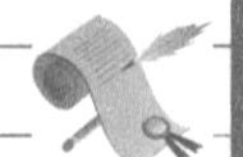

(2) 预防感染：保持局部清洁，每日用 1∶5000 高锰酸钾液坐浴。

3. 治疗配合

(1) 保守治疗患者的护理：可嘱阴道前壁膨出患者进行盆底肌锻炼（又称 Kegel 锻炼），训练时间和体位不限。患者排空膀胱后，做收缩肛门运动，先用力收缩会阴 3 秒以上，然后放松，如此反复练习 10 ～ 15 分钟，每日 2 ～ 3 次；或者自择时段每天做 150 ～ 200 次。持续练习 6 ～ 12 个月，年轻患者可使压迫症状和排尿控制能力得到一定程度的改善。对老年患者、合并内科疾病不能耐受手术者应教会患者正确使用子宫托的方法（详见本章第 3 节）。必要时遵医嘱使用缓泻剂和直肠栓剂。

(2) 手术治疗的护理：向患者及家属解释手术的必要性、手术的过程及注意事项。按外阴阴道手术常规做好术前准备和术后护理。

4. 心理护理　护理人员应主动与患者交谈，鼓励患者讲述其内心感受，积极疏导负面情绪，建立正确的心理应对方式。向患者介绍膀胱、尿道膨出的相关知识和预后，使患者恢复自信心，积极配合诊治和护理。

5. 健康指导　积极防治增加腹压的疾病，如便秘、慢性咳嗽等；避免重体力劳动及肥胖等诱发因素；提高产科质量，避免困难阴道助产，再次妊娠应避免阴道分娩等。

（五）护理评价

1. 患者能正确认识疾病，情绪稳定，积极配合治疗与护理。
2. 住院期间未发生泌尿系统感染。

案例 10-2 分析

因本例中患者部分阴道前壁暴露于阴道口外，为阴道前壁Ⅱ度膨出。应指导患者坚持盆底肌锻炼 6 ～ 12 个月，注意外阴部清洁卫生，避免重体力劳动。

第 3 节　子宫脱垂患者的护理

案例 10-3

患者，女，60 岁，绝经 10 年，曾生育 5 胎，慢性支气管炎 20 年。近 5 年来下腹坠胀，有块状物脱出于阴道口，休息后不能回纳。妇科检查：嘱患者平卧向下屏气，宫颈口脱出于阴道口外 1cm 处，子宫正常大小。

问题： 1. 该患者属于哪一度子宫脱垂？

2. 说出子宫脱垂的发生原因，进一步解释本例病因。

一、概　　述

子宫从正常位置沿阴道下降，子宫颈外口达坐骨棘水平以下，甚至子宫全部脱出于阴道口以外，称子宫脱垂。子宫脱垂常伴发阴道前后壁膨出。

（一）病因

1. 分娩损伤　为子宫脱垂最主要的病因。在分娩过程中，特别是经阴道手术助产或第二产程延长者，盆底肌、筋膜及子宫韧带均过度伸展，张力降低甚至出现撕裂。

2. 产褥期过早参加体力劳动　产后 42 天盆底组织张力才能恢复，产后过早参加重体

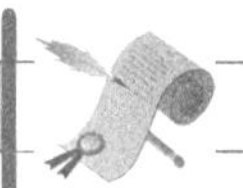

力劳动，将影响盆底组织张力的恢复，导致子宫脱垂。

3. 长时间腹压增加　长期慢性咳嗽、便秘、经常超重负荷（肩挑、举重、蹲位、长期站立）、盆腔内巨大肿瘤或大量腹水等，均使腹内压力增加，导致子宫位置下移。

4. 盆底组织发育不良或退行性变　子宫脱垂偶见于未产妇甚至处女，其主要原因为先天性盆底组织发育不良；老年妇女盆底组织萎缩退化，也可发生子宫脱垂或使原有脱垂程度加重。

（二）临床分度

子宫脱垂以患者平卧，用力向下屏气时子宫下降的最低点为分度标准，划分为三度（图 10-1）。

Ⅰ度　①轻型：子宫颈外口距处女膜缘 < 4cm，未达处女膜缘；②重型：子宫颈外口已达处女膜缘，但未超出该缘，检查时在阴道口可见到子宫颈。

Ⅱ度　①轻型：子宫颈已脱出阴道口，宫体仍在阴道内；②重型：子宫颈及部分宫体已脱出于阴道口。

Ⅲ度　子宫颈及宫体全部脱出至阴道口外。

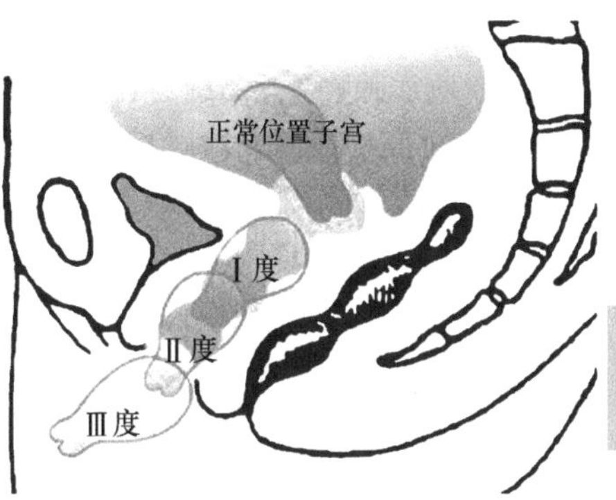

图 10-1　子宫脱垂分度

考点：子宫脱垂的临床分度判定标准

护考链接

患者，女，49 岁，孕 3 产 1，主诉腰骶部酸痛，有下坠感。妇科检查：患者平卧向下屏气用力，发现子宫颈外口在处女膜缘，可回纳，诊断其子宫脱垂为

A. Ⅰ度轻型　B. Ⅰ度重型　C. Ⅱ度轻型

D. Ⅱ度重型　E. Ⅲ度

分析：妇科检查患者平卧向下屏气用力，子宫颈外口在处女膜缘，为Ⅰ度重型。故选 B。

案例 10-3 分析

患者有多次生育史，骨盆底肌受损、张力降低；加之长年慢性咳嗽导致长时间腹压增加、绝经后盆底肌退行性变从而导致子宫脱垂。宫颈口脱出于阴道口外 1cm 处，宫体位于阴道内，为Ⅱ度轻型。

（三）治疗原则

子宫脱垂患者的治疗以安全、简单和有效为原则。

1. 非手术治疗　适用于Ⅰ度轻型子宫脱垂、不能耐受手术或有生育要求的患者，给予支持疗法或放置子宫托，并加强盆底肌肉锻炼。

2. 手术治疗　对于保守治疗无效，Ⅱ、Ⅲ度子宫脱垂患者，可根据年龄、生育要求等采用阴道前后壁修补术、阴道前后壁修补术加主韧带缩短及子宫颈部分切除术（Manchester 手术）、经阴道子宫全切加阴道壁修补术、阴道封闭术及盆腔重建手术等。

二、护 理

（一）护理评估

1. 健康史 询问患者有无诱发因素，如有无多次分娩、阴道助产、产程延长、产后过早参加体力劳动，以及有无慢性咳嗽、习惯性便秘等；询问疼痛及压迫出现的时间及程度；询问过去的治疗情况及疗效。

2. 身体状况 Ⅰ度患者多无自觉症状。Ⅱ、Ⅲ度患者可出现不同程度的临床表现。

(1) 腰骶部酸痛及下坠感：因下垂子宫牵拉韧带引起。

(2) 阴道肿物脱出：患者在行走、下蹲、重体力劳动或排便时，有块状物自阴道口脱出，卧床休息可变小或消失。严重脱垂者休息后，块状物也不能自行回缩。暴露在外的子宫颈和阴道黏膜长期与裤子摩擦，可致子宫颈和阴道壁出现溃疡甚至出血，若继发感染时则有脓血分泌物。

(3) 排尿、排便异常：重症子宫脱垂患者可出现尿潴留、压力性尿失禁（腹压增加下的不自主溢尿）、尿路感染、便秘及排便困难等。

(4) 体征：妇科检查见脱垂的子宫位于阴道内或脱出于阴道口外，子宫颈及阴道黏膜增厚，宫颈肥大甚至显著延长。

3. 心理－社会状况 患者因行动不便，不能从事体力劳动，同时大小便异常、性生活受影响，而出现情绪低落、焦虑、自卑心理。护理人员需了解患者子宫脱垂后的感受，了解患者社会及家庭支持的方式及程度。

4. 辅助检查 进行压力性尿失禁检查：让患者先憋尿，取膀胱截石位，用力咳嗽，如有尿液溢出，检查者用示、中两指分别置于尿道口两侧，稍加压再嘱患者咳嗽，如能控制尿液外溢，说明有压力性尿失禁（图 10-2）。

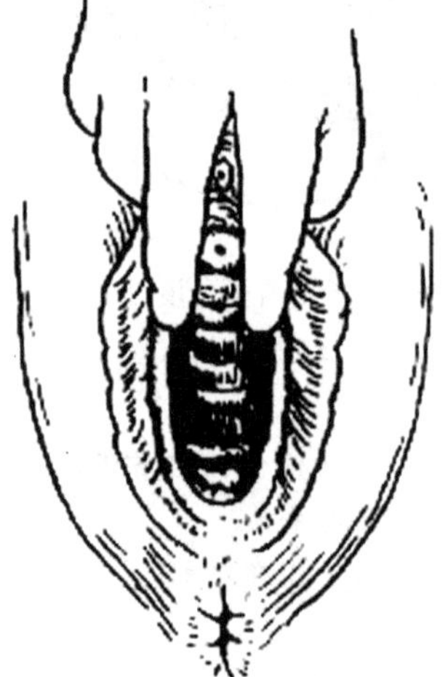
图 10-2 压力性尿失禁检查法

（二）护理诊断 / 问题

1. 焦虑 与长期的子宫脱出影响正常生活及不能预料手术效果有关。

2. 慢性疼痛 与子宫下垂牵拉韧带、子宫颈及阴道壁溃疡有关。

3. 组织完整性受损 与脱出于阴道口外的子宫颈、阴道壁长期摩擦发生溃烂有关。

（三）护理目标

1. 患者情绪稳定，积极配合治疗。

2. 疼痛减轻或消失，舒适感增强。

3. 患者脱出的子宫颈、阴道未发生溃烂或经治疗好转。

（四）护理措施

1. 一般护理 指导患者加强营养，鼓励进食高蛋白、高维生素饮食，以增强抵抗力；卧床休息，避免重体力劳动；积极治疗慢性咳嗽，保持大便通畅。

2. 症状护理

(1) 腰骶部坠痛：嘱患者注意休息，避免长时间站立、行走、下蹲、重体力劳动，多食粗纤维食物，保持大便通畅。

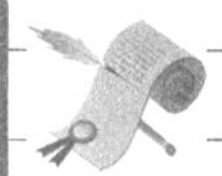

⑵ 子宫及阴道壁脱出：注意观察患者子宫脱出程度、有无大小便困难以及子宫颈和阴道黏膜溃疡、出血；注意阴道分泌物的性状、颜色、气味等。每日用 1∶5000 高锰酸钾液坐浴，擦干后涂抹抗生素或雌激素软膏于溃疡面上，并使用丁字带避免摩擦。

⑶ 压力性尿失禁：注意观察排尿时间和次数。指导患者坚持盆底肌锻炼，配合中医中药治疗。

3. 治疗配合

⑴ 子宫托治疗的护理：教会患者正确使用子宫托的方法，以喇叭形子宫托为例。

1）放托：选择大小合适的子宫托；放置前嘱患者排尽大小便，洗净双手，取蹲位两腿分开，一手握托柄，托面朝上，托盘呈倾斜位沿阴道后壁推入阻道内，然后将托柄边向内推进边向阴道顶端旋转，直至托盘达子宫颈，然后嘱患者屏气，使子宫下降，同时将托柄向上推，使托盘吸附在子宫颈上。放妥后，托柄弯度朝前，对正耻骨弓后面（图 10-3）。

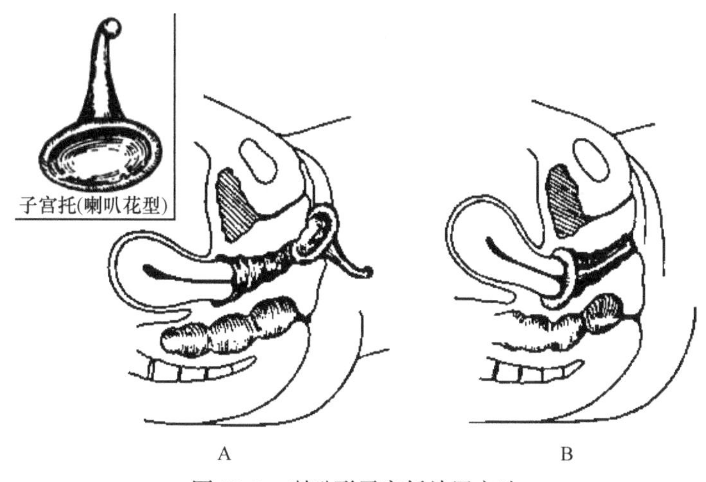

图 10-3　喇叭形子宫托放置方法

2）取托：以手指捏住子宫托柄，上、下、左、右轻轻摇动，待负压消除后，向后外方向牵拉，即可自阴道滑出。

3）注意事项：①子宫托的大小应适宜，放置后不脱出又无不适感。②子宫托应在每日晨起后放置，每晚睡前取出。久置不取可发生子宫托嵌顿，甚至引起压迫坏死性尿瘘和粪瘘。③放托后 1、3、6 个月分别来院检查，以后应每 3 ～ 6 个月复查一次。④月经期停用。

⑵ 手术治疗的护理

1）术前准备：术前 5 天开始进行阴道准备。Ⅰ度子宫脱垂患者每天用 1∶5000 高锰酸钾溶液或 0.02% 聚维酮碘溶液坐浴 2 次，温度以 41 ～ 43℃为宜；Ⅱ、Ⅲ度子宫脱垂患者每日阴道冲洗 2 次，有溃疡者，局部涂雌激素软膏或抗生素软膏，然后戴无菌手套将脱出的子宫还纳入阴道内，平卧半小时。

2）术后护理：术后取平卧位卧床休息 7 ～ 10 天；尿管留置 10 ～ 14 天；避免增加腹压的动作（如下蹲、咳嗽等）；术后口服缓泻剂预防便秘；每天擦洗外阴 2 次，注意观察阴道分泌物的性状，遵医嘱使用抗生素预防感染。

4. 心理护理　了解患者的心理变化，鼓励其表达自身感受，保持稳定、积极的心理状态。同时，耐心细致地为患者及其家属讲解子宫脱垂的疾病知识、治疗护理措施和预后，增强患者及家属对治疗的信心，积极配合治疗和护理。

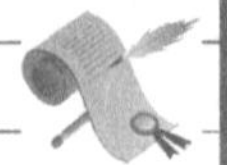

5. 健康指导

(1) 出院指导：术后休息3个月，半年内应避免重体力劳动，禁止盆浴及性生活。术后2个月到医院复查伤口愈合情况，3个月后再次复查，医生确认完全康复后方可有性生活。

考点：子宫脱垂的护理措施

(2) 预防指导：指导产妇进行盆底肌锻炼，避免过早从事体力劳动；避免多产、多胎损伤盆底支持组织；积极治疗慢性咳嗽及便秘等疾病；避免长时间站立、行走、下蹲及从事重体力劳动。

(五) 护理评价

1. 患者能正确认识疾病，理解治疗与护理方案。
2. 患者懂得缓解疼痛的应对措施，疼痛减轻或消失。
3. 脱出的子宫颈、阴道未发生溃烂。

第4节　生殖道瘘患者的护理

案例 10-4

患者，女，26岁，足月阴道分娩，伴第二产程停滞，阴道手术助产。产后7天，发现小便无法自解，阴道持续流液，恶露多、淡红色。

问题： 1. 该产妇最可能的疾病是什么？请分析其原因。

2. 说出主要症状及护理要点。

一、概　　述

尿瘘是指生殖道和泌尿道之间形成的异常通道，分为膀胱阴道瘘、宫颈膀胱瘘、尿道阴道瘘、膀胱尿道阴道瘘及输尿管阴道瘘。临床以膀胱阴道瘘最多见。粪瘘是指肠道与生殖道之间的异常通道，以直肠阴道瘘居多（图10-4）。

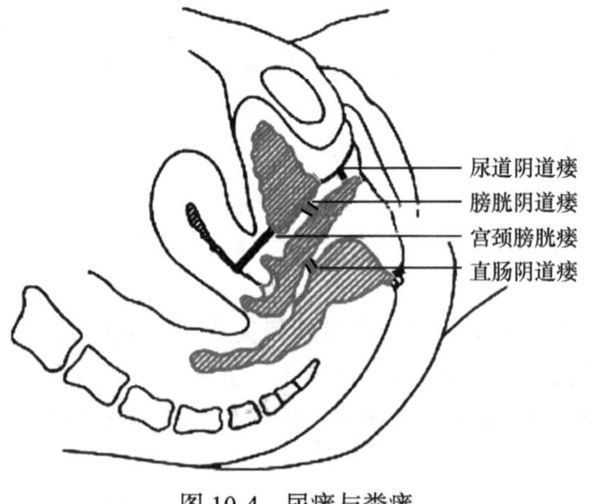

图10-4　尿瘘与粪瘘

(一) 病因

产伤为引起尿瘘最主要的原因，其次为手术损伤。此外，还有生殖系统晚期癌症、外伤、放射治疗、长期放置子宫托不取或子宫托过大等。

分娩时胎头长时间停滞在阴道内，阴道后壁及直肠受压，造成缺血坏死是形成粪瘘的主要原因。Ⅲ度会阴撕裂修补后直肠未愈合，或缝线穿透直肠黏膜未被发现也可导致粪瘘。其他如发育畸形、长期放置子宫托不取出、生殖道癌肿晚期浸润或放疗不当，均可发生粪瘘。

(二) 治疗

手术修补为主要治疗方法。

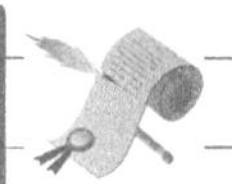

二、护　　理

（一）护理评估

1. 健康史　询问患者有无诱发因素，如产程延长、胎头嵌顿、阴道助产，以及有无子宫托长期放置史，是否合并生殖道恶性肿瘤及放疗史等；询问漏尿、阴道内排出粪便等症状出现的时间及程度；询问过去的治疗情况及疗效。

2. 身体状况

(1) 尿瘘：漏尿是最主要的临床表现。尿液经漏孔从阴道流出，无自主排尿现象。坏死性尿瘘多在产后 3 ～ 7 天开始漏尿，创伤性尿瘘则于损伤后立即出现。由于尿液的长期刺激，可引起外阴皮炎，出现湿疹或表浅溃疡，表现为外阴不适、瘙痒、灼痛。合并尿路感染时出现尿频、尿急、尿痛等症状。少数患者因精神压力出现长期闭经或月经稀发。

(2) 粪瘘：经阴道排出粪便是主要症状。瘘孔大者，成形粪便可经阴道排出，稀便时呈持续外流，无法控制；瘘孔小者，粪便成形时，阴道内可无粪便污染，但阴道内可出现阵发性排气现象，稀便时则由阴道流出。

3. 心理 – 社会状况　漏尿者，身体有异味，使患者不愿参与社交活动。常因得不到家人和周围人的理解而产生无助、失望和自卑心理；而不能自主控制的肛门排便和排气更让患者羞于启齿，从而出现意志消沉、孤僻、害怕被人发现等心理反应。如不及时治疗则会使患者精神颓废，社会适应能力逐步退化。

4. 辅助检查

(1) 尿瘘

1) 亚甲蓝试验：将亚甲蓝溶液经尿道注入膀胱，有蓝色液体从阴道流出。

2) 靛胭脂试验：静脉注射靛胭脂 5ml，约 10 分钟如见蓝色液体自阴道流出，可帮助确诊。

3) 其他：膀胱镜检查能了解膀胱的瘘孔位置和数目；肾显像、排泄性尿路造影也可帮助尿瘘的诊断。

(2) 粪瘘：阴道检查时，向阴道内注水，同时向直肠内注入气体，有瘘孔存在时阴道内有气泡产生。小肠和结肠阴道瘘需行钡剂灌肠检查方能确诊。

（二）护理诊断 / 问题

1. 自尊紊乱　与长期漏尿、漏粪，旁人的排斥引起精神压力有关。

2. 皮肤完整性受损　与排泄物刺激外阴部皮肤有关。

3. 社交孤独　与长期漏尿、漏粪，身体有异味，不愿与人交往有关。

（三）护理目标

1. 患者了解尿瘘、粪瘘所致的身体变化，对治疗护理充满信心。

2. 患者外阴皮肤恢复正常。

3. 患者逐渐恢复正常的社交活动。

（四）护理措施

1. 一般护理　嘱患者注意增加营养。指导尿瘘患者取适当体位，并保持瘘孔高于尿液面的卧位，使小漏孔自行愈合。如膀胱阴道瘘，瘘孔在后底部，应采取俯卧位；瘘孔在侧面，则取健侧卧位，从而减少尿液对修补处的浸泡。

2. 症状护理

(1) 鼓励尿瘘患者饮水：嘱患者每日饮水不少于3000ml，达到稀释尿液、自动冲洗膀胱的目的，缓解和预防外阴炎，减轻不适。

(2) 做好皮肤护理：加强外阴部清洁护理，指导患者使用消毒会阴垫。粪瘘者掌握好排便规律，及时接便盆排便。便后用温肥皂水洗净会阴及肛门周围，发现外阴和臀部有发红现象时，可涂以凡士林、四环素软膏或氧化锌软膏等。老年患者可涂雌激素软膏促进伤口愈合。

3. 手术治疗的护理 按外阴阴道手术护理常规，做好术前准备和术后护理（详见第11章第2节）。

4. 心理护理 护理人员不能因异味而疏远患者，应经常与患者沟通，告诉患者和家属通过手术能使该病痊愈或好转，以消除顾虑，使其积极主动配合治疗和护理。鼓励患者回归社会，增加生活的自信心。鼓励家属关心、理解患者，帮助恢复自尊，增强战胜疾病的信心。

5. 健康指导

(1) 出院指导：指导术前服用雌激素患者，术后按医嘱继续服用1个月，3个月内禁止性生活及重体力劳动。对手术失败者，保持外阴清洁，帮助患者择期手术。术后妊娠者加强孕期监护，提前住院待产。

(2) 预防指导：加强产程观察，避免第二产程延长；产时注意保护会阴，避免会阴Ⅲ度撕裂；会阴缝合后常规肛查，发现有缝线穿透直肠黏膜，应立即拆除重缝；避免长期放置子宫托不取；生殖道癌肿放射治疗时，应掌握放射剂量和操作技术。

（五）护理评价

1. 患者能正确认识疾病，能适应患病后的生活，生活质量提高。
2. 患者外阴皮肤愈合良好，舒适感增强。
3. 患者能以积极的态度参与正常的社交活动，对生活充满自信。

案例10-4分析

患者最可能的疾病是尿瘘，主要病因为分娩时产程停滞，导致膀胱、尿道、阴道缺血坏死。护理措施重点为指导患者取适宜体位，协助医生做好各项辅助检查，明确瘘孔的位置和大小，需手术治疗者做好手术前后的护理，保持会阴部清洁，预防感染。

小结

生殖器官损伤性疾病包括外阴阴道创伤、阴道膨出、子宫脱垂及生殖道瘘。疾病的发生与分娩损伤密切相关。阴道膨出常可伴发子宫脱垂，重度阴道膨出和子宫脱垂因膀胱、尿道位置改变而导致压力性尿失禁。盆底肌锻炼可改善压迫症状，亦可使压力性尿失禁患者的排尿控制能力有所好转，应坚持6～12个月方可见效。护理过程中应提高产科质量，避免分娩损伤盆底组织，指导产妇加强产褥期保健，预防生殖道损伤性疾病的发生，提高广大妇女的生活质量。

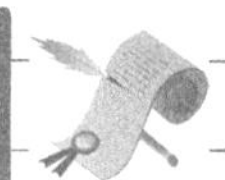

自 测 题

A_1 型题

1. 未产妇子宫脱垂的主要原因是（　　）
   A. 分娩损伤
   B. 手术损伤
   C. 盆底组织发育不良
   D. 腹压增加
   E. 盆底组织退行性变
2. 子宫颈脱出阴道口，宫体仍在阴道内，临床分度为（　　）
   A. Ⅰ度轻　　B. Ⅰ度重
   C. Ⅱ度轻　　D. Ⅱ度重
   E. Ⅲ度
3. 尿瘘以哪种最多见（　　）
   A. 膀胱阴道瘘　　B. 宫颈膀胱瘘
   C. 尿道阴道瘘　　D. 膀胱尿道阴道瘘
   E. 输尿管阴道瘘

A_2 型题

4. 患者，女性，39 岁，农民，G_5P_4。外阴发现肿物 2 年，平卧后可消失。最有可能的诊断是（　　）
   A. 子宫脱垂　　B. 阴道膨出
   C. 粪瘘　　D. 张力性尿失禁
   E. 阴道膀胱瘘
5. 患者，女，62 岁。主诉阴道口有一肿物脱出 1 年余，医生诊断为子宫脱垂。护理评估生育史 4-0-1-3，有难产史。考虑该患者导致子宫脱垂的最主要原因是（　　）
   A. 雌激素水平下降
   B. 盆底组织萎缩退化
   C. 慢性咳嗽
   D. 排便困难
   E. 分娩损伤
6. 患者，女，65 岁。行阴道子宫全切术加阴道前后壁修补术。术后护士采取的护理措施正确的是（　　）
   A. 术后 3 天行盆浴
   B. 术后半流质饮食 3 天
   C. 留置尿管 1 ～ 2 天
   D. 术后平卧位 1 天，次日起半卧位
   E. 保持外阴清洁，每天阴道灌洗两次

A_3/A_4 型题

（7 ～ 8 题共用题干）

患者，女，38 岁。咳嗽，负重时小便失控 3 年，进行性加重。

7. 最可能的诊断为（　　）
   A. 轻型子宫脱垂　　B. 张力性尿失禁
   C. 尿瘘　　D. Ⅰ度阴道前壁脱垂
   E. Ⅲ度阴道壁膨出
8. 明确诊断前应了解有无下列哪项疾病存在（　　）
   A. 子宫脱垂　　B. 尿瘘
   C. 陈旧性会阴裂伤　　D. 阴道后壁脱垂
   E. 子宫颈肌瘤

（9 ～ 10 题共用题干）

患者，女，38 岁，G_3P_2。4 年前分娩第二个女婴，因产后无人照顾，过早开始劳动，近一年出现腰骶部坠酸痛，自觉走路和解大便时有肿物脱出。妇科检查：子宫颈位于脱出阴道口 2cm。诊断为子宫脱垂。

9. 该产妇子宫脱垂分度为（　　）
   A. Ⅰ度轻　　B. Ⅰ度重
   C. Ⅱ度轻　　D. Ⅱ度重
   E. Ⅲ度
10. 入院后行子宫颈部分切除 + 阴道前后壁修补术，术后应取（　　）
    A. 半卧位　　B. 截石位
    C. 平卧位　　D. 侧卧位
    E. 俯卧位

（程　慧）

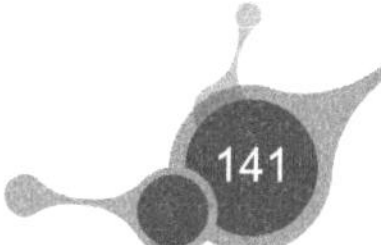

第11章　妇科手术的护理配合

手术是一种创伤性治疗手段，既是治疗过程也是创伤过程。妇科手术在妇科疾病的治疗中占有相当重要的地位。充分的术前准备是保证手术顺利进行的重要保障，精心的术后护理是患者如期康复的必要条件。作为责任护士的我们应该让患者以积极的情绪、良好的心理状态接受手术，认真做好手术前及手术后的护理工作，以保证手术顺利进行，减少术后并发症，促进患者早日康复。

妇科手术按手术途径可分为妇科腹部手术和外阴、阴道手术两类；按手术急缓程度可分为择期手术、限期手术和急诊手术三类，本章主要以择期手术为例进行阐述。

第1节　妇科腹部手术的护理配合

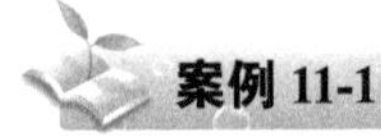

案例 11-1

患者，女，42岁。患“子宫肌瘤”6年，近2年来出现月经紊乱，经期延长，经量增多，曾行药物治疗，效果欠佳。妇科检查：子宫增大如孕14周大小，医生建议手术治疗。患者现月经干净后2天来院准备做手术。拟行经腹子宫全切除术。

问题：1. 作为责任护士，术前应评估哪些内容？

2. 手术后应提供哪些护理措施？

妇科腹部手术按手术范围分为剖腹探查术、附件切除术、次全子宫切除术、全子宫切除术、子宫切除加附件切除术和子宫、附件切除加盆腔淋巴结清扫术及剖宫产术等。

一、妇科腹部手术前的护理配合

从准备手术到进入手术室这一时期的护理称术前护理，通过术前护理可使患者了解女性生殖系统解剖、生理以及有关疾病、麻醉、手术的相关知识，矫正患者不良的生理和心理状况，做好麻醉和手术配合的准备，提高手术的耐受力。择期手术的术前准备一般从术前3天开始。

（一）护理评估

1. 健康史　询问患者的一般项目；了解月经史，择期手术时间一般选择在月经干净后3～7天进行；了解患者的婚育史；了解既往健康状况，有无传染病、高血压、心脏病及肝肾疾病史；有无药物及其他过敏史；有无腹部手术史；了解患者的生活习惯，有无烟酒等不良嗜好。

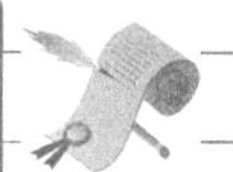

2. 身体状况

(1) 症状：评估阴道流血、阴道排液、腹痛和腹部包块的情况；评估患者的睡眠情况。

(2) 体征：监测体温、脉搏、呼吸、血压有无异常；全身体格检查了解患者的精神和营养状况，观察有无营养不良、贫血、脱水、水肿、消瘦或过度肥胖；评估心、肺、肝、肾重要脏器功能；评估腹部皮肤有无感染。

3. 心理 – 社会状况　恐惧和焦虑是手术前患者普遍存在的心理状态。常与以下因素有关：①对手术的必要性和安全性缺乏了解。由于患者缺乏医学知识，或片面掌握部分知识，担心手术、麻醉发生意外，危及生命，害怕手术引起疼痛或对手术医生的技术及手术的治疗效果缺乏信心，因而产生焦虑或恐惧心理。②担心手术伤及生殖器官，导致自己失去女性特征和生育能力、过早衰老、影响夫妻生活而产生自卑心理。

4. 辅助检查　术前必须详尽了解患者全身各重要器官的功能状态，以明确患者对手术的承受能力，排除手术禁忌证。其辅助检查包括：①实验室检查：三大常规（血常规、尿常规、粪常规），血型，凝血功能，G-6PD，肝、肾功能，输血前检查（HIV、HCV、HBV、梅毒等的抗原抗体检测）等；②影像学及其他检测：心电图、胸部 X 线片，腹部及妇科 B 超检查等。以上检查在患者入院后应该尽早完善。

（二）护理诊断 / 问题

1. 焦虑 / 恐惧　与担心麻醉、手术安全性及术后康复等有关。

2. 知识缺乏　与缺乏妇科疾病有关知识，缺乏手术前、后配合知识有关。

3. 睡眠形态紊乱　与焦虑、恐惧、身体不适、陌生环境等有关。

（三）护理目标

1. 患者情绪稳定，睡眠质量改善，能正确认识疾病，积极配合治疗护理。

2. 患者能够说出手术相关知识。

（四）护理措施

1. 一般护理

(1) 指导患者合理饮食、注意休息，必要时静脉补充营养，保证机体以最佳状态接受手术。

(2) 向患者说明术后的饮食、体位、大小便、伤口疼痛以及其他不适等情况，让患者做好思想准备。

(3) 加强病情观察，发现病情变化或月经来潮者应及时报告医生。

(4) 积极配合医生处理术前合并症。

2. 术前 3 日护理

(1) 阴道准备：经腹全子宫切除术者，于术前 3 日起每天用消毒液擦洗 / 冲洗阴道 1 ～ 2 次，常用消毒液有 0.02% 聚维酮碘溶液、1∶5000 高锰酸钾溶液。

(2) 肠道准备：可能涉及胃肠道的手术，术前 3 日起每天进无渣半流质饮食，按医嘱口服肠道抗生素，抑制肠道细菌生长，以减少术后感染的机会；术前 3 日起每天口服缓泻剂，每晚用肥皂水灌肠。不涉及胃肠道的手术则不需肠道准备。

(3) 完善各项辅助检查，并收集结果单，有异常及时报告医生。

3. 手术前 1 日护理

(1) 将手术通知单及麻醉通知单送交手术室。

(2) 做好普鲁卡因及抗生素皮试，并记录结果；做好交叉配血，备血源。

(3) 做好手术区域皮肤准备：清洁腹部皮肤后按外科手术常规备皮，范围为：上至剑突下，两侧至腋中线，下达外阴部及大腿上 1/3 处，特别注意脐部的清洁（腹腔镜术前尤其要进行脐部的清洁）。备皮时间超过 24 小时，应重新准备。

考点：妇科腹部手术备皮范围

链接

目前国内有关“备皮时间选择”的研究较多，大量研究结果表明，备皮时间越临近手术时间，手术切口的感染率越低。各医院倾向于缩短备皮与手术的间隔时间，主张手术前几个小时，最好临手术时备皮。因为过早备皮使手术区域皮肤不易保持清洁。此外，剃毛操作引起的皮肤微小创伤增加感染机会。因此，有学者提出最好使用无损伤剃毛刀备皮。

(4) 灌肠：术前 1 日用肥皂水灌肠 2 次或口服缓泻剂（番泻叶或蓖麻油）。

(5) 禁食禁饮：为防止手术过程中患者因麻醉或呕吐造成误吸而堵塞呼吸道，术前应禁食 8 小时，禁饮 4 小时。一般妇科腹部手术（如全子宫切除术，附件切除术）术前 1 日晚餐减量，22 点以后禁食，手术日晨禁食禁饮。

(6) 充分休息：术前 1 日晚遵医嘱给镇静药（如地西泮、苯巴比妥）口服，可减轻患者的恐惧、焦虑，也可保证患者充足的睡眠，提高手术耐受力。

4. 手术日护理

(1) 检查术前准备工作是否完善，了解患者的心理状况，再次了解是否月经来潮。

(2) 指导患者擦去指甲油、口红，剪指甲，术前协助患者更换手术衣，嘱取下义齿、首饰、发夹、眼镜、手表等，交家属保管。

(3) 测生命体征：发现异常立即报告医生。

考点：全子宫切除术前的阴道准备

(4) 全子宫切除术患者手术日晨再次阴道擦洗 / 冲洗，冲洗后用棉球拭干，在子宫颈和穹隆部涂 1% 甲紫，作为术者切除子宫的标志。

护考链接

患者，女，46 岁。孕 2 产 2，因月经过多 1 年就诊。妇科检查：子宫如孕 13 周大，表面呈结节状，质硬。血红蛋白 70g/L。临床诊断为子宫肌瘤，拟在硬膜外麻醉下行经腹全子宫切除术。下列哪项护理措施不正确

A. 备皮范围：自耻骨联合上 10cm 至肛门下 10cm，包括大腿上 1/3 处

B. 术前 1 日晚给镇静药　　C. 术前 30 分钟留置导尿管

D. 术前 1 日肥皂水灌肠 2 次　　E. 术晨冲洗阴道后在子宫颈和穹隆部涂 1% 甲紫

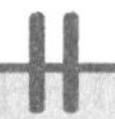

分析：妇科腹部手术的备皮范围是：上至剑突下，两侧至腋中线，下达外阴及大腿上 1/3 处，故答案为 A。

(5) 留置导尿管：术前给患者插导尿管并留置，保持尿液引流通畅，避免手术时损伤膀胱。

(6) 术前给药：术前 30 分钟注射基础麻醉药（苯巴比妥、阿托品），诱导麻醉。

(7) 床边交班：病房护士、手术室护士在患者床旁认真核对受术者的姓名、床号等病历资料，将病历及患者送至手术室，并与手术室护士当面核对无误后签字。

5. 心理护理　①责任护士向患者介绍手术治疗的有关知识，包括手术方式、麻醉方式、手术范围、手术操作者、术前准备目的，消除其对手术的担忧；②加强心理疏导，纠正患

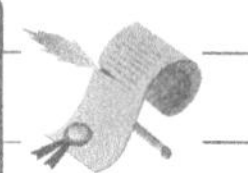

者的错误认识，并介绍成功病例，增强其对手术治疗的信心；③动员家属参与，鼓励、陪伴患者，使其以良好的心态接受手术。

6. 健康指导

(1) 补充知识：告知患者切除子宫或卵巢后不再产生月经，卵巢切除后需补充雌激素，以防围绝经期综合征过早来临。

(2) 指导患者进行术后康复训练：①指导患者学会胸式呼吸、咳嗽和有效排痰，以防发生术后坠积性肺炎（病人双手按住季肋部或伤口两侧，深呼吸后再用力咳嗽）；②翻身和起床：指导患者翻身、起床和活动的技巧，鼓励术后早期活动，以利术后康复，避免下肢静脉血栓形成。

(3) 排泄：指导患者在床上练习使用便器排尿排便，以防排尿困难。

（五）护理评价

(1) 患者焦虑减轻，对疾病、麻醉、手术有正确的认识，能以积极的态度配合术前护理。

(2) 患者懂得术后康复训练的重要性和具体方法。

二、妇科腹部手术后的护理配合

患者从手术室回到病房至康复出院这段时间的护理称术后护理。术后护理是否恰当，直接关系手术的效果和机体的恢复。

（一）护理评估

1. 健康史　患者手术结束后返回病房，责任护士应与麻醉医生及手术室护士进行床头交接班，仔细查阅手术记录单，详细了解患者的术中情况，如麻醉方式、手术方式、手术经过、手术范围、术中失血量、有无输血、尿量、尿液颜色、输液及用药情况。了解是否安置引流管及引流液的量、颜色等。

2. 身体状况

(1) 生命体征：是否平稳。

(2) 麻醉恢复情况：观察患者的神志恢复情况；了解患者麻醉作用消失后伤口的疼痛程度、性质、部位及使用止痛药后的缓解程度；是否使用自控镇痛装置；注意患者有无恶心、呕吐等反应。

(3) 皮肤：观察腹壁切口有无渗血、渗液、红肿及感染。

(4) 各种管道：观察输液管、留置尿管及引流管是否通畅。尿液和引流液的量、颜色、性状等。

(5) 评估阴道流血及分泌物情况。

3. 心理－社会状况　患者常因麻醉作用消退，切口疼痛出现紧张、焦虑，因手术切除子宫或卵巢，失去生育能力，或担心术后并发症、疾病预后和康复等，出现忧郁、不安等不良情绪。

4. 辅助检查　术后应常规复查血常规，了解有无贫血及感染。

（二）护理诊断／问题

1. 疼痛　与手术创伤有关。

2. 自理能力缺陷　与手术及术后输液及各种引流管有关。

3. 有感染的危险　与手术创伤、出血致抵抗力下降有关。

（三）护理目标

1. 患者疼痛逐渐减轻或消失，自理能力逐渐恢复。

2. 患者术后体温基本正常，未发生感染。

（四）护理措施

1. 一般护理

(1) 妥善安置：护士在患者回病房前应按手术类型和麻醉方式铺好麻醉床、备齐所需仪器及物品。为患者提供安静、舒适的环境，保证术后充分休息。患者送回病房时，将患者平稳移至病床上，固定好输液管、尿管及引流管，避免受压、牵拉、脱落。

(2) 体位：术后根据麻醉方式选择合适的体位。全麻患者尚未清醒前应专人守护，去枕平卧，头偏向一侧，避免呕吐物、口腔分泌物误吸入气道，引起吸入性肺炎或窒息；蛛网膜下腔麻醉者，去枕平卧 12 小时，以防引起头痛；硬膜外麻醉者，去枕平卧 6 ～ 8 小时，以防止血压波动；术后次晨取半卧位。

考点：妇科腹部手术后的体位

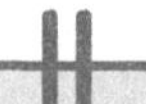

护考链接

患者在硬膜外麻醉下行经腹全子宫切除术。术后为防止血压波动，应平卧

A. 30 分钟　　B. 1 ～ 3 小时

C. 3 ～ 5 小时　　D. 6 ～ 8 小时

E. 12 ～ 24 小时

分析：硬膜外麻醉者需去枕平卧 6 ～ 8 小时，以防血压波动，故答案为 D。

(3) 合理饮食：一般妇科腹部手术后禁食 6 ～ 8 小时，以后可进流质饮食，忌牛奶、豆浆及其他甜食，防止肠胀气；肛门排气后可进半流饮食；排便后可进普食。

(4) 适当活动：术后 1 ～ 2 天因身体虚弱和各种导管不能下床活动，指导患者每 15 分钟做一次腿部运动，防止下肢静脉血栓形成，每 2 小时翻身、咳嗽、深呼吸一次，以改善呼吸循环功能。鼓励、帮助患者尽早下床活动，以促进肠蠕动，防止肠粘连，减少肺部并发症。

2. 病情观察及处理

(1) 监测生命体征：术后 24 小时内每 15 ～ 30 分钟测血压、脉搏、呼吸 1 次并记录，平稳后改为每 4 小时 1 次；24 小时后，每天测 4 次，直至正常后 3 天。若有异常或有出血倾向，应增加监测次数。由于机体对手术创伤的反应，术后 1 ～ 3 天体温可轻度升高，但一般不超过 38℃，如果体温持续升高，应注意有无切口、呼吸道或泌尿道等部位的感染，应立即报告医生。当体温超过 39℃时可采取物理降温，予温水或乙醇擦浴，必要时用解热镇痛药。

(2) 手术切口：观察切口敷料是否干燥，有无渗血、渗液，有无红肿、硬结。自术后第 2 天起可予以每日 2 次红外线伤口理疗，促进伤口愈合。

(3) 观察阴道流血的颜色、量、气味，注意有无异常分泌物。保持外阴清洁，使用消毒会阴垫，每日行外阴擦洗 2 次。阴道内填塞的纱布于术后 24 小时内取出。全子宫切除术后 1 周左右阴道有少许浆液性分泌物流出，是由于阴道残端肠线溶解所致。出血多且颜色鲜红应报告医生处理。

(4) 观察肛门排气、排便：一般在术后 12 ～ 24 小时胃肠蠕动开始恢复，术后 48 小时

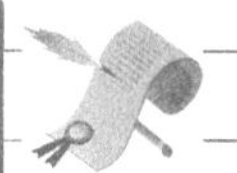

肠蠕动基本恢复正常。患者一般在术后第1天肛门排气，鼓励患者尽早下床活动、热敷下腹部，必要时可采用肌内注射新斯的明、生理盐水低位灌肠、肛管排气等方法促使肛门排气。术后48小时肠蠕动未恢复，并出现严重的腹胀、肠鸣音消失应警惕肠麻痹或机械性肠梗阻的发生。

(5) 疼痛的护理：切口疼痛在术后24小时内最剧烈，2～3日后逐渐减轻。协助患者取舒适的体位，指导和协助患者正确翻身、咳嗽及深呼吸，分散或转移注意力、放松和按摩等方法可缓解疼痛。必要时遵医嘱给予镇痛药，采用自控式镇痛泵者，护士应指导患者及家属正确使用镇痛泵，注意观察镇痛泵留置管有无受压、受折及脱落。

(6) 留置尿管的观察护理：术后要保持尿管通畅，注意观察尿液的颜色、量及性质。一般妇科腹部手术后留置尿管1～2天；广泛宫颈癌根治+盆腔淋巴结清扫术后需留置尿管7～14天。长期留置尿管的患者每天会阴擦洗2次，拔尿管前3日开始夹闭尿管，每2～3小时开放1次，训练膀胱功能，促进排尿功能恢复；嘱患者拔管后1～2小时自行排尿1次，如有困难可协助患者坐起或站立排尿、采用诱导排尿等方法，必要时再次重置导尿管。

考点： 妇科腹部手术后尿管留置的时间

(7) 引流管的护理：保持引流管通畅，注意引流液的性质、量及颜色，引流管及引流瓶应每日更换并要严格无菌操作。

3. 心理护理 加强心理支持，关心、体贴患者，消除患者的紧张、焦虑等不良情绪，帮助其度过心理反应期。

4. 健康指导

(1) 加强营养，多吃含蛋白质丰富的食物，促进康复，多摄入含维生素及纤维素丰富的食物，保持大便通畅，防止便秘。

(2) 术后2个月内应避免剧烈运动及重体力劳动。

(3) 性生活的恢复和阴道冲洗要根据医生的意见。

(4) 术后休息1～2个月；一般出院后1个月来院复查，以后根据医嘱定期复查。

（五）护理评价

1. 患者懂得应对手术疼痛的方法，能耐受术后切口疼痛。
2. 患者生活需要得到满足，自理能力逐步恢复。
3. 患者住院期间未发生感染。

案例 11-1 分析

经腹全子宫切除术前应评估的内容有：患者生命征是否平稳；有无上呼吸道感染；皮肤情况，特别是手术野皮肤有无感染；月经史及既往身体健康状况；进行全身体格检查确定患者能否耐受手术等；还应了解患者对手术的心理反应。手术后应提供的护理措施有：帮助患者去枕平卧6～8小时后改半卧位，密切监测生命体征，注意观察腹部伤口有无渗血、渗液、红肿和硬结，保持尿管通畅，观察24小时尿量、颜色及性状；指导患者合理饮食，加强术后康复训练，预防并发症发生。

第2节 外阴、阴道手术的护理配合

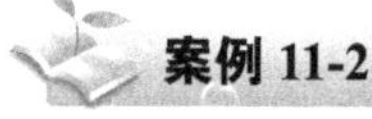

案例 11-2

患者，女，60岁，孕5产3。因“阴道肿物脱出3年余”来诊，诊断为：①子宫脱垂

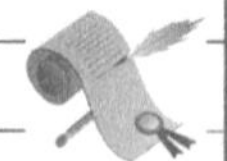

Ⅱ度重型；②阴道前壁膨出；③压力性尿失禁。拟行阴式全子宫切除＋阴道前壁修补术。

问题： 1. 该患者在手术前需要完善哪些准备？

2. 手术后应采取何种体位？

外阴手术是指女性外生殖器部位的手术，阴道手术包括阴道局部及途经阴道的手术，在妇科运用广泛。按手术途径，阴式手术分为处女膜切开术、陈旧性会阴Ⅲ度裂伤修补术、外阴癌根治术、前庭大腺脓肿切开引流术、阴道前后壁修补术、阴式全子宫切除术、阴道瘘修补术、阴道成形术、黏膜下子宫肌瘤摘除术等。外阴、阴道手术的术前术后护理的大体流程与腹部手术基本一致，但存在细节上的差异。

一、外阴、阴道手术前的护理配合

（一）护理评估

1. 健康史 同腹部手术（详见本章第1节）。

2. 身体状况 同腹部手术，注意评估生殖道情况。

3. 心理－社会状况 与腹部手术相比，外阴、阴道手术的患者常会担心因为手术而带来身体器官的完整性受损，手术瘢痕引起术后性生活的不和谐。且由于手术部位涉及个人隐私，患者往往有较重的心理负担和自尊心低下等。

4. 辅助检查 详见本章第1节。

（二）护理诊断/问题

1. 焦虑/恐惧 与担心手术效果及术后康复等有关。

2. 知识缺乏 与缺乏妇科疾病及阴式手术相关知识有关。

（三）护理目标

1. 患者焦虑减轻。
2. 患者能正确认识疾病和手术，积极配合治疗和护理。

（四）护理措施

1. 心理护理 护士应理解患者的顾虑，并耐心、细致地回答患者的疑问，根据患者的具体情况向其介绍手术名称及过程，解释术前准备的内容和原因，帮助其消除顾虑，以取得患者的配合。在进行术前、术后护理时，注意遮挡患者，保护患者隐私，减轻其心理负担。

2. 术前指导 因阴式手术后卧床时间较长，术前应指导患者练习掌握床上使用便器排尿排便的方法。

3. 阴道准备 术前3天开始进行阴道准备，一般行阴道冲洗或坐浴，每天2次，常用1∶5000高锰酸钾、0.02%聚维酮碘溶液等。术晨用消毒液行阴道消毒，应特别注意阴道后穹隆的消毒。

考点： 阴式手术术前的阴道准备

4. 肠道准备 术前3天进无渣饮食，并按医嘱口服肠道抗生素。每日肥皂水灌肠1次或20%甘露醇250ml加等量生理盐水口服。大型手术需在术前1日禁食，给予静脉补液。术前1日晚及术晨行清洁灌肠，至排泄物中无粪渣。

5. 备皮 术前1天进行备皮。备皮范围：上至耻骨联合上10cm，下至会阴及肛门周围，

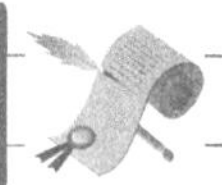

两侧至大腿上 1/3 处。备皮后用温水洗净擦干。

6. 膀胱准备　术前不必留置尿管，嘱患者排空膀胱，将无菌导尿管带入手术室，以备手术结束后使用。

考点：阴式手术的备皮范围

其他护理措施同腹部手术。

二、外阴、阴道手术后的护理配合

外阴、阴道手术患者术后的护理评估、护理诊断及护理目标与腹部手术基本一致。护理措施存在差异。

（一）护理措施

1. 体位　根据不同的手术采取相应的体位。处女膜闭锁及有子宫的先天无阴道患者，术后应取半卧位，有利于经血流出；外阴癌根治术后取平卧位，双腿屈膝外展，膝下垫软枕，减少腹股沟及外阴张力，有利于伤口愈合；阴道前后壁修补术或盆底修补术后以平卧位为宜，禁止半卧位，减少腹股沟及外阴张力，以利于伤口愈合；尿瘘修补术后，取健侧卧位，使瘘孔处于高位，以利于瘘孔愈合。

考点：常见阴式手术后的体位

护考链接

子宫脱垂患者阴道前后壁修补手术后应采取的体位是

A. 头高脚低位　　B. 平卧位

C. 半卧位　　D. 侧卧位

E. 俯卧位

分析：阴道前后壁修补术或盆底修补术后的患者应取平卧位，可减少腹股沟及外阴张力，以利于伤口愈合，故答案为 B。

2. 切口护理　注意观察切口有无渗血、红肿、硬结等炎症反应。保持外阴清洁、干燥，每天常规擦洗外阴 2 次，每次排便后及时擦洗，以防止感染。术后 3 天后可行外阴烤灯。

3. 尿管护理　外阴、阴道手术后应根据手术范围及病情，遵医嘱留尿管 2 ～ 10 天。

考点：阴式手术后尿管留置的时间

4. 肠道护理　控制首次排便时间，以免术后排便污染伤口。尿瘘或Ⅲ度会阴裂伤修补术后控制 5 日内不排便，5 日内进食少渣半流质饮食。遵医嘱口服复方樟脑酊延缓排便，术后第 5 天服液状石蜡软化大便，避免排便困难而影响手术伤口的愈合。

5. 避免增加腹压的动作，如长期下蹲、用力排便、咳嗽等。

（二）出院指导

1. 嘱患者保持外阴清洁干燥。

2. 术后 3 个月内禁止性生活及盆浴，避免重体力劳动及增加腹压动作。

3. 出院后 1 个月、3 个月回医院复查，出现阴道异常出血或分泌物应及时就诊。

案例 11-2 分析

阴式全子宫切除术前需作的术前准备：术前 3 日开始作肠道准备和阴道准备，术前 1 日备皮、交叉配血、作抗生素及普鲁卡因皮试，手术日测生命体征，排空膀胱，并于术前 30 分钟给基础麻醉药。术后为了降低外阴、阴道的张力，宜采取平卧位，以利于伤口愈合。

小结

妇科手术按手术途径可分为腹部手术和外阴、阴道手术。责任护士应根据患者病情及手术方式不同而采取不同的护理措施。术前加强心理疏导，完善相关辅助检查，充分做好各项术前准备工作，以保证手术顺利进行。术后精心护理，减少并发症的发生，促使患者尽早康复，加强健康指导，促进患者健康。

自测题

A_1 型题

1. 术后恶心、呕吐的最常见原因是（　　）
   A. 伤口疼痛　　B. 腹胀
   C. 麻醉反应　　D. 肠蠕动增强
   E. 肠炎
2. 一般择期手术患者的术前呼吸道准备措施是（　　）
   A. 进行体位引流　　B. 应用抗生素
   C. 应用支气管扩张剂　　D. 口服地塞米松
   E. 戒烟
3. 一成年女性患者拟行全子宫切除术，术前常规禁饮时间不得少于（　　）
   A. 4～6 小时　　B. 7～9 小时
   C. 10～12 小时　　D. 12～14 小时
   E. 14～16 小时
4. 蛛网膜下腔阻滞麻醉术后应采取（　　）
   A. 去枕平卧位 4 小时
   B. 去枕平卧位 12 小时
   C. 去枕平卧位 6～8 小时
   D. 半卧位
   E. 头低足高位
5. 硬膜外麻醉术后应采取（　　）
   A. 去枕平卧位　　B. 平卧位
   C. 平卧中凹位　　D. 半卧位
   E. 高斜坡卧位
6. 关于子宫切除术后生活护理的叙述错误的是（　　）
   A. 手术日进半流质饮食
   B. 术后 24～48 小时拔尿管
   C. 4 天后未排大便者给予开塞露
   D. 鼓励患者卧床时多翻身
   E. 拔尿管后早期下床活动
7. 经腹全子宫切除术前护理配合错误的是（　　）
   A. 术前 3 天，阴道灌洗 1 次 / 天
   B. 术晨灌洗阴道后在下段涂 1% 甲紫
   C. 术前 1 晚及术晨均需灌肠
   D. 术前 1 天晚餐进半流质饮食，午夜后禁食
   E. 术前 30 分钟留置尿管

A_2 型题

8. 患者，女，45 岁。因患子宫肌瘤拟行腹部全子宫切除术，术前 3 天应做的护理准备是（　　）
   A. 皮肤准备　　B. 阴道准备
   C. 进少量软食　　D. 清洁灌肠
   E. 留置导尿管
9. 患者，女，行经腹子宫肌瘤剔除术后体温升至 38℃，2 天后恢复正常，最可能的原因是（　　）
   A. 切口感染　　B. 肺部感染
   C. 泌尿系统感染　　D. 血栓性静脉炎
   E. 手术热
10. 患者，女，根据需要行经腹全子宫切除术，术前备皮范围应为（　　）
   A. 上至脐部，两侧至腋中线，下达大腿上 1/3 处
   B. 上至脐部，两侧至腋中线，下达阴阜和大腿上 2/3 处
   C. 上至剑突下，两侧至腋中线，下达外阴和大腿上 1/3 处
   D. 上至剑突下，两侧至腋中线，下达阴阜

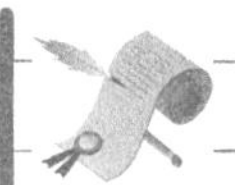

E. 上至剑突下，两侧至腋中线，下达大腿上 2/3 处

11. 患者，女，52 岁。诊断为宫颈癌。准备手术，护士为其肠道准备改为无渣饮食，时间应为（　）

A. 术前 1 天　　B. 术前 2 天
C. 术前 3 天　　D. 术前 4 天
E. 术前 5 天

A_3/A_4 型题

（12 ～ 13 题共用题干）

患者，女，40 岁。因宫颈癌需做广泛子宫切除和盆腔淋巴结清除术。

12. 手术前 1 天的准备内容不包括（　）

A. 阴道冲洗　　B. 皮肤准备
C. 灌肠　　D. 导尿
E. 镇静

13. 该患者术后保留尿管时间是（　）

A. 3 天　　B. 4 天
C. 5 ～ 7 天　　D. 7 ～ 14 天
E. 9 ～ 10 天

（劳　艳）

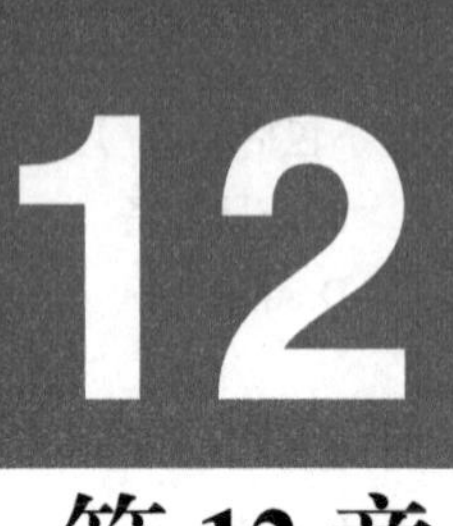

第12章 计划生育妇女的护理

科学地控制人口数量，提高人口素质，实行计划生育是我国长期以来的一项基本国策。计划生育是妇女生殖健康的重要内容。如何才能做到既能避免意外妊娠给广大妇女带来的身心伤害，又能使夫妇双方按自己的意愿生育健康的宝宝呢？通过学习本章内容就能找到答案。

第1节　常用避孕方法及护理

案例 12-1

一位30岁妇女前来就诊，向护士诉说："我生完孩子已经3年了，上过两个避孕环，第1个放了没多久掉了，结果意外怀孕，只能去做流产，又放了第2个，经常有腰酸及下腹坠胀症状，月经滴漏不净。非常痛苦！"

问题：1. 导致该妇女上述症状的原因是什么？

2. 该妇女还有其他更好的避孕方法吗？

避孕是计划生育的重要组成部分，是采用科学手段使妇女暂时不受孕。理想的避孕方法，应符合安全、有效、简便、经济、实用的原则，对性生活及性生理无不良影响，为男女双方均能接受及愿意持久使用。目前常用的女性避孕方法有：宫内节育器避孕、药物避孕及外用避孕等。男性避孕方法主要有阴茎套避孕。

考点：避孕的主要方法

一、宫内节育器避孕及护理

宫内节育器（IUD）是一种安全、有效、简便、经济的可逆避孕方法，也是目前我国育龄妇女的主要避孕措施。

（一）概述

1. 种类　国内外已有数十种不同种类的宫内节育器（图12-1），大致可分为两大类。

(1) 惰性宫内节育器：为第一代宫内节育器，由惰性原料如金属、硅胶、塑料或尼龙等制成，目前大部分已淘汰。

(2) 活性宫内节育器：为第二代宫内节育器，分为含铜IUD和含药IUD两大类。含铜IUD是目前我国应用最广泛的IUD，在宫内持续释放具有生物活性、有较强抗生育能力的铜离子，避孕有效率均在90%以上，常见的有：带铜T形宫内节育器（TCu-IUD）、带铜V形宫内节育器（VCu-IUD）、母体乐（MLCu-375）、宫铜IUD及含铜无支架IUD（吉妮IUD）等；含药IUD将药物储存于节育器内，每日微量释放，目前我国临床

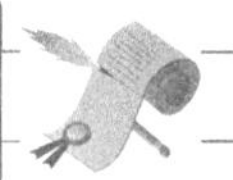

主要应用含孕激素 IUD 曼月乐（LNG-IUD）和含吲哚美辛 IUD（活性 γ-IUD）。

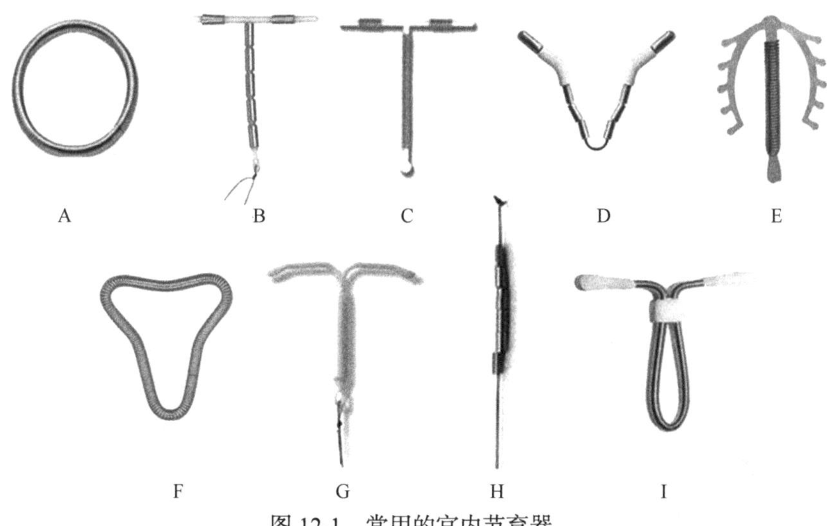

图 12-1　常用的宫内节育器

A. 金属圆环；B. TCu-200C；C. TCu-380A；D. 爱母新型 IUD；E. 母体乐 375；F. GCu300；G. 曼月乐；H. 吉妮环；I. 活性 γ-IUD

2. 避孕原理　至今尚未阐明，目前认为与宫内节育器对精子和胚胎的毒性作用，干扰孕卵着床及改变子宫颈黏液性状，妨碍精子运行等有关。

3. 节育器放置术

（1）适应证：凡已婚育龄妇女无禁忌证而自愿放置者。

（2）禁忌证：①妊娠或可疑妊娠。②生殖道急性炎症。③人工流产出血过多，怀疑有妊娠组织残留或感染可能；中期妊娠流产、分娩或剖宫产胎盘娩出后，子宫收缩不良有出血或潜在感染可能。④生殖器肿瘤。⑤子宫畸形（如双子宫、纵隔子宫）。⑥子宫颈内口过松、陈旧性严重子宫颈裂伤或子宫脱垂。⑦严重全身性疾病，不能耐受手术者。⑧宫腔深度＜ 5.5cm 或＞ 9.0cm 者。⑨近 3 个月内有月经不调、阴道不规则流血。⑩有铜过敏史。

考点：放置宫内节育器的禁忌证

（3）手术时间：①通常在月经干净后 3 ～ 7 天，无性交；②人工流产术后立即放置；③自然分娩后 42 天，子宫恢复正常大小，恶露已尽；④剖宫产手术后半年；⑤自然流产于转经后放置，药物流产 2 次正常月经后放置；⑥哺乳期排除早孕后放置。

考点：宫内节育器的放置时间

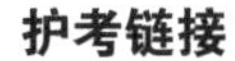

护考链接

患者，女，29 岁。G_1P_1，欲放置宫内节育器避孕。护士告知适宜的放置时间是

A. 月经前期　　B. 月经周期第 7 天

C. 月经干净后 3 ～ 7 天　　D. 随时放置

E. 月经干净后 7 天以上

分析：正常育龄妇女在月经干净后 3 ～ 7 天放置宫内节育器。故答案为 C。

（4）用物准备：放取环包 1 个（内有洞巾 1 块、脚套 2 只、干纱布、棉球若干、阴道窥器 1 个、消毒钳 2 把、宫颈钳 1 把、探针 1 条、放置器 1 个、取环器 1 把、止血钳 1 把、子宫颈扩张器 4 ～ 6 号各 1 条、弯盘 1 个、剪刀 1 把、小药杯 1 个）、消毒节育器、无菌手套 1 副、一次性臀垫 1 块、0.5% 聚维酮碘溶液。

(5) 操作方法及步骤（图 12-2）

1) 受术者排空膀胱，取膀胱截石位。

2) 常规消毒外阴、阴道，铺无菌巾，整理器械。

3) 双合诊检查了解子宫位置、大小、形态及附件情况。

4) 用阴道窥器暴露子宫颈后再次消毒子宫颈，以宫颈钳钳夹子宫颈前唇，用子宫探针探测宫腔深度。将选择好的节育器置于放置器上，轻轻送入宫腔直达宫底部。带有尾丝者宫口外 2cm 处剪断尾丝。观察无出血后，取下宫颈钳和阴道窥器。

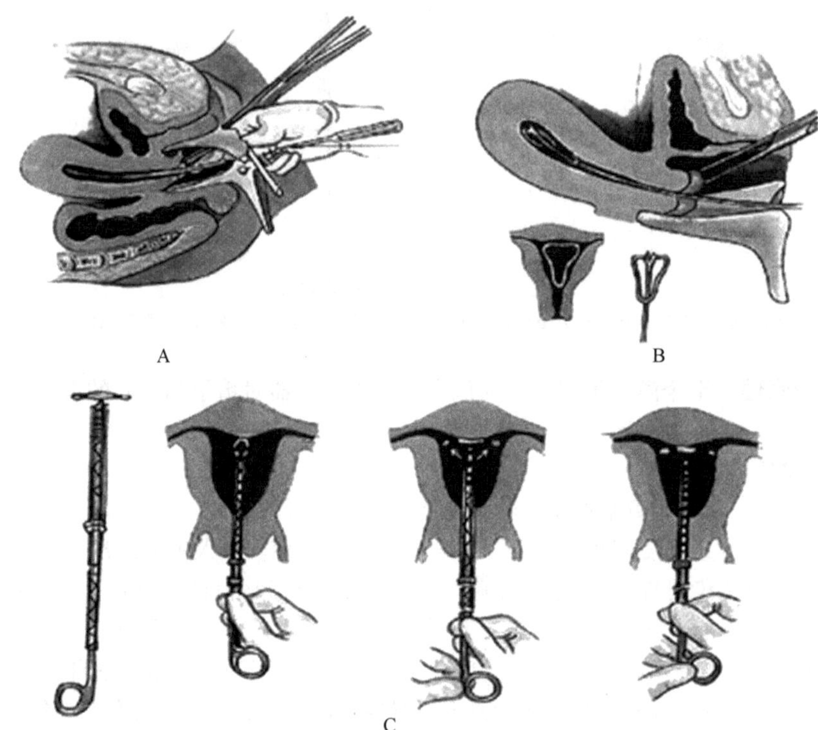

图 12-2　宫内节育器放置术

A. 探宫深；B. 放环叉放置宫形宫内节育器；C. 自带放置器放置宫内节育器

4. 节育器取出

(1) 适应证：①绝经 1 年后；②放置期限已满需更换节育器者；③严重副作用治疗无效或出现并发症者；④带器妊娠或计划再生育者；⑤拟改用其他避孕措施或绝育者。

(2) 禁忌证：①生殖道炎症，先治愈后再取出 IUD；②全身情况不良或在疾病的急性期，应待病情好转后再取出。

考点：宫内节育器的取出时间

(3) 取器时间：①通常在月经干净后 3 ～ 7 日；②带器早期妊娠行人工流产同时取出；③带器异位妊娠诊刮术时，或术后出院前取出；④副作用严重且治疗无效时可随时取出。

(4) 用物准备：同宫内节育器放置术。

(5) 操作方法及步骤（图 12-3）

1) ～ 3) 同宫内节育器放置术。

4) 有尾丝者：用血管钳夹住尾丝后轻轻牵引取出。无尾丝者：宫颈钳钳夹子宫颈前唇，用子宫探针探测宫腔后，将取环钩送到宫底，转动取环钩使其钩住节育器下缘，轻轻向外牵拉取出。取器困难者可在 B 超下进行操作，必要时在宫腔镜下取出。观察无出血后，取下宫颈钳和阴道窥器。

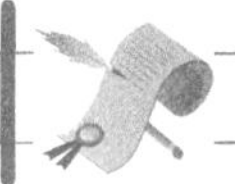

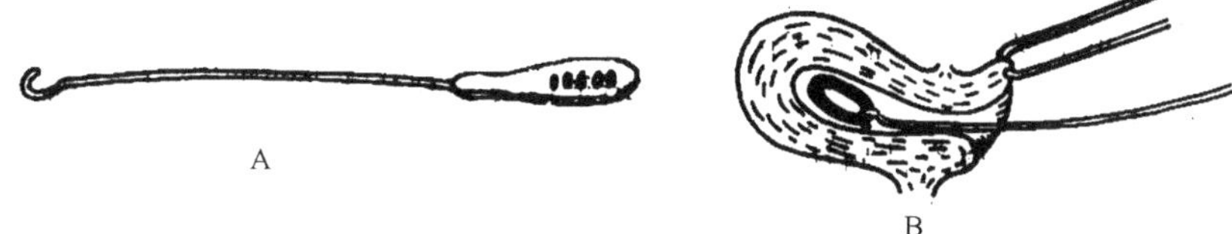

图 12-3　环形节育器取出术

A. 取环钩；B. 钩取节育器

（二）护理

1. 护理评估

(1) 健康史：评估受术者的手术指征、有无禁忌证及手术时间，为医生判断是否进行操作提供详细资料。询问受术者的年龄、婚育史、既往史、月经史及末次月经干净时间，有无月经过多、过频史；最近 3 日有无性生活史，外阴有无瘙痒；有无白带异常、发热、腹痛或腹部包块及全身严重不适等。若需取出宫内节育器者，应了解节育器的类型及放置的时间、取出原因。

(2) 身体状况：进行全身体格检查了解受术者的生命体征及一般情况，尤其注意体温、血压，有无严重的全身不适征象。进行详细的妇科检查，评估受术者阴道有无充血、触痛，白带性状、气味；子宫颈有无充血、触痛、重度陈旧性裂伤、内口有无松弛；子宫大小，有无压痛、脱垂或畸形；双侧附件有无增厚、包块或压痛。

(3) 心理 - 社会状况 ：受术者常因害怕手术过程、怀疑节育器的避孕效果、担心节育器对健康的影响而产生紧张、焦虑心理。故应了解术前是否精神紧张、情绪是否稳定、对手术的认知情况及顾虑；家人对手术的态度及手术当日是否有人陪同等。

(4) 辅助检查 ：协助医生完成血常规、尿常规、白带常规及 B 超检查，及时排除手术禁忌证。对取出宫内节育器者，尚需通过 B 超或 X 线检查，评估节育器的位置及类型。

2. 护理诊断 / 问题

(1) 焦虑　与缺乏节育器避孕的相关知识有关。

(2) 有感染危险　与无菌操作不严及术后不注意卫生有关。

(3) 知识缺乏：缺乏放置或取出宫内节育器的有关知识。

(4) 潜在并发症：子宫穿孔、节育器嵌顿及移位等。

3. 护理目标

(1) 受术者了解放置或取出宫内节育器的有关知识。

(2) 受术者术后没有发热、腹痛等感染表现，未出现并发症。

(3) 受术者情绪稳定、主动选择节育器避孕，并积极配合手术。

4. 护理措施

(1) 一般护理：①向受术者及家属交代手术的时间，告知其手术前 3 日禁止性生活；②督促受术者术前排尿。

(2) 症状护理：注意观察放置 IUD 可能出现的副作用及并发症，并采取相应护理措施。

1) 阴道流血：表现为月经量过多或不规则子宫出血，一般无需处理，3 ～ 6 个月逐渐恢复。

2) 腰酸、腹坠：由于 IUD 过大与宫腔形态大小不符，引起子宫收缩所致。轻者无需处理，重者嘱患者休息或协助其更换节育器。

3) 感染：多因无菌操作不严或术后不注意卫生、节育器尾丝过长等导致上行感染。一旦发生，应取出节育器并遵医嘱给予抗生素治疗。

4）子宫穿孔：多因手术操作不当，术前未查清楚子宫位置、大小所致。一旦发生，立即停止操作。损伤小者需住院观察；损伤大并出现急性腹膜炎体征者，需立即做好剖腹探查的术前准备。

5）节育器异位：常因操作粗暴，子宫薄、软等将 IUD 放置到子宫肌层或子宫腔外。一旦发生，应配合医生经阴道、经腹或经腹腔镜取出节育器。

6）节育器嵌顿或断裂：放置节育器时损伤子宫壁或带器时间过长，部分节育器嵌入子宫肌壁或断裂，应协助医生及时取出。

考点：宫内节育器避孕的副作用及并发症

7）节育器脱落或带器妊娠：前者多因 IUD 型号偏小、IUD 下移、宫颈口过松、月经过多或未将 IUD 放至子宫底部所致。放器后 1 年内应定期随访。IUD 脱落原因确诊后，应选择合适的型号或种类重新放置。带器妊娠者，在行人工流产的同时取出 IUD。

(3) 手术配合：①核对受术者姓名，测量体温，协助其取膀胱截石位；②按要求准备好手术所需物品与器械，检查器械包和消毒节育器在有效期内，包装无破损；③配合手术者选择相应大小的节育器；④陪伴受术者，指导其配合手术，注意观察有无急性腹痛等症状；⑤宫内节育器放置前或取出后，均应让受术者辨认。

(4) 心理护理：向受术者讲解节育器的优点及安全性；介绍放置或取出节育器的手术过程及感受、术后反应和注意事项，消除其焦虑或恐惧心理。

(5) 健康指导

(1) 留受术者在观察室休息片刻，无异常方可离开。

(2) 术后发热、腹痛明显、阴道流血较多或分泌物有异味等应随时就诊。

(3) 放置宫内节育器术后休息 3 日，1 周内避免重体力劳动，2 周内禁性生活和盆浴。术后 1、3、6、12 个月各随访 1 次，以后每年 1 次。

4）节育器取出术后休息 1 日，2 周内禁止性生活和盆浴。取器后应指导落实其他避孕或绝育措施。

5. 护理评价

1）受术者能说出节育器避孕的优点及副作用，配合顺利完成手术。

2）受术者能说出放置宫内节育器后随访的时间及注意事项。

3）受术者术后未出现并发症。

案例 12-1 分析

该妇女第 1 次出现了宫内节育器脱落导致避孕失败，可能是节育器型号偏小或子宫颈内口松弛引起；第 2 次出现腰酸、下腹坠胀、月经改变等，可能是因所选用节育器型号偏大，刺激子宫收缩引起，在排除子宫颈内口松弛或子宫颈裂伤后，根据患者宫腔深度予以更换种类、型号适宜的宫内节育器。

二、药物避孕及护理

药物避孕指女性使用甾体激素达到避孕目的。它具有安全、有效、经济、简便等优点，是育龄妇女采取的主要避孕措施之一。目前，国内常用的女性避孕药多为人工合成的甾体激素类药物，由雌激素和孕激素配伍组成。

（一）概述

1. 作用机制

(1) 抑制排卵：避孕药中的雌激素和孕激素通过负反馈作用抑制下丘脑释放 GnRH，

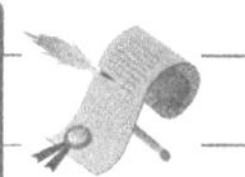

使垂体分泌的 FSH 和 LH 减少，同时直接影响垂体对 GnRH 的反应，阻止排卵前 LH 高峰形成，使卵巢不排卵。

(2) 改变子宫颈黏液性状：避孕药中的孕激素使子宫颈黏液分泌量减少、黏稠度增加、拉丝度减少，不利于精子穿透，从而阻碍受精。

(3) 干扰受精卵着床：①改变子宫内膜的形态与功能：避孕药中的孕激素抑制子宫内膜增殖变化，使腺体及间质提早发生类分泌期变化，子宫内膜与受精卵发育不同步，不利于孕卵着床。②改变输卵管的功能：避孕药中的雌、孕激素改变了输卵管正常的分泌活动和蠕动功能，使受精卵在输卵管内的正常运行速度发生了改变，从而干扰受精卵着床。

考点：药物避孕的避孕原理

2. 种类　目前常用的避孕药种类见表 12-1 和表 12-2。

表 12-1　常用的女用甾体激素复方短效口服避孕药

名称	雌激素含量（mg）	孕激素含量（mg）	剂型
复方炔诺酮片（避孕片 1 号）	炔雌醇 0.035	炔诺酮 0.6	22 片 / 板
复方甲地孕酮片（避孕片 2 号）	炔雌醇 0.035	甲地孕酮 1.0	22 片 / 板
复方避孕片（0 号）	炔雌醇 0.035	炔诺酮 0.3 甲地孕酮 0.5	22 片 / 板
复方去氧孕烯片（妈富隆）	炔雌醇 0.03	去氧孕烯 0.15	21 片 / 板
复方孕二烯酮片（敏定偶）	炔雌醇 0.03	孕二烯酮 0.075	21 片 / 板
炔雌醇环丙孕酮片（达英 -35）	炔雌醇 0.035	环丙孕酮 2.0	21 片 / 板
屈螺酮炔雌醇片（优思明）	炔雌醇 0.03	屈螺酮 3.0	21 片 / 板
左炔诺孕酮 / 炔雌醇三相片			21 片 / 板
第一相（1 ～ 6 片）	炔雌醇 0.03	左炔诺孕酮 0.05	
第二相（7 ～ 11 片）	炔雌醇 0.04	左炔诺孕酮 0.075	
第三相（12 ～ 21 片）	炔雌醇 0.03	左炔诺孕酮 0.0125	

表 12-2　其他女用甾体激素避孕药

类型	名称	孕激素含量（mg）	剂型	给药途径
探亲避孕片	炔诺酮探亲片	炔诺酮 5.0	片	口服
	甲地孕酮探亲避孕片	甲地孕酮 2.0	片	口服
	炔诺孕酮探亲避孕片	炔诺孕酮 3.0	片	口服
	53 号避孕药	双炔失碳酯 7.5	片	口服
长效避孕针	醋酸甲羟孕酮避孕针	醋酸甲羟孕酮 150	针	肌内注射
	更炔诺酮注射液	庚炔诺酮 200	针	肌内注射
皮下埋植剂	左炔诺孕酮硅胶棒 I 型	左炔诺孕酮 36/ 根	6 根	皮下埋植
	左炔诺孕酮硅胶棒 II 型	左炔诺孕酮 75/ 根	2 根	皮下埋植
	依托孕烯植入剂	依托孕烯 68/ 根	1 根	皮下埋植
阴道避孕环	甲地孕酮硅胶环	甲地孕酮 200 或 250	只	阴道放置
	左炔诺孕酮阴道避孕环	左炔诺孕酮 5	只	阴道放置

考点：药物避孕的禁忌证

3. 适应证　凡健康育龄妇女，无服用避孕药禁忌证者均可选用。

4. 禁忌证　①严重心血管疾病、血栓性疾病不宜使用，如高血压、冠心病、静脉栓塞等；②急、慢性肝炎或肾炎；③恶性肿瘤、癌前病变；④内分泌疾病：如糖尿病、甲状腺功能亢进症；⑤哺乳期不宜使用复方口服避孕药；⑥年龄 >35 岁的吸烟妇女长期服药可增加心

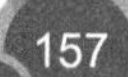

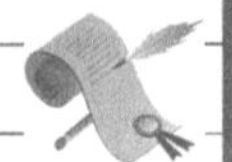

血管疾病发病率；⑦精神病患者。

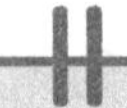

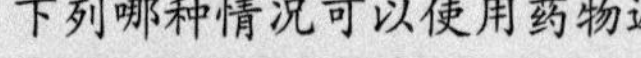

护考链接

下列哪种情况可以使用药物避孕

A. 急性病毒性肝炎　　B. 子宫肌瘤　　C. 哺乳期

D. 滴虫性阴道炎　　E. 严重精神病患者

分析：避孕药可以增加肝脏负担，促使子宫肌瘤增大，使哺乳期妇女的乳汁分泌减少，并通过乳汁影响婴儿发育，严重精神病患者缺乏自理能力，都不宜使用。故答案为D。

（二）护理

1. 护理评估

(1) 健康史：询问其年龄、月经史、婚育史，采用过何种避孕措施；既往和近期是否有生殖器官急性疾病、严重心血管疾病、肝炎、肾炎、血液病、肿瘤及患严重精神障碍等病史，为医生判断有无禁忌证提供详细资料。

(2) 身体状况：通过全面体格检查及妇科检查，评估血压是否正常，重要脏器有无异常，有无生殖器肿瘤等，协助医生排除服药禁忌证。

(3) 心理 - 社会状况：了解妇女及其丈夫对药物避孕知识的认知程度，是否自愿接受药物避孕，是否顾虑避孕药对人体的影响，如担心服药后体重增加、色素沉着，影响自我形象等。

(4) 辅助检查：协助完善肝肾功能、出凝血时间、甲状腺功能及B超检查，及时收集检查结果，协助医生进一步排除服药禁忌证。

2. 护理诊断 / 问题

(1) 焦虑　与药物副作用的出现或避孕失败有关。

(2) 知识缺乏　与缺乏避孕药的相关知识有关。

3. 护理目标

(1) 服药者了解药物的副作用及对策，并按医嘱服药，无意外受孕。

(2) 服药者能说出用药方法及注意事项等相关知识。

4. 护理措施

(1) 一般护理：指导服药者少食多餐，多吃富含营养、易消化食物，禁吃过甜、味道过浓的食品。

(2) 指导正确使用避孕药

考点：短效口服避孕药的用法

1) 短效口服避孕药：①单相片：复方避孕片0、1、2号，从月经周期第5日开始每晚服1片，连服22日，不得间断，若漏服，应在12小时内补服1片，以免发生突破性出血或避孕失败。一般停药后2～3日发生撤药性出血。如停药7日尚无阴道流血，则当晚开始服用第2周期药；复方去氧孕烯片、复方孕二烯酮片、炔雌醇环丙孕酮片、屈螺酮炔雌醇片，于月经周期第1日开始服药，连服21日，停药7日开始服用第2周期药。②三相片：第一周期于月经第1天、第二周期于月经第3天开始服药，每日1片，连服21日。

2) 长效避孕药：用药1次可避孕1个月，但因副作用大，临床已很少用。

3) 探亲避孕药：适用于短期探亲夫妇。但因使用剂量大，已经很少使用。

4) 缓释避孕药：①皮下埋植剂：于月经第7日，在局麻下将左炔诺孕酮硅胶棒埋植于左上臂内侧皮下，药物经硅胶棒恒定释放而产生避孕作用，有效期为5年。②缓释阴道避孕环：一次性将阴道避孕环放置阴道内，可避孕1年，经期不必取出。③避孕贴片：月经

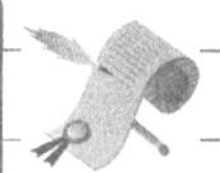

周期第 1 日使用，每周 1 贴，连用 3 周，停用 1 周，每月共用 3 贴。

(3) 副作用及护理：使用避孕药后可出现如下副作用，应予对症护理。

1) 类早孕反应：服药初期少数妇女可出现头晕、困倦、食欲缺乏、恶心、呕吐等类似早孕反应的症状。轻者一般不需处理，数日后可自行消失。嘱晚上睡前服药，且坚持服药数周期，副作用可减轻或消失。

2) 月经改变：①闭经：停药后月经不来潮，可于停药 7 日后继续服下一周期药物，连续停经 3 个月需停药观察，改用其他避孕措施。②突破性出血：轻者不必处理，随服药时间延长自动减少或停止；出血偏多者，服避孕药同时加服雌激素，同服至 22 日停药；若出血量多如月经量，应指导其停药并按月经来潮处理，待出血第 5 日再服用下一周期药物。

3) 体重增加、色素沉着：一般不需处理，症状显著者改用其他避孕措施。

(4) 心理护理：详细讲解药物避孕、服药方法、副作用及应对措施，说明坚持服药一段时间后副作用会减轻或消失；帮助服药者选择适宜的避孕药，以消除其紧张心理。

(5) 健康指导

1) 指导妥善保管口服避孕药。因药片的有效成分在糖衣上，潮解、脱落可影响避孕效果，应将药物保存在阴凉、干燥处，同时注意放在儿童取不到的地方，防止发生误服情况。

2) 强调按时规范服药的重要性，以免发生突破性出血或避孕失败。

3) 服药期间禁用巴比妥、利福平等，以免加速药物代谢，影响避孕效果。

4) 要求生育者，在复方短效口服避孕药停药后即可妊娠；长效避孕药者应在停药 6 个月后再受孕较为安全；哺乳期妇女不宜服用避孕药，以免影响乳汁分泌的量及营养成分。

5) 长期用药者每年随访 1 次，如有异常随时就诊。

5. 护理评价

(1) 服药者能说出避孕药的不良反应及应对措施，主动接受服药。

(2) 服药者能说出用药方法及注意事项等相关知识，并按规定服药。

三、其他避孕方法及护理

其他避孕方法包括紧急避孕、外用避孕、自然避孕法等。

(一) 紧急避孕

紧急避孕是指在无防护性性生活、避孕失败或遭到性暴力后几小时或几日内，为防止非意愿性妊娠的发生而采用的避孕方法。它包括放置宫内节育器和口服紧急避孕药。

1. 方法

(1) 宫内节育器：带铜宫内节育器可用于紧急避孕，特别适合希望长期避孕而且符合放置节育器及对应用激素有禁忌证者。在无保护性生活 5 日内放入带铜宫内节育器，避孕有效率达 95% 以上。

(2) 紧急避孕药：主要有 3 种。①雌、孕激素复方制剂：我国现有复方左炔诺孕酮片，服用方法：无保护性生活 72 小时内口服 4 片，相隔 12 小时再服用 4 片。②单孕激素制剂：现有左炔诺孕酮片，服用方法：无保护性生活 72 小时内口服 1 片，相隔 12 小时再服 1 片。③抗孕激素制剂：米非司酮，在无保护性生活 120 小时内服用米非司酮 10mg 或 25mg。

2. 注意事项

(1) 紧急避孕药应按要求在性交后 72 小时内服用，性交后超过 72 小时但未达 5 日则可放置宫内节育器。月经延迟 1 周以上需排除妊娠。

(2) 为防止可能延迟排出的卵子与精子相遇而受孕，服药后仍应坚持避孕。

(3) 紧急避孕仅对一次无保护性生活有效，因药物剂量大，不能作为常规避孕方法。

（二）外用避孕

1. 阴茎套避孕 阴茎套也称避孕套，为男性避孕工具。它能阻止精子进入阴道达到避孕的目的。使用前选好合适型号，检查有无漏气；每次性交时均全程使用，每个阴茎套只能使用1次；事后检查阴茎套有无破裂，如发现阴茎套有破裂或滑脱，应立即采取紧急避孕。正确使用阴茎套避孕率可达93%～95%。阴茎套还具有防止性传播疾病的作用。

2. 阴道套避孕 也称女用避孕套，目前我国尚无供应。

3. 外用杀精剂 在性交前将外用杀精剂置入女性阴道，它具有灭活精子的作用。目前临床常用的有避孕栓剂、片剂、胶冻剂、凝胶剂及避孕薄膜等。每次于性生活前5～10分钟放入阴道内，若超过30分钟未性交，须再次放入。

（三）安全期避孕

安全期避孕是指避开易受孕期，选择在安全期内进行性生活而达到避孕目的，又称自然避孕法。排卵期前后4～5日为易受孕期，其余时间为安全期。可根据基础体温测定和日历表法推算排卵期。但卵巢排卵受外界环境、健康状况、情绪等因素影响可提前或推后，也可能发生额外排卵。因此，安全期避孕法并不十分可靠。

第2节 输卵管绝育术及护理

输卵管绝育术是一种安全、永久性节育措施，用手术或药物方法，使输卵管腔粘连堵塞，精子与卵子不能相遇而达到绝育目的。目前，常用的方法为经腹和经腹腔镜输卵管绝育术。

一、经腹输卵管绝育术

经腹输卵管绝育术具有操作简单、安全、损伤小的优点，多采用局部麻醉。

（一）概述

1. 适应证 要求接受绝育手术且无禁忌证者；患有严重的全身性疾病不宜生育者。

2. 禁忌证

(1) 24小时内2次体温≥37.5℃者。

(2) 全身状况不良，如心力衰竭、血液病等，不能胜任手术者。

(3) 患有严重的神经症者。

(4) 各种疾病的急性期。

(5) 腹部皮肤感染，或急慢性盆腔炎患者。

3. 手术时间

(1) 非孕妇女月经干净后3～4日。

(2) 人工流产、中期妊娠引产或足月分娩后，在48小时内实施手术；自然流产正常月经来潮1次后做手术；剖宫产或剖宫取胎术同时可做绝育术。

考点： 输卵管绝育术的手术时间及禁忌证

(3) 哺乳期或闭经妇女排除早孕后行绝育术。

4. 用物准备 甲状腺拉钩2个、无齿卵圆钳（或指板或输卵管钩）1把、有齿卵圆钳2把、直止血钳和弯止血钳各4把、鼠齿钳2把、弯蚊钳2把、持针器1把、中号无齿镊2把、短无齿镊和有齿镊各1把、组织剪和线剪各1把、刀柄2把、圆刀片和尖刀片各1把、10ml注射器1副、小药杯2个、各种型号圆针和三角针数枚、1号和4号丝线各1团、无

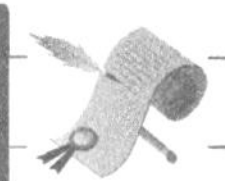

菌手套 3 副。

5. 手术操作步骤　可采用局部浸润麻醉或硬膜外麻醉。

(1) 受术者排空膀胱，取仰卧位，留置尿管。

(2) 手术野常规消毒、铺巾。

(3) 切口：在局麻下，于下腹正中耻骨联合上 3 ~ 4cm 处作 2cm 长纵切口，若为产后则在宫底下方 2 ~ 3cm 处切开，逐层进入腹腔。

(4) 寻找提取输卵管：可采用卵圆钳夹取法、指板法或吊钩法将一侧输卵管提出至切口外，找到输卵管伞端才能证实为输卵管，同时检查卵巢情况。

(5) 结扎输卵管：输卵管结扎方法有抽心包埋法、银夹法和折叠结扎切除法，我国目前多采用抽心近端包埋法（图 12-4）。输卵管峡部结扎，术中出血和术后并发症少。

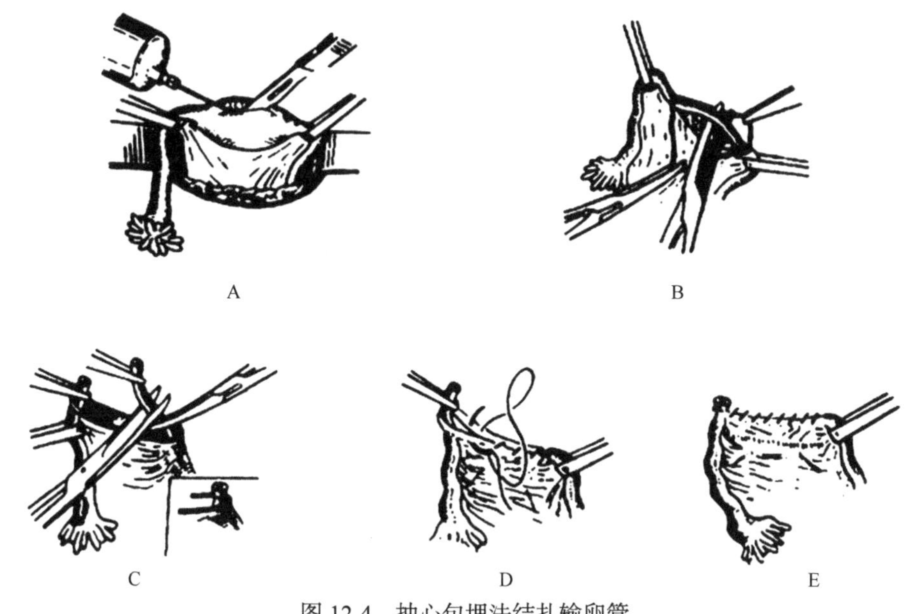

图 12-4　抽心包埋法结扎输卵管

A. 输卵管峡部浆膜下注液后切开浆膜层；B. 游离输卵管；C. 剪除部分输卵管；D. 近端结扎包埋，缝合浆膜层；E. 缝合完毕

考点：输卵管结扎术的手术部位

(6) 检查无出血后，将输卵管送回腹腔。同法处理对侧输卵管。

(7) 清点器械、纱布无误后逐层关闭腹腔，术毕。

护考链接

输卵管结扎术的手术部位是输卵管的

A. 间质部　　B. 峡部　　C. 壶腹部

D. 伞部　　E. 伞部与壶腹部之间

分析：输卵管结扎术应选择峡部作为结扎部位，因此处管端细、血管少，手术损伤和并发症少。故答案为 B。

（二）护理

1. 护理评估

(1) 健康史：详细询问病史，了解有无手术适应证、禁忌证，评估受术者手术耐受能力；

了解月经史、婚育史、末次月经干净时间或末次流产、分娩时间；确定术前3日无性生活；了解有无腹部手术史和腹部皮肤感染症状。

(2) 身体状况：通过全面体格检查及妇科检查，评估生命体征、重要脏器功能、子宫大小及位置和盆腔其他情况，协助医生严格把握手术指征及禁忌证。

(3) 心理-社会状况：了解受术者及家属对手术的认知情况与态度；是否因害怕手术、担心手术效果而紧张、恐惧；是否担心绝育术会影响女性性征及性生活。

(4) 辅助检查：术前协助完成血、尿常规，出凝血时间，肝、肾功能及白带常规检查，并收集检查结果，进一步排除手术禁忌证。

2. 护理诊断/问题

(1) 恐惧　与缺乏输卵管绝育术的相关知识及害怕疼痛、手术有关。

(2) 有感染者的危险　与手术过程中出血，术后不注意卫生有关。

(3) 有围术期受伤的危险　与盆腔脏器粘连、解剖结构不清有关。

3. 护理目标

(1) 受术者了解绝育术的有关知识，恐惧心理消失，自愿接受手术。

(2) 受术者术后没有发生感染，术中无其他脏器损伤。

4. 护理措施

(1) 并发症及护理：针对有关术后并发症进行对症处理及护理。

1) 感染：多因未严格遵守无菌操作规程或手术器械、敷料消毒不严，未严格掌握手术指征所致。应针对原因以预防为主，必要时遵医嘱予抗生素治疗。

2) 出血、血肿：因术中止血不彻底、结扎线松弛或滑脱、过度牵拉、钳夹损伤输卵管或其系膜所致。一旦发生应协助医生查明原因，查找出血部位并缝扎止血。血肿形成时应配合切开止血后再缝合。

3) 脏器损伤：因手术技术不熟练、未遵守手术操作规程所致。主要是膀胱、输尿管及肠管损伤。一旦发生损伤要协助及时予以修补。

(2) 手术配合

1) 术前护理：①备齐手术物品与器械，检查器械包消毒日期；②协助医生选择合适的手术时间；③详细询问病史，对受术者进行全面的身心评估，协助医生完成各项常规辅助检查，嘱受术者自解小便后，由护士连同病历一起送入手术室，向手术室护士交班；④按妇科腹部手术要求进行术前准备。

2) 术后护理：①术后嘱其取平卧位休息，密切观察血压、脉搏、腹痛情况及有无内出血征象；②注意观察伤口有无渗血，保持敷料清洁干燥；③指导受术者卧床4～6小时后自解小便并下床活动，有助于减少腹腔粘连，促进身体康复。

(3) 心理护理：多与受术者沟通，介绍手术过程，使其了解该手术简单、安全、时间短、效果可靠，对生理功能无不良影响，以增强受术者对手术的信心，使其轻松地接受手术。

(4) 健康指导：术后休息3～4周；禁止性生活1个月；术后1个月复查。

5. 护理评价

(1) 受术者能说出输卵管绝育术的相关知识，情绪稳定，积极配合手术及护理操作。

(2) 手术经过顺利，伤口愈合良好，未出现感染和其他脏器损伤征象。

二、经腹腔镜输卵管绝育术

经腹腔镜输卵管绝育术是指在腹腔镜直视下，采用机械手段或热效应使输卵管受阻而达到绝育目的。经腹腔镜输卵管绝育术是一种安全、有效、并发症较少的绝育方法。

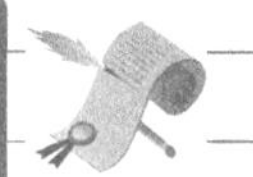

（一）概述

1. 适应证　同经腹输卵管绝育术。

2. 禁忌证　腹腔粘连、心肺功能不全、膈疝等。余同经腹输卵管绝育术。

3. 手术时间　同经腹输卵管绝育术。

4. 手术要点

(1) 采用连续硬膜外麻醉、局部浸润麻醉或全麻，受术者排空膀胱后，取头低臀高仰卧位，常规消毒腹部皮肤。

(2) 按腹腔镜操作常规完成气腹及套管针穿刺。

(3) 放置腹腔镜，在腹腔镜直视下，将弹簧夹钳夹或硅胶环套于双侧输卵管峡部，以阻断输卵管管道。也可采用双极电凝烧灼输卵管峡部 1 ～ 2cm 长。

(4) 检查腹腔内无出血及脏器损伤，取出腹腔镜，放出腹腔内气体后，拔出套管，缝合切口，覆盖无菌干纱布，加胶布固定，术毕。

（二）护理要点

运用护理程序对受术者实施整体护理。遵医嘱做好术前准备、术中配合及术后护理。具体护理内容参照经腹输卵管绝育术及第 3 章第 10 节。

第 3 节　避孕失败的补救措施及护理

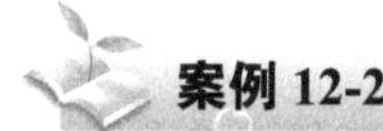

案例 12-2

患者，女，29 岁。G_1P_1，因“停经 45 天，恶心、呕吐 2 天”来诊。自诉平素月经规律，2 年前阴道分娩后一直采用宫内节育器避孕。妇科检查：子宫稍大，双附件区无异常。尿 hCG(+)。B 超提示：宫内早孕，宫内节育环。医生建议其终止妊娠。

问题：1. 对该患者应采取哪种措施终止妊娠?

2. 妊娠终止后，责任护士应为患者作哪些健康指导?

因意外怀孕不愿继续妊娠，或因疾病、优生等原因不能继续妊娠者，可采用人工方法终止妊娠，是避孕失败的补救措施。常用方法有药物流产、手术流产（包括负压吸宫术和钳刮术）及中期妊娠引产术。

一、药物流产及护理

药物流产是用药物而非手术终止早孕的一种避孕失败的补救措施。目前临床最常用的是米非司酮配伍米索前列醇。具有简便、安全、可靠、无需宫腔操作等优点，完全流产率可达 90% 以上。

（一）概述

考点：药物流产的适应证及禁忌证

1. 适应证　①妊娠≤ 49 日，年龄＜ 40 岁的健康妇女，自愿服药流产；② B 超确定为宫内妊娠；③存在手术流产的高危因素者，如瘢痕子宫、哺乳期、子宫颈发育不良或严重骨盆畸形；④曾有多次人工流产手术史，对手术流产有恐惧和顾虑心理者。

2. 禁忌证　①有使用米非司酮禁忌证，如肝肾功能不良、肾上腺及其他内分泌疾病、妊娠期皮肤瘙痒史、血液病、血管栓塞等；②有使用前列腺素药物禁忌证，如心血管系统疾病、青光眼、哮喘、癫痫、结肠炎等；③带器妊娠或异位妊娠者；④其他：过敏体质、妊娠剧吐、长期服用抗结核药等。

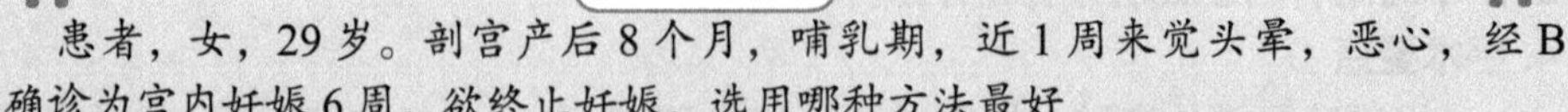

护考链接

患者，女，29岁。剖宫产后8个月，哺乳期，近1周来觉头晕，恶心，经B超确诊为宫内妊娠6周，欲终止妊娠，选用哪种方法最好

A. 负压吸宫术　　B. 钳刮术　　C. 药物流产

D. 剖宫取胎术　　E. 引产术

分析：孕妇为哺乳期、瘢痕子宫再孕6周，手术流产易导致子宫穿孔，应选择药物流产终止妊娠，故答案为C。

链接

我国是“流产大国”，如何保证实施安全的流产技术一直都是我国计划生育工作者致力研究的重点。目前，国内药物流产的常规仅限于终止≤49天的妊娠，远不能满足临床实际的需求。2007年起进行的临床多中心的药物研究，全国有11所医院参与，研究结果证实：米非司酮配伍米索前列醇是一种安全有效、非侵入性的药物终止8～16周妊娠的方法，可以替代并发症较多的钳刮术，并由中华医学会计划生育分会发布了《米非司酮配伍米索前列醇终止8～16周妊娠的应用指南》。

3. 服药方法　米非司酮有顿服法和分服法两种。目前多采用分服法。

(1) 顿服法：第1日口服米非司酮200mg，第3天早上口服米索前列醇0.6mg，服药前后空腹1小时。

(2) 分服法：第1日早晨口服米非司酮50mg，8～12小时再口服米非司酮25mg，第2日早、晚各口服米非司酮25mg，第3日上午7时再口服米非司酮25mg，1小时后口服米索前列醇0.6mg。

（二）护理要点

1. 用药前护理

(1) 详细询问月经史、末次月经时间，孕前所采用的避孕方法，生育史等病史；结合全身检查和妇科检查全面评估孕妇的身心状况及是否有禁忌证，协助完成血或尿hCG、B超等辅助检查。

(2) 记录孕妇服药和随访日期。

(3) 向服药者详细讲解药物特点、剂量、效果、不良反应和失败的可能性，使其有充分的思想准备，消除紧张心理，以最佳的心态接受药物流产。

(4) 告知服药者用药注意事项：①药物应在空腹或进食1小时后温开水吞服。②服用米索前列醇应到医院，在医生指导下空腹口服并留院观察。③服药后注意观察阴道流血量及阴道分泌物，如见组织物排出应及时送医院检查。④药物流产需在有抢救条件的医疗机构进行。

2. 用药后护理

(1) 询问末次服用米非司酮的时间，指导按时服用米索前列醇。

(2) 备齐缩宫素、止血药等急救药品，做好输液、输血准备。

(3) 使用米索前列醇后，应留院观察6小时，观察生命体征，注意有无腹痛、腹泻及

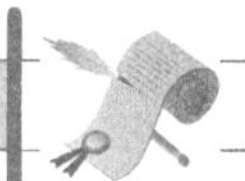

阴道流血情况。仔细检查阴道排出物是否完整，有无绒毛及胚胎组织，必要时送病理检查。

(4) 药物流产失败或不全流产导致阴道多量流血时，应及时协助医生行急诊刮宫术。

(5) 2 周内禁性生活和盆浴，指导避孕，5 周后随访，了解月经恢复情况。

考点：药物流产的护理要点

二、手术流产及护理

手术流产是采用手术方法终止妊娠，包括负压吸引术和钳刮术。因钳刮术并发症较多、手术风险大临床已很少使用，渐被相对安全有效、非侵入性的药物流产替代。本节重点讨论负压吸引术。

（一）概述

1. 适应证　①避孕失败要求终止妊娠而无禁忌证者；②因各种疾病不宜继续妊娠者；③负压吸宫术适用于妊娠 10 周以内者，钳刮术适用于妊娠 11 ～ 14 周者。

考点：手术流产的适应证及禁忌证

2. 禁忌证　①生殖道炎症；②各种疾病的急性期；③全身情况不良，不能耐受手术者；④手术当日测体温 2 次均≥ 37.5℃者。

3. 用物准备　阴道窥器 1 个、宫颈钳 1 把、子宫探针 1 根、各种型号宫颈扩张器 1 套、不同型号的吸管各 1 条、有齿卵圆钳 2 把、刮匙 1 把、长镊子 2 把、弯盘 1 个、小药杯 2 个、洞巾 1 块、纱布数块、无菌棉球若干、0.5% 聚维酮碘溶液、人工流产负压吸引器 1 台。

护考链接

适于负压吸宫术的最晚妊娠时间是

A. 7 周　　B. 8 周

C. 10 周　　D. 11 周

E. 14 周

分析：妊娠 7 周内适合药物流产，10 周内适于负压吸宫术，11 ～ 14 周适于钳刮术，故答案为 C。

4. 操作步骤及方法

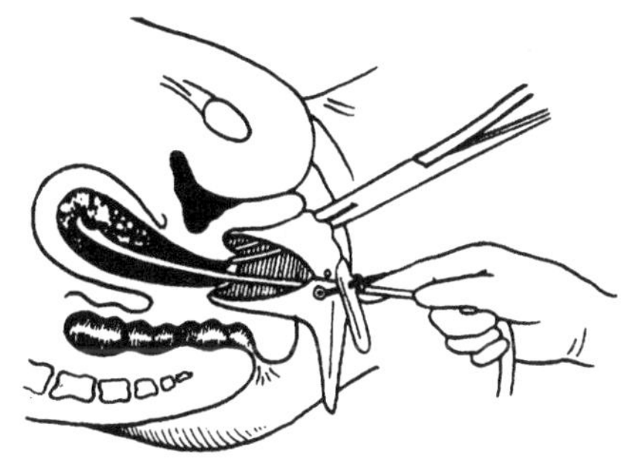

图 12-5　负压吸宫术

(1) 负压吸宫术（图 12-5）

1) 核对解释：核对受术者姓名、手术名称，解释操作方法，取得配合。

2) 安置体位：嘱受术者排空膀胱，取膀胱截石位。

3) 消毒铺巾：常规消毒外阴、阴道，铺无菌孔巾，整理器械。

4) 双合诊检查：双合诊检查子宫位置、大小及双侧附件情况。

5) 探测宫腔：用阴道窥器暴露子宫颈，用 2.5% 碘酊和 75% 乙醇消毒子宫颈。用宫颈钳夹持子宫颈前唇并稍向外牵引，持子宫探针顺子宫屈度进入宫腔，探测宫腔方向及深度。

6) 扩张子宫颈：用宫颈扩张器从小到大依次扩张子宫颈至比所用吸管大半号至一号。

7) 吸刮宫腔：根据孕周选择吸管型号，先将吸管与负压吸引器连接，进行负压吸引试验无误后，将吸管头部缓慢送入宫底，感到有阻力时略向后退、调节负压为 400 ～ 500mmHg。按顺时针方向吸引宫腔 1 ～ 2 圈，当感觉子宫缩小，宫壁粗糙，吸头紧贴宫壁，上下移动受阻时，表示妊娠物已被吸净，此时折叠橡皮管阻断负压后缓慢取出吸管。再用小号刮匙轻刮宫腔一周，特别是宫底和两宫角处。必要时重复放入吸管，以低负压再次吸引宫腔一周，如仅见少量血性泡沫而无出血时，确认已吸净，退出吸管。

8) 再测宫腔：用子宫探针复测宫腔深度。取下宫颈钳，拭净子宫颈及阴道血迹，观察无异常后取出阴道窥器，结束手术。

9）检查吸出物：将全部吸出物过滤，仔细检查有无绒毛、胚胎组织及与孕周是否相符。必要时送病理检查。

10）观察记录：洗手，填写手术记录单，告之术后注意事项。

(2) 钳刮术：在手术前口服或阴道放置前列腺素制剂，使子宫颈充分扩张后再刮宫。术中先钳夹破胎膜，待羊水流净，再逐步钳出胎盘与胎儿组织，待大块组织钳出后可辅助吸宫。术中酌情应用缩宫素；因胎儿较大、骨骼形成，易造成子宫颈裂伤、子宫穿孔、大出血等，目前临床已较少使用。

链接

超导可视无痛人流术

无痛人流术是指在静脉麻醉下进行的人工流产，是在负压吸宫流产手术的基础上，加上静脉全身麻醉，受术者没有痛感。超导可视无痛人流使用的是一种新型、安全、有效的静脉注射全身麻醉药，受术者在给药后约30秒可进入睡眠状态，在毫无知觉的情况下，使用超声技术引导在可视状态下进行吸宫手术。受术者在手术后意识完全恢复，30分钟即能自行离院。具有手术时间短和手术彻底的优点，可避免人流术中因为紧张、恐惧、躁动而造成的子宫穿孔、吸宫不全、漏吸、人流综合征等并发症的发生。它特别适用于初次妊娠、剖宫产再孕、多次流产后因恐惧疼痛等精神因素难以配合手术、高血压心脏病不能耐受疼痛刺激者。

（二）护理

1. 护理评估

(1) 健康史：了解受术者的既往史、月经史（尤其是末次月经时间、停经后的表现）、孕产史，所采用的避孕方法。

(2) 身体状况：测生命体征；听诊心肺；通过妇科检查了解子宫大小及附件情况，了解有无白带及其他异常。协助医生排除手术禁忌证。

(3) 心理 - 社会状况：了解受术者对手术有何顾虑，受术者的情绪及与医护配合情况。

(4) 辅助检查：查阅白带常规、血常规、尿常规、出凝血时间、妊娠试验、B超等检查结果。

2. 护理诊断 / 问题

(1) 焦虑　与害怕手术疼痛及担心术后恢复有关。

(2) 有感染的危险　与阴道流血时间长或术后不注意卫生有关。

(3) 潜在并发症：人工流产综合征、吸宫不全、子宫穿孔等。

3. 护理目标

(1) 受术者情绪稳定，积极与医护人员合作。

(2) 受术者体温正常，阴道分泌物无臭味，白细胞计数及分类正常。

(3) 并发症得到有效预防或被及早发现并处理。

4. 护理措施

(1) 并发症及护理

1）人工流产综合征：因手术时疼痛或局部刺激使受术者出现心动过缓、心律不齐、面色苍白、大汗淋漓、胸闷甚至血压下降、昏迷、抽搐等迷走神经兴奋症状。术前加强心理安慰，术中操作轻柔，避免负压过大和反复吸刮可降低其发生率。一旦发生应立即停止手术操作，遵医嘱给氧，一般能自行恢复。严重者遵医嘱静脉注射阿托品 0.5 ～ 1mg。

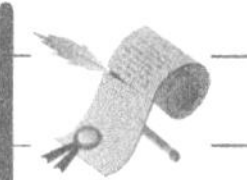

2）子宫穿孔：为术中严重的并发症之一。表现为手术时突然感到无宫底感觉，或手术器械进入宫腔深度超过原来所测深度，应立即停止手术。穿孔小，手术已完成，住院观察生命体征、腹痛及有无内出血，遵医嘱注射缩宫素，并给予抗生素预防感染。破口大、有内出血或怀疑脏器损伤，一旦发生，轻者遵医嘱注射子宫收缩剂，使用抗生素预防感染，住院严密观察，做好急诊手术准备，重者配合医生做好剖腹探查的准备。

3）出血：妊娠月份较大时，扩张子宫颈后予子宫颈注射缩宫素，并尽快取出胎盘及胎体。

4）吸宫不全：如无感染，配合医生尽早行清宫术，术后用抗生素预防感染；如同时伴有感染，遵医嘱先控制感染后行清宫术。

5）漏吸或空吸：发现漏吸应配合医生再次行负压吸引术。发现空吸应协助做尿 hCG 及 B 超检查，若宫内未见妊娠囊，必须将刮出物送病理检查，排除异位妊娠。

考点：手术流产的并发症

6）其他：如术后感染、羊水栓塞等应积极配合医生及时处理。

（2）手术配合

1）术前护理：①评估受术者一般情况及专科情况，了解手术耐受性；②准备好人工流产手术包、抢救药品及负压吸引装置。

2）术中配合：①核对受术者姓名，手术名称。检查人工流产手术包的消毒有效期。②协助将吸管接于负压装置，及时提供术中所需器械、敷料及药品等。③陪伴受术者，指导其配合手术。④观察受术者面色、腹痛、生命体征，注意负压瓶内出血量，必要时遵医嘱给予宫缩剂。

3）术后护理：术后嘱受术者在观察室休息 1 小时，注意观察腹痛及阴道出血情况，无异常情况方可离院。

（3）心理护理：向受术者简要讲述手术过程、手术者经验，使其对手术者有信任感，告知术中手术配合要求，陪伴关心受术者，并教会受术者一些缓解术时紧张和不适的方法，以减轻或消除其紧张情绪，使其配合手术顺利进行。

（4）健康指导

1）嘱受术者保持外阴清洁，使用消毒会阴垫，禁止性生活和盆浴 1 个月。

2）吸宫术后休息 2 周；钳刮术后休息 2 ～ 4 周，1 个月后复查。

3）术后如有发热、腹痛、阴道流血量多或持续流血超过 10 天以上时，应及时到医院就诊。

考点：手术流产的健康指导

4）指导合理避孕。

5. 护理评价

（1）受术者能说出手术流产的有关知识，并能配合手术顺利完成。

（2）受术者术中、术后未发生感染、未出现并发症。

三、中期妊娠引产及护理

（一）概述

用人工方法终止中期妊娠称为中期妊娠引产。中期妊娠引产术包括药物引产（如依沙吖啶引产）和手术引产（如水囊引产）两大类。中期妊娠由于胎儿较大，胎盘已形成，子宫敏感性低，引产相对人工流产困难多、并发症多、危险性大，故应在具有抢救设备条件的医院进行。

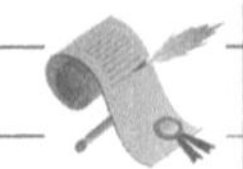

1. 适应证

(1) 妊娠 16 ～ 26 周患有严重疾病不宜继续妊娠且无禁忌证者。

(2) 妊娠期发现胎儿异常者。

考点：中期妊娠引产的适应证和禁忌证

2. 禁忌证

(1) 肝肾功能不良者禁忌作依沙吖啶引产，但能耐受手术者不作为水囊引产的禁忌证。

(2) 各种疾病急性期及生殖器官急性炎症。

(3) 子宫瘢痕、子宫颈陈旧性裂伤、子宫颈瘢痕禁忌作水囊引产。

(4) 术前 24 小时内体温 2 次≥ 37.5℃者。

(5) 前置胎盘、腹壁皮肤感染者。

3. 用物准备

(1) 依沙吖啶羊膜腔内注入法：卵圆钳 2 把、20 号或 22 号腰椎穿刺针 1 个、弯盘 1 个、5ml 和 50ml 注射器各 1 副、洞巾 1 块、纱布 4 块、棉球若干、0.5% 聚维酮碘溶液、0.2% 依沙吖啶溶液（利凡诺）50 ～ 100mg、无菌手套 1 副、胶布。

(2) 水囊引产法：阴道窥器 1 个、宫颈钳 1 把、敷料镊 2 把、各种型号的子宫颈扩张器 1 套、14 号橡皮导尿管 1 根、阴茎套 2 个、10 号丝线团 1 个、棉球若干、0.5% 聚维酮碘溶液、生理盐水 500ml、无菌手套 1 副。

4. 手术方法

(1) 依沙吖啶羊膜腔内注入法（图 12-6）

1) 安置体位：嘱受术者排空膀胱后取仰卧位。

2) 选择穿刺点：选择宫底下 2 ～ 3 横指囊性感最明显处作为穿刺点或 B 超选定穿刺点。

3) 消毒铺巾：以穿刺点为中心，常规消毒腹壁皮肤，铺洞巾。

4) 穿刺注药：用腰椎穿刺针在穿刺点垂直进针，经过 2 次落空感后即进入羊膜腔，拔出针芯，见羊水溢出，固定穿刺针，接注射器抽出羊水后，将依沙吖啶 50 ～ 100mg 注入羊膜腔。插入针芯后拔出穿刺针，用消毒纱布压迫 5 分钟后用胶布固定。

(2) 水囊引产式（图 12-7）

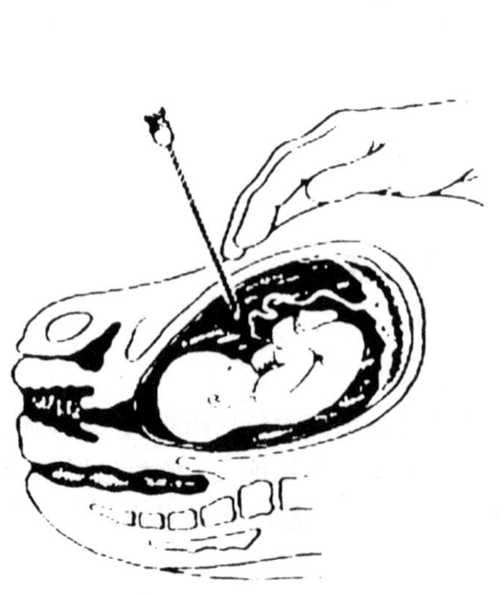

图 12-6　依沙吖啶羊膜腔内注入法

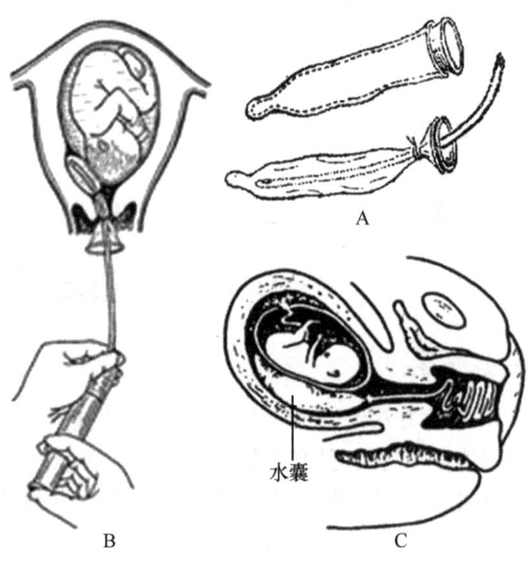

图 12-7　水囊引产术

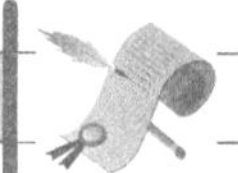

1）安置体位：嘱受术者排空膀胱后取膀胱截石位。

2）消毒铺巾：常规消毒外阴、阴道，铺无菌巾。

3）放置水囊：用阴道窥器暴露子宫颈，消毒阴道、子宫颈及宫颈管，以子宫颈钳钳夹子宫颈前唇，并用子宫颈扩张器逐号扩张宫颈口达 8 ～ 10 号。将制备好的水囊沿子宫壁缓慢全部送入子宫腔。

4）注水：缓慢向水囊内注入 300 ～ 500ml 生理盐水，并加入数滴亚甲蓝以利识别羊水或注入液，折叠导尿管并扎紧，以纱布包裹放于阴道穹隆部。

（二）护理

1. 护理评估

（1）健康史：询问月经史、生育史、既往有无急慢性疾病史及手术史，了解末次月经时间，明确妊娠周数，了解孕前采用何种避孕方法。

（2）身体状况：了解本次停经后的表现及诊疗经过，通过全身检查和妇科检查评估有无中期妊娠引产术的适应证和禁忌证。

（3）心理 - 社会状况：受术者对引产手术缺乏认知，常表现为紧张及焦虑。

（4）辅助检查：协助完成白带常规，血、尿常规，出凝血时间，肝、肾功能等检查；协助进行 B 超检查以了解羊水量，进行胎盘及穿刺点定位。

2. 护理诊断 / 问题

（1）焦虑　与不了解药物引产和水囊引产的过程及效果有关。

（2）有感染的危险　与放置水囊、阴道流血时间长有关。

3. 护理目标

（1）受术者焦虑减轻或消失，积极与医护人员合作。

（2）受术者体温正常、阴道无异常分泌物。

4. 护理措施

（1）并发症及护理

1）发热：偶见体温升高，一般不超过 38℃，多发生于穿刺术后 24 ～ 48 小时，不需处理。护士应注意观察，发现体温超过 38℃，应报告医生并遵医嘱处理。

2）阴道流血：一般不超过 100ml，护士应注意观察，发现出血量多及时报告医生处理。

3）产道裂伤：胎儿娩出后检查软产道有无裂伤，有裂伤者及时予以缝合。

4）胎盘、胎膜残留：助产人员应常规检查胎盘、胎膜是否完整，发现胎盘、胎膜残留应配合医生及时行刮宫术，防止产后出血和感染发生。

（2）手术配合

1）术前护理：①按手术方法准备好所需物品及抢救药品，水囊引产者需制备水囊并消毒。②评估受术者身心状况，协助完善相关辅助检查，排除手术禁忌证。③清洗腹部及外阴部皮肤；指导受术者术前 3 日禁止性生活，水囊引产者术前 3 日冲洗阴道，每日 1 次。④作好解释工作，嘱受术者排空膀胱后，送至手术室或产房行羊膜腔穿刺术。

2）术中配合：①陪伴受术者，给以精神支持与鼓励，使其能配合手术。②注意观察受术者生命体征，识别有无呼吸困难、发绀等羊水栓塞症状；③术毕，护送受术者回病房休息。

3）术后护理：①让受术者尽量卧床休息，防止突然破水。②用药后测生命体征。观察并记录宫缩、胎心、胎动消失的时间及阴道流血等情况。③按正常分娩接生。注意观察产后宫缩情况、阴道流血及排尿功能的恢复情况；有无感染征象。④羊膜腔注药后，一般 12 ～ 24 小时开始宫缩，约用药后 48 小时内娩出；若用药 5 日后仍未临产即为引产失败，

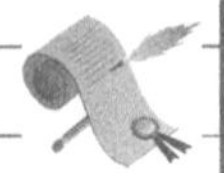

通报医师和家属，协商再次给药或改用其他方法。⑤放置水囊后一般24小时内可发动宫缩，出现规律有力的宫缩时，即可放出囊内液体，取出水囊；取出水囊后宫缩乏力或无宫缩或阴道流血多可静脉滴注缩宫素；若24小时后仍无宫缩或宫缩较弱，也应取出水囊。⑥水囊引产后如出现体温超过38℃、畏寒等不适，立即取出水囊，遵医嘱给予足量抗生素。⑦水囊引产失败者，应在前次取出水囊72小时后、无感染征象时重复放置，且不宜超过2次。

(3) 心理护理：为受术者提供表达内心顾虑、恐惧、孤独的机会，并向其讲解各种引产的特点、效果和用药后可能出现的反应，解除其思想顾虑。

(4) 健康指导

考点：中期妊娠引产的护理措施

1) 产后康复期间注意休息，加强营养。

2) 嘱受术者6周内禁止性交及盆浴，并为其提供避孕指导，发现异常情况及时就诊。

3) 指导产后及时采取退奶措施。

5. 护理评价

(1) 受术者情绪稳定，能配合医护人员顺利完成手术。

(2) 受术者术后及产褥期未发生感染。

案例12-2分析

该患者为宫内带器妊娠45天，应采取负压吸宫术终止妊娠。责任护士应指导陈某每天清洗外阴1～2次，勤换卫生护垫，术后休息2周，禁止性生活、盆浴1个月，若出现腹痛和阴道流血量多或时间长应及时就诊。

第4节　避孕节育措施的选择

避孕方法知情选择是计划生育优质服务的重要内容，指通过广泛深入宣传、教育、培训和咨询，帮助育龄妇女根据自身特点（包括家庭、身体、婚姻状况等），选择合适、安全有效的避孕方法。现将生育年龄各期避孕方法的选择介绍如下。

一、新　婚　期

1. 原则　新婚夫妇年轻，尚未生育，应选择使用方便、不影响生育的避孕方法。

2. 选用方法　①复方短效口服避孕药：使用方便，避孕效果好，不影响性生活，列为首选。②男用阴茎套：也是较理想的避孕方法，性生活适应后可选用阴茎套，还可选用外用避孕栓、薄膜等。

3. 注意事项　一般不选用宫内节育器，不宜采用安全期、体外排精及长效避孕药。

二、哺　乳　期

1. 原则　不影响乳汁质量及婴儿健康。

2. 选用方法　①阴茎套是哺乳期选用的最佳避孕方式。②单孕激素制剂长效避孕针或皮下埋植剂：使用方便，不影响乳汁质量。③宫内节育器：哺乳期放置节育器操作要轻柔，防止子宫损伤。

3. 注意事项　哺乳期因阴道较干燥，不适用避孕药膜。哺乳期不宜使用雌、孕激素复合避孕药或避孕针及安全期避孕。

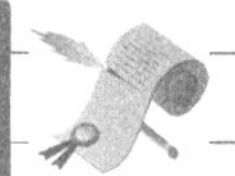

三、生育后期

1. 原则　选择长效、安全、可靠的避孕方法，减少非意愿妊娠带来的痛苦。

2. 选用方法　①各种避孕方法（宫内节育器、皮下埋植剂、复方口服避孕药、避孕针、阴茎套等）均适用，根据个人身体状况进行选择。②已生育两个或以上孩子的妇女，宜采用绝育术为妥。

3. 注意事项　对某种避孕方法有禁忌证者，则不宜使用此种方法。

四、绝经过渡期

1. 原则　应坚持避孕，选择以外用避孕药为主的避孕方法。

2. 选用方法　①可采用阴茎套。②原来使用宫内节育器无不良反应可继续使用，至绝经后半年取出。

3. 注意事项　绝经过渡期阴道分泌物较少，不宜选择避孕药膜避孕，可选用避孕栓、凝胶剂。不宜选用复方避孕药及安全期避孕。

小结

计划生育是妇女生殖健康的重要内容。搞好计划生育，做好避孕工作，对妇女的生殖健康有直接影响。其主要包括避孕、绝育和避孕失败后的补救措施。避孕可分为宫内节育器避孕、药物避孕及其他避孕法。绝育有经腹输卵管结扎术和腹腔镜下输卵管结扎术。如避孕失败，则根据妊娠周数及适应证、禁忌证采用适宜的补救措施人工终止妊娠（药物流产、手术流产、中期妊娠引产）。

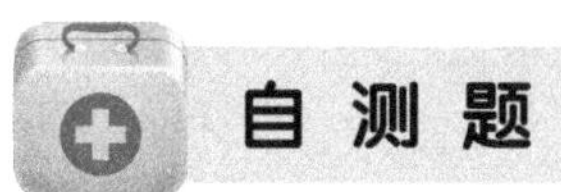

自测题

A_1 型题

1. 我国妇女最常用的避孕工具是（　　）
   A. 阴道套　　B. 宫内节育器
   C. 阴道隔膜　　D. 阴茎套
   E. 避孕栓
2. 下列哪项不是药物避孕的副作用（　　）
   A. 轻度贫血　　B. 痛经
   C. 经量减少　　D. 服药期出血
   E. 色素沉着
3. 应用宫内节育器的适应证有（　　）
   A. 已婚健康妇女　　B. 不规则阴道流血
   C. 重度贫血　　D. 滴虫性阴道炎
   E. 子宫脱垂
4. 放置宫内节育器后的正确随访时间是（　　）
   A. 术后半年随访1次，以后每半年随访1次
   B. 术后每半年随访1次
   C. 术后每2年随访1次
   D. 术后3个月、半年、1年各随访1次，以后每2年1次
   E. 术后1个月、3个月、半年、1年各随访1次，以后每年1次
5. 产后2个月的哺乳期妇女，其避孕方法应首选（　　）
   A. 宫内节育器
   B. 短效口服避孕药
   C. 避孕套
   D. 闭经可不避孕
   E. 安全期避孕
6. 若漏服短效避孕药，需补服1片，补服时间应选择在（　　）

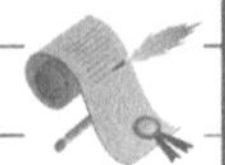

A. 8 小时内　　B. 10 小时内

C. 12 小时内　　D. 14 小时内

E. 16 小时内

7. 药物避孕的作用机制不包括（　　）

A. 抑制排卵

B. 增加子宫颈黏液的黏稠度

C. 使子宫内膜增生过度

D. 干扰孕卵着床

E. 阻止精子跟卵子结合

8. 口服避孕药的禁忌证不包括（　　）

A. 患严重心血管疾病患者

B. 糖尿病患者

C. 甲状腺功能亢进者

D. 精神病生活不能自理者

E. 产后 8 个月妇女

9. 输卵管结扎术的时间通常在（　　）

A. 月经干净后 3 ～ 4 天

B. 月经来潮前 1 周

C. 月经周期中间

D. 取出节育器后

E. 人工流产同时

10. 关于经腹输卵管节育术后护理的叙述错误的是（　　）

A. 术后卧床休息 48 小时后可下床活动

B. 注意观察有无腹痛及内出血征象

C. 术后 4 ～ 6 小时督促受术者排尿

D. 注意观察伤口有无渗血

E. 休息 3 ～ 4 周，禁性生活 1 个月

A_2 型题

11. 某育龄妇女，平时月经正常、量中等，尿蛋白 (+)，因已生育 1 胎，人工流产 2 次，要求避孕，最佳的方法是（　　）

A. 长效口服避孕药

B. 紧急避孕药

C. 长效避孕针

D. 短效口服避孕药

E. 宫内节育器

12. 某 28 岁妇女，婚后 2 年，漏服短效口服避孕药 3 天，现停经 50 天，妊娠试验阳性，阴道少量出血 1 周，时有腹痛，应选择哪项措施终止妊娠（　　）

A. 药物流产

B. 负压吸宫术

C. 依沙吖啶羊膜腔内注射引产

D. 水囊引产

E. 依沙吖啶羊膜腔外注射引产

A_3/A_4 型题

（13 ～ 14 题共用题干）

患者，女性，孕 1 产 1，现停经 55 天，诊断为宫内早孕，准备行人工流产加宫内节育器放置术。

13. 下列哪项不属于术中巡回护士配合的工作（　　）

A. 做好心理护理，解除思想顾虑

B. 检查心、肺、肝情况

C. 供应手术者需要的物品

D. 观察受术者情况

E. 将吸管接于负压吸引器上

14. 有关术后护理哪项不正确（　　）

A. 护送受术者至观察室休息 1 ～ 2 小时

B. 观察阴道流血和腹痛情况

C. 术后如有发热、腹痛、阴道流血量多时应及时到医院就诊

D. 嘱术后休息半个月，1 个月后随访

E. 2 周内禁忌盆浴及性生活

（15 ～ 16 题共用题干）

患者，女性，24 岁。停经 58 天，13 天前行人工流产吸宫术。术后持续阴道流血至今。

15. 为协助医生诊断，首选的辅助检查方法是（　　）

A. 腹腔镜检查　　B. 子宫镜检查

C. B 超检查　　D. hCG 测定

E. 血常规检查

16. 确诊后首选的治疗护理措施是（　　）

A. 应用抗生素

B. 抗生素 + 宫缩剂

C. 抗生素 + 止血剂

D. 抗生素 + 清宫术

E. 抗生素 + 宫缩剂 + 清宫术

（劳　艳）

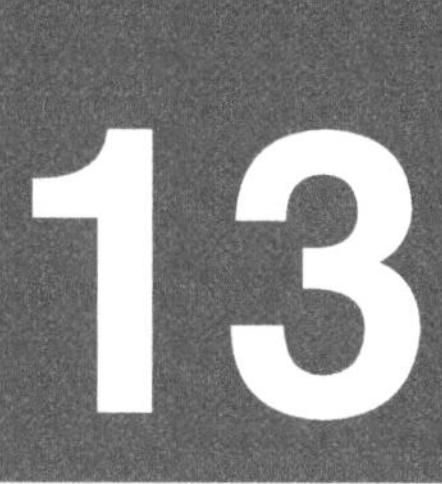

第 13 章 妇科常用护理操作技术

妇科护理技术是妇科临床工作中的重要组成部分。护理得当不仅可以缩短病程，而且能减轻患者的痛苦，起到和治疗同等重要的作用。为了能够更好地做好妇科临床护理工作，让我们一起来学习妇科常用护理技术的操作方法及临床应用。

第 1 节 坐 浴

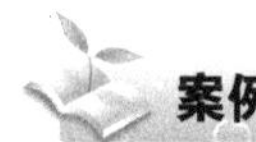

案例 13-1

患者，女，28 岁。因外阴奇痒难忍骑车来医院就诊途中摔伤，出现会阴部出血和剧烈疼痛。检查发现左侧会阴部有一 4cm 长的裂口，伴活动性出血，外阴皮肤有抓痕及溃疡，阴道内见大量白色豆渣样分泌物。立即予以止血、缝合外阴伤口；遵医嘱阴道内放达克宁栓剂。术后第 2 天，会阴伤口水肿、疼痛。

问题：1. 作为责任护士，您应该为患者做哪些专科护理操作？

2. 您为患者采用哪种方法上药？

一、概 述

坐浴是借助于水温和药液的作用，使创面清洁，促进局部组织血液循环，增强局部抵抗力，促进炎症吸收，有利于组织恢复。

二、适 应 证

1. 外阴、阴道炎症。
2. 会阴切口愈合不良、子宫脱垂。
3. 外阴、阴道手术或阴式子宫切除手术前的准备。

三、操作前准备

1. 物品准备 坐浴架 1 个（30cm 高），坐浴盆 1 个、无菌纱布 2 块、水温计 1 支。

2. 配制药液 根据患者病情配制坐浴液 2000ml。常用溶液有：1:5000 高锰酸钾溶液、0.5% ～ 1% 乳酸溶液、0.5% 乙酸溶液、2% ～ 4% 碳酸氢钠溶液、0.02% 聚维酮碘溶液。

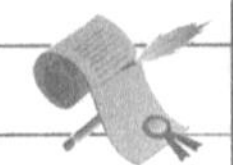

四、操作方法及步骤

1. 核对患者姓名、床号，解释坐浴的目的、方法，取得患者配合。

2. 嘱患者排空膀胱，洗净外阴、肛门周围。用屏风或隔帘遮挡患者。

3. 坐浴盆放于坐浴架上，将配好的坐浴液 2000ml 倒入盆中，检查水温，告知患者将全臀和外阴部浸泡于溶液中，根据不同坐浴方法选择恰当的时间。

根据水温的不同将坐浴分为三种，见表 13-1。

表 13-1　坐浴类型

类型	液体温度	坐浴时间	适应证
热浴	41 ～ 43℃	20 分钟	急性炎性浸润及渗出性病变
温浴	35 ～ 37℃	20 分钟	慢性盆腔炎及手术前准备
冷浴	14 ～ 15℃	2 ～ 5 分钟	性无能、功能性无月经及膀胱阴道松弛

4. 坐浴结束后用无菌纱布擦干外阴部，协助患者穿好衣裤。

5. 整理用物，告知患者注意事项。

考点：坐浴的水温和时间

五、护理要点

1. 坐浴液需严格按比例配制，浓度太低达不到治疗效果，浓度太高容易灼伤皮肤、黏膜。

2. 坐浴液温度适宜，避免温度过高烫伤皮肤或过低引起患者不适。

3. 月经期、妊娠期、产后 7 天内、阴道流血时禁止坐浴，以免宫腔感染。

4. 坐浴前先将外阴及肛门周围擦洗干净。

5. 坐浴时要将臀部及外阴全部浸于药液中。

6. 注意保暖，以免受凉。

考点：坐浴的护理要点

第 2 节　会阴擦洗 / 冲洗

一、概　　述

会阴擦洗 / 冲洗是用消毒液对会阴部进行擦洗 / 冲洗，以保持会阴与肛门局部清洁，使患者舒适，促进会阴部伤口愈合，预防泌尿道和生殖道感染。

二、适　应　证

1. 分娩 1 周内及产后会阴部有伤口的产妇。

2. 胎膜早破、阴道出血时间较长者。

3. 长期卧床、生活不能自理的患者。

4. 妇科或产科手术后留置尿管的患者。

5. 会阴部手术前后的患者。

6. 急性外阴炎的患者。

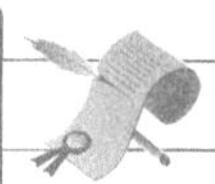

三、操作前准备

1. 物品准备　会阴擦洗包 1 个（会阴擦洗盘 1 个、消毒弯盘 2 个、无菌镊子 2 把、消毒干棉球若干、无菌纱布球 2 个、治疗巾 1 块）、一次性中单（或橡胶单）1 块、一次性臀垫 1 块、冲洗壶 1 个、便盆 1 只、一次性手套 1 副。

2. 配制药液　常用的擦洗液有 0.02% 聚维酮碘溶液、1 ∶ 5000 高锰酸钾溶液、0.1% 苯扎溴铵溶液。

四、操作方法及步骤

1. 核对患者姓名、床号，评估患者会阴情况，解释会阴擦洗 / 冲洗的目的、方法，取得患者配合。

2. 嘱患者排空膀胱，协助其脱去一侧裤腿，取屈膝仰卧位，暴露会阴部，臀下铺一次性中单和臀垫。用屏风或隔帘遮挡患者。

3. 操作者戴手套，打开无菌包放于床边，夹消毒棉球于消毒弯盘内。两手各持一把镊子，一把夹取蘸有药液的消毒棉球，另一把接过棉球进行擦洗，一般擦洗三遍。第一遍：由外向内、自上而下进行擦洗，初步擦净外阴部的血迹和分泌物，顺序为：阴阜→大腿内侧上 1/3 →大阴唇→小阴唇→会阴→臀部→肛门。第二、三遍顺序相同：由内而外、自上而下，顺序为：小阴唇→大阴唇→阴阜→大腿内侧上 1/3 →会阴→臀部→肛门，或以会阴伤口、阴道口为中心，由内向外擦洗，最后擦洗肛周和肛门，以防止伤口、阴道口及尿道口被污染（图 13-1）。

4. 擦洗完毕，用无菌干纱布擦干（顺序：由内向外），撤去一次性中单和臀垫，协助患者穿好衣裤。

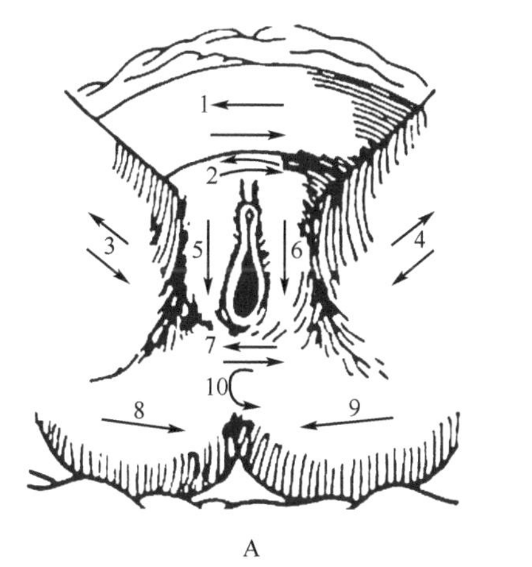

A

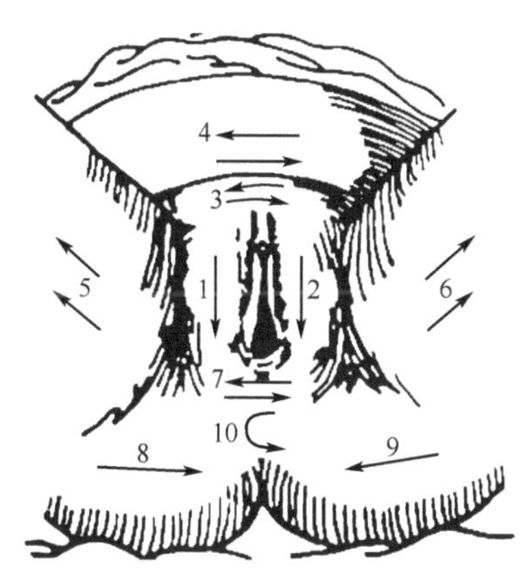

B

图 13-1　会阴擦洗的顺序

A. 第 1 遍；B. 第 2、3 遍

考点：会阴擦洗 / 冲洗的顺序

5. 整理床单位，物品归类处置。告知患者注意事项。

6. 如进行会阴冲洗，需将便盆放于臀垫上，先用无菌干棉球堵住阴道口再冲洗，以防污水流入阴道。冲洗的顺序：上→下，内→外。冲洗结束，取出阴道口棉球，用无菌干纱布擦干，撤去便盆和一次性臀垫，臀下铺无菌治疗巾。

护考链接

有关会阴擦洗不正确的方法是

A. 第一遍自上而下，由外向内
B. 第二遍以切口为中心，由内向外
C. 最后擦洗肛门及肛门周围
D. 一般每日擦洗一次
E. 最后用干棉球或纱布擦干

分析：根据会阴擦洗的操作方法，第一遍由外向内、自上而下进行擦洗，第二、三遍擦洗改为由内而外、自上而下，或以会阴伤口、阴道口为中心，由内向外，最后擦洗肛周和肛门。一般每日擦洗2次。故答案为D。

五、护理要点

1. 擦洗/冲洗时动作轻柔、顺序正确。注意保暖及保护患者隐私。

2. 擦洗/冲洗时严格执行无菌操作，每个棉球限用一次，两把镊子不可接触混用，肛门最后擦洗。

3. 留置导尿管者，注意尿管是否通畅，有无脱落、扭曲和打结等。

4. 擦洗/冲洗时注意观察会阴及伤口周围有无红肿、炎性分泌物及伤口愈合情况。

5. 产后及会阴部手术有伤口者，每天擦洗2次，每次排便后及时擦洗。

6. 每次擦洗/冲洗前后操作者均需洗净双手，再护理下一位患者，最后擦洗/冲洗伤口有感染的患者，以防交叉感染。

第3节　会阴湿热敷

一、概　　述

会阴湿热敷是利用热源和药物直接作用于患区，可改善局部血液循环，增强白细胞的吞噬功能，提高局部抵抗力，促进炎症消退及组织再生和修复。它具有消肿、止痛、促进伤口愈合的作用。

二、适　应　证

1. 会阴水肿及血肿吸收期。
2. 外阴伤口硬结及早期感染的患者。

三、操作前准备

1. 物品准备　会阴擦洗包1个、一次性中单和臀垫各1块、棉垫1块、红外线灯或热源（热水袋或电热宝等）。

2. 药品准备　医用凡士林、煮沸的50%硫酸镁溶液或95%乙醇。

四、操作方法及步骤

1. 核对患者姓名、床号，评估患者会阴情况，向患者介绍会阴湿热敷的目的、方法，

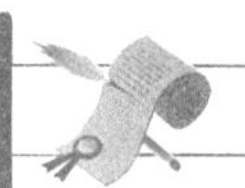

以取得配合。

2. 嘱患者排空膀胱，协助其脱去一侧裤腿，取屈膝仰卧位，暴露外阴。臀下垫一次性中单和臀垫。用屏风或隔帘遮挡患者。

3. 行外阴擦洗，清洁局部。

4. 先在热敷部位涂一薄层凡士林，盖上无菌干纱布，再将浸热敷溶液的热纱布用镊子拧至不滴水敷上，盖上棉垫保温。每隔 3 ～ 5 分钟更换热纱布一次，也可放热水袋在棉垫外或用红外线灯照射（距离为 20cm）。一次热敷 15 ～ 30 分钟，每日 2 ～ 3 次。

5. 热敷完毕，移去敷料，观察热敷部位皮肤情况，用纱布拭净凡士林，撤去一次性中单和臀垫，协助患者穿好衣裤。

6. 整理床单位，物品归类处置。告知患者注意事项。

五、护 理 要 点

考点：会阴湿热敷的操作要求及护理要点

1. 湿热敷面积应是病灶面积的 2 倍。

2. 湿热敷的温度一般为 41 ～ 48℃。注意检查热源袋的完好性，防止烫伤。对休克、虚脱、昏迷及术后感觉不灵敏的患者应加强观察。

3. 在湿热敷过程中，护士应随时评价热敷效果，并为患者提供生活护理。

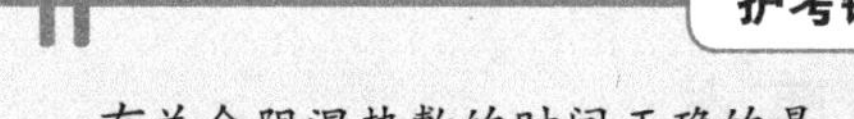

护考链接

有关会阴湿热敷的时间正确的是

A. 3 ～ 5 分钟　　B. 10 ～ 15 分钟　　C. 15 ～ 30 分钟

D. 30 ～ 60 分钟　　E. 1 小时以上

分析：会阴湿热敷一次热敷时间为 15 ～ 30 分钟，每日 2 ～ 3 次，在热敷过程中一般隔 3 ～ 5 分钟更换热纱布一次。故答案为 C。

第 4 节　阴道冲洗 / 灌洗

一、概　　述

阴道冲洗/灌洗可以促进阴道血液循环，减少阴道分泌物，缓解局部组织充血，具有清洁、收敛、消炎、热疗的作用。

二、适　应　证

1. 经腹全子宫切除术或阴道手术的术前常规阴道准备。

2. 妇科或产科手术后阴道伤口愈合不良或合并感染。

三、操作前准备

1. 用物准备　消毒灌洗筒或一次性灌洗袋 1 个、橡皮管 1 根（带调节开关）、灌洗头 1 个、输液架 1 个、治疗盘 1 个、弯盘 1 个、一次性阴道窥器 1 个、卵圆钳 1 把、消毒大棉球及无菌纱布若干、一次性手套、一次性中单和臀垫各 1 块、水温计 1 个、便盆 1 个。

2. 灌洗溶液 常用的有 1 ∶ 5000 高锰酸钾溶液、0.02% 聚维酮碘溶液、生理盐水、4% 硼酸溶液、0.5% 乙酸溶液、1% 乳酸溶液、2% ～ 4% 碳酸氢钠溶液。

四、操作方法及步骤

1. 核对患者姓名、床号，查对医嘱，向患者说明阴道灌洗 / 冲洗的目的、方法，取得合作。

2. 嘱患者排空膀胱，协助其脱去一侧裤腿，取膀胱截石位，暴露外阴，臀下垫一次性中单和臀垫，单上放便盆。用屏风或隔帘遮挡患者。

3. 根据患者病情或遵医嘱配置灌洗液 500 ～ 1000ml，将灌洗筒（袋）挂于距床沿 60 ～ 70cm 高的输液架上。先排出管内空气，调节水温适当后备用。

4. 操作者戴一次性手套，一手持冲洗头，先冲洗外阴部，另一手分开小阴唇，将灌洗头沿阴道纵侧壁插入阴道后穹隆处，边冲洗边绕子宫颈左右上下移动灌洗头；或用阴道窥器暴露子宫颈后再冲洗，边冲洗边转动阴道窥器，待阴道壁和穹隆部完全洗净后轻轻下压阴道窥器，使阴道内残留的液体全部流出。待冲洗液剩余 100ml 左右时，夹紧皮管，取出灌洗头和阴道窥器，再次冲洗外阴部。然后扶病人坐在便盆上，使阴道内存留的液体流出。用干纱布擦干外阴。

5. 撤离便盆、中单和臀垫，协助患者穿好衣裤，取舒适体位。

6. 整理用物及床单位。告知患者注意事项。

五、护理要点

1. 未婚妇女一般不做阴道冲洗 / 灌洗，如有需要可用导尿管冲洗，不能使用阴道窥器；月经期、人工流产术后宫颈口未闭、产后 42 天内、阴道出血或子宫颈活动性出血者禁止灌洗，以防逆行感染。

2. 灌洗过程中动作轻柔，冲洗头插入不宜过深，灌洗头的弯头应向上，避免刺激后穹隆引起不适，或损伤局部组织引起出血。

3. 灌洗液的温度以 41 ～ 43℃为宜，温度过低会使患者不适，温度过高则造成烫伤。

4. 灌洗筒距床沿的距离不超过 70cm，以免压力过大，水流过速，使液体或污物进入子宫腔，或灌洗液与局部作用的时间过短。

5. 妇科手术 2 周后或产后 10 天出现阴道分泌物有臭味、阴道伤口愈合不良、合并感染坏死等可行低位阴道灌洗，灌洗筒离床的高度不超过 30cm，以免污物进入宫腔或损伤阴道残端伤口。

考点：阴道灌洗的护理要点

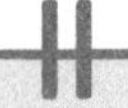

护考链接

下列哪种患者不属于阴道灌洗禁忌范围

A. 月经期　B. 妊娠期　C. 产后第 5 天　D. 阴道出血者

E. 全子宫切除术后半个月阴道流出浑浊、有臭味的黄色液体

分析：月经期、妊娠期、产后子宫颈内口未闭、阴道流血者如实行阴道灌洗会引起上行性感染。妇科手术 2 周后或产后 10 天出现阴道分泌物有臭味、阴道伤口愈合不良、合并感染坏死等可行低位阴道灌洗。故答案为 E。

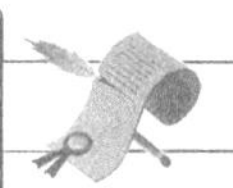

第 5 节　阴道、子宫颈上药

一、概　　述

阴道、子宫颈上药是将治疗性药物直接涂抹或放置于阴道壁或子宫颈黏膜上，以达到局部治疗的作用。此方法操作简单，既可在妇科门诊由护士操作，也可教会患者在家自行上药。

二、适　应　证

1. 各种阴道炎、宫颈炎患者。
2. 术后阴道残端炎症的治疗。

三、操作前准备

1. 物品准备　阴道擦洗用品 1 套、一次性阴道窥器 1 个、消毒干棉球若干、长镊子 1 把、一次性手套 1 副、长棉签 1 包、带尾线的大棉球 2 ～ 3 个。

2. 常用药品　甲硝唑、制霉菌素、20% ～ 50% 硝酸银溶液、1% 甲紫、各种阴道栓剂或喷雾剂等。

四、操作方法及步骤

1. 核对患者姓名、床号，查对医嘱，告知患者阴道、子宫颈上药的目的及方法，取得配合。

2. 嘱患者排空膀胱后，协助其脱去一侧裤腿，取膀胱截石位，暴露会阴。臀下垫一次性中单和臀垫。注意遮挡患者。

3. 上药前一般先行阴道擦洗，放置窥阴器暴露阴道、子宫颈，用干棉球拭去子宫颈黏液和阴道炎性分泌物，以保证药物能直接接触炎性组织。

4. 根据药物的不同剂型，可采用以下方法给药。

(1) 涂擦法：用长棉签蘸药液，均匀涂于子宫颈或阴道病变处。

(2) 喷洒法：用喷雾器直接将药物粉剂喷洒于子宫颈或阴道炎性组织表面。

(3) 阴道后穹隆塞药：将药物直接放于阴道后穹隆处。或指导患者每晚睡前洗净双手，戴指套，示指将药片或栓剂推进阴道，直至示指完全伸入。

(4) 子宫颈棉球上药：阴道窥器充分暴露子宫颈，用镊子夹取带尾线的无菌棉球蘸药液或将药粉直接撒在棉球上，再塞于子宫颈处，轻轻退出窥器，线尾留于阴道外，固定于阴阜侧上方。嘱患者 12 ～ 24 小时后自行取出棉球。

考点：阴道、子宫颈上药的操作方法

护考链接

关于阴道、子宫颈上药的叙述不正确的是

A. 按病情及药物性状选择上药方法　B. 经期或子宫出血者不宜阴道给药

C. 阴道内棉球于 12 ～ 24 小时取出　D. 必要时未婚妇女也可用阴道窥器上药

E. 应用腐蚀性药物时，应注意保护正常组织

分析：未婚妇女应使用长棉签上药，不能使用窥器上药，以免损伤处女膜。故答案为 D。

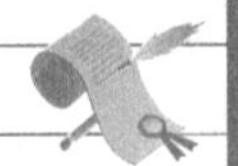

五、护理要点

1. 涂擦腐蚀性药物时，要注意保护阴道壁及正常子宫颈组织。上药前将干纱布垫于阴道后壁及穹隆部，以免药液流下灼伤正常组织。药物涂好后用棉球吸干，取出所垫的纱布。

2. 上非腐蚀性药物时，应转动窥器，确保阴道壁均能涂上药物。

3. 子宫颈如有腺体囊肿，应先刺破，挤出黏液后再上药。

4. 用药期间禁止性生活。

5. 月经期或子宫出血时不宜阴道给药，避免引起上行感染。

6. 未婚妇女上药时，不能使用窥器上药。可用长棉签涂抹，棉签上的棉花必须捻紧，涂药须沿同一方向转动，以防棉花落入阴道难以取出。

7. 栓剂或片剂最好晚上睡前上药，以免起床后药物脱出影响疗效。

考点： 阴道、子宫颈上药的护理要点

案例 13-1 分析

患者会阴部有伤口，应每天行会阴擦洗，防止感染；术后伤口有水肿、疼痛，可予 50% 硫酸镁溶液或 95% 乙醇湿热敷；患者阴道内有白色豆渣样白带，考虑为阴道假丝酵母菌病，于阴道内放置达克宁栓时，应选择阴道后穹隆塞药法。

小结

妇科常用护理技术包括坐浴、会阴擦洗 / 冲洗、会阴湿热敷、阴道冲洗 / 灌洗、阴道及子宫颈上药等。坐浴能清洁创面，促进组织修复，主要用于外阴伤口愈合不良及外阴炎患者，一般热浴温度为 41 ～ 43℃，时间为 20 分钟，坐浴时应将臀部和全外阴浸入液体中。会阴擦洗 / 冲洗可保持会阴部清洁，促进患者舒适及伤口愈合，操作时注意擦洗顺序。阴道冲洗 / 灌洗具有清洁、收敛、消炎、热疗的作用，操作中注意灌洗筒离床高度不超过 70cm；会阴湿热敷具有消肿、止痛、促进伤口愈合的作用，热敷面积为病灶面积的 2 倍，一次热敷时间为 15 ～ 30 分钟，注意防止皮肤烫伤。阴道及子宫颈上药时药物可直接作用于病变组织，疗效明显，但应防止腐蚀性药物灼伤正常组织。根据患者的病情及个体情况选择恰当的护理技术可促进疾病愈合，减轻患者的痛苦。

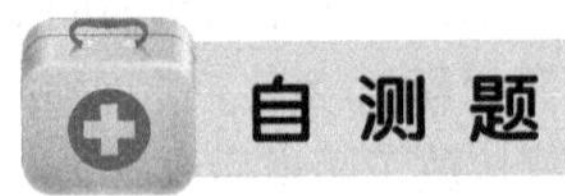

A_1 型题

1. 有关会阴擦洗的顺序哪项正确（　　）
   A. 第 1 遍从上到下，从外至内，最后肛门
   B. 第 2 遍顺序同第 1 遍
   C. 第 1 遍从上到下，从内至外，最后大小阴唇和肛门
   D. 第 3 遍：阴阜→大腿内侧上 1/3 →大阴唇→小阴唇→会阴→臀部→肛门
   E. 第 2 遍：阴阜→大腿内侧上 1/3 →大阴唇→小阴唇→会阴→臀部→肛门

2. 关于会阴湿热敷的温度下列哪项最适宜（　　）
   A. 41 ～ 43℃　　B. 41 ～ 48℃
   C. 60 ～ 70℃　　D. 30 ～ 50℃
   E. 50 ～ 60℃

3. 下列哪种情况不宜作阴道灌洗（　　）
   A. 慢性宫颈炎　　B. 阴道炎
   C. 阴道不规则出血
   D. 经腹全子宫切除术前准备
   E. 阴道手术前

4. 关于坐浴不正确的是（　　）

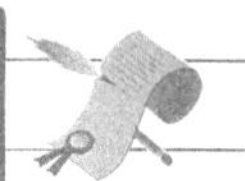

A. 坐浴能促进组织的修复
B. 可用于外阴和阴道手术的术前准备
C. 坐浴液一般需要 2000ml
D. 坐浴时间一般为 20 分钟
E. 月经期继续坐浴以免耽误治疗

5. 阴道及子宫颈上药的方法不包括（　　）
A. 药片纳入法　　B. 药粉喷撒法
C. 喷雾器上药　　D. 药膏涂擦法
E. 人工流产后棉球填塞法

A_2 型题

6. 患者，女，35 岁，已婚。外阴瘙痒伴白带增多 1 周。妇科检查：外阴部皮肤红肿，阴道黏膜充血，内有多量豆渣样白带。医生嘱在家坐浴 + 阴道放药。护士指导患者回家坐浴，错误的说法是（　　）
A. 将臀部及外阴全部浸入坐浴液中
B. 坐浴液温度以 41 ～ 43℃为宜
C. 月经期不宜坐浴
D. 先坐浴，再进行阴道上药
E. 坐浴时间越长越好

A_3 型题

（7 ～ 9 题共用题干）

患者，女，因子宫肌瘤需行经腹全子宫切除术，术前 3 天常规阴道灌洗。

7. 医嘱提示给 1 ： 5000 高锰酸钾行阴道灌洗，阴道灌洗液一次用量是多少（　　）
A. 300 ～ 500ml　　B. 500 ～ 1000ml
C. 1000 ～ 1200ml　　D. 1200 ～ 1500ml
E. 1500 ～ 2000ml

8. 操作时，护士应将灌洗筒挂在距离床沿多高处（　　）
A. 30 ～ 40cm　　B. 40 ～ 50cm
C. 50 ～ 60cm　　D. 60 ～ 70cm
E.70 ～ 80cm

9. 手术经过顺利，术后半个月出现阴道脓性分泌物，量多，有臭味，需行阴道灌洗，此时灌洗筒距床沿的高度不超过（　　）
A. 30cm　　B. 40cm
C. 50cm　　D. 60cm
E. 70cm

（10 ～ 11 题共用题干）

患者，女，26 岁，产后 48 小时，会阴部肿胀、疼痛，嘱咐加强会阴部护理。

10. 护士应首选采取的护理措施是（　　）
A. 会阴冷敷　　B. 会阴热敷
C. 阴道灌洗　　D. 全身使用抗生素
E. 应用止痛药

11. 会阴部护理的要点不包括（　　）
A. 湿热敷的温度
B. 每天常规阴道冲洗
C. 感觉迟钝者应警惕烫伤
D. 局部有无发红
E. 注意观察全身反应

（张艳君）

14 第14章 妇女保健

妇女保健的宗旨是维护和促进妇女身心健康，为实现“人人享有卫生保健”的目标，护理人员的职能范围必须扩大，承担起社区、工矿、农村的妇女保健工作。那么妇女保健工作的内容有哪些？妇女一生各生理时期的保健要点有哪些？带着这些问题，我们来学习本章内容。

第1节 概　　述

一、妇女保健工作的意义

妇女保健以维护和促进妇女健康为目的，以“预防为主、保健为中心、临床为基础，保健与临床相结合，以生殖健康为核心，面向基础，面向群体”为工作方针，开展以群体为服务对象、生殖健康为核心的妇女保健，是我国卫生保健事业的重要组成部分。做好妇女保健工作，保护妇女身心健康，直接关系到子代的健康、家庭的幸福、民族素质的提高，是国富民强的基础工程。

二、妇女保健工作的目的

妇女保健工作的目的在于通过积极的预防、普查、监护和保健措施，定期进行妇女常见病、多发病的普查普治，做好妇女各期保健以降低妇女患病率，消灭和控制某些疾病及遗传病的发生，控制性传播疾病的传播，降低孕产妇和围生儿死亡率，从而促进妇女身心健康，提高妇女健康水平。

三、妇女保健与生殖健康

WHO 所指的生殖健康是在生命所有阶段内的生殖功能和生殖过程中，身体、心理和社会适应的完好状态，而不仅仅是没有疾病和功能失调。生殖健康的内涵主要强调人们能够进行负责、满意和安全的性生活，而不担心传染疾病和意外妊娠；人们能够生育，并有权决定是否、何时生育和生育间隔；妇女能够安全地通过妊娠和分娩，妊娠结局是成功的，婴儿存活并健康成长；夫妇能够知情选择和获得安全、有效和可接受的节育方法。可见，生殖健康是以人为中心，以服务对象的需求为评价标准，保健工作不是单纯依赖生物医学等技术手段，而是把保护妇女健康提高到人权水平，强调通过加大妇女权利、提高妇女地位，以达到保护人类生殖健康、降低人口死亡率的目标；强调社会参与和政府责任，涉及学科广泛。由于妇女生殖系统解剖生理特点、承担着生殖过程最重的负担，且受社会、文化、习俗等因素的影响，在生殖健康方面承担的风险和责任比男性更大，因此妇女的生殖健康

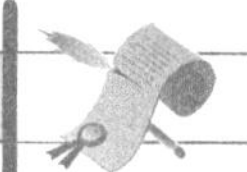

应给予更多的关注，妇女保健工作的开展有利于推进生殖健康的发展。

四、妇女保健工作的方法

妇女保健工作是一个社会系统工作，应充分发挥各级妇幼保健机构及三级妇幼保健网的作用。常用的工作方法包括调查研究，掌握情况，制订工作计划和防治措施，做到群众保健与临床保健结合、防治结合；有计划地组织培训和继续教育专业队伍，不断提高其业务技能和水平；大力开展妇女保健宣传和健康教育，提高群众的自我保健意识；抓好典型，总结经验，全面推广，注意资料的积累，定期作好统计分析，搞好信息管理；建立健全有关的规章制度，加强检查督促，以提高妇女保健工作质量。

五、妇女保健工作的组织机构

1. 行政机构 ①国家卫生和计划生育委员会内设妇幼保健与社区卫生司，下设妇女保健处、儿童保健处、社区卫生处、健康促进与教育处等领导全国妇幼保健工作。②各省（直辖市、自治区）卫生厅设妇幼保健与社区卫生处，领导本辖区内的妇幼卫生工作。③各市（地）级卫生局设妇幼卫生科或防保科。④县（市）级卫生局设防保股或业务股或医政科。

2. 专业机构 妇幼卫生专业机构包括各级妇幼保健机构，各级妇产科医院、综合性医院妇产科、计划生育科、儿科、预防保健科，中医医疗机构中的妇科、儿科。不论其所有制关系（全民、集体、个体）均属妇幼卫生专业机构。各级妇幼保健机构均在同级卫生行政部门领导下，认真贯彻落实各项妇幼保健工作。目前国家级妇幼保健机构设国家妇幼保健中心，与各省、市、县妇幼保健机构构成我国妇幼保健服务体系；省级设省妇幼保健院；市（地）级设市（地）级妇幼保健院；县级设县级妇幼保健院（所）。

第2节 妇女保健工作的内容

妇女保健工作的内容包括妇女各期保健、妇女常见病及恶性肿瘤的普查、普治、计划生育指导、妇女劳动保护及女性心理保健等。

一、妇女各期保健

妇女保健涵盖了妇女一生的身心保健，包括青春期保健、婚前保健、生育期保健、围生期保健、绝经过渡期保健、老年期保健。

（一）青春期保健

针对青春期的生理、心理及社会特点，该期保健应重视健康和行为方面的问题，以加强一级预防为重点。一级预防主要包括：①自我保健：加强健康教育，了解自身特点，学会保护自己，培养良好的个人生活习惯，合理安排生活学习，远离烟酒和毒品。②合理营养：保证足够热量的基础上，注意各种营养成分的合理搭配，养成良好的饮食习惯，定时定量，三餐有度，防止偏食挑食，防止暴饮暴食和盲目节食。③卫生指导：保持外阴清洁干燥，注意经期卫生，预防感染；正确保护皮肤，防止痤疮。④乳房保健：青春期少女应适时佩戴胸罩，一般从乳房顶端经过乳头至底部的距离大于16cm应佩戴合适的胸罩。⑤体育锻炼：对青春期发育成长十分重要，注意运动负荷量，经期避免剧烈活动。⑥心理卫生：家校配合针对青春期心理问题进行教育引导，提供可以倾诉、咨询的场所，如建立咨询热线、学校成立心理门诊、开设青少年保健门诊等。⑦性教育：通过性教育使青春期少女了解基本性生理和性心理卫生知识，加强性道德教育，正确对待和处理性发育过程中的各种问题，减少非意愿妊娠，预防性传播疾病。二级预防包括早期发现疾病和行为偏差以及减少危险因素，通过学校保健、就业等普及对青少年的体格检查，及早筛查出健康和行为问题。三级预防包括对女青年常见疾病的治疗与康复。

考点：青春期的保健要点

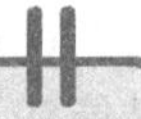

护考链接

1. 患者，女，13岁。月经初潮，自觉胸部胀痛，情绪焦虑，对其健康教育内容首选的是

A. 正确的生理卫生指导　B. 正确的人生观教育　C. 适当增加户外活动
D. 经常开展性教育　E. 经常坐浴，保持清洁

分析：月经初潮首选的健康教育是正确的生理卫生指导，故选A。

2. 月经初潮后女性的一级预防保健重点是

A. 避孕指导　B. 经期卫生指导　C. 婚前检查指导
D. 孕前优生指导　E. 月经病治疗指导

分析：一级预防保健重点是经期卫生指导，故选B。

（二）婚前保健

婚前保健是为即将婚配的男女双方在登记结婚前所作的保健服务。目的是保证健康的婚配，减少遗传病蔓延，为优生优育奠定良好基础。婚前保健主要包括婚前医学检查、婚前卫生指导及婚前卫生咨询。婚前医学检查是通过医学检查手段发现有影响结婚和生育的疾病，给予及时治疗，并提出有利于健康和出生子代素质的医学意见。通过检查，对于医学上认为“不宜结婚”、“暂缓结婚”、“不宜生育”或“建议采取医学措施，尊重受检双方意见”的服务对象，应耐心讲明科学道理，提出医学预防、治疗及采取措施的意见，进行重点咨询指导。婚前卫生指导能促进服务对象掌握性保健、生育保健和新婚避孕知识，为个人达到生殖健康奠定良好基础。婚前卫生咨询能帮助服务对象改变不利于健康的行为，对促进健康、保障健康生育起到积极的保护作用。

链接

哪些情况不宜结婚、暂缓结婚、不宜生育？

不宜结婚：①直系血亲或三代以内旁系血亲；②男女双方患有严重精神病或重度智力低下者；③生殖器官严重畸形无法矫正，无法有性生活者。暂缓结婚：①患有指定传染病（如淋病、梅毒、艾滋病）和医学上认为可影响结婚生育的其他传染病（如病毒性肝炎、肺结核等），在传染期应暂缓结婚；②严重精神病发作期间或治疗后病情尚未稳定2年以上者；③患有严重的心、肺、肝、肾疾病伴功能障碍者；④生殖器官发育障碍或畸形影响婚后性生活者。不宜生育：严重遗传性疾病患者。

（三）生育期保健

生育期保健主要是维护生殖功能的正常，保证母婴安全，降低孕产妇和围生儿死亡率，以加强一级预防为重点。生育期保健的一级预防主要是普及孕产期保健和计划生育技术指导；二级预防为使妇女在生育期因孕育或节育导致的各种疾病，能做到早发现、早防治，

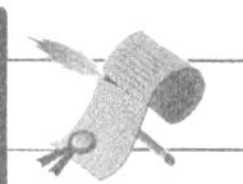

提高防治质量；三级预防是提高对高危孕产妇的处理水平，降低孕产妇和围生儿的死亡率。

（四）围生期保健

围生期保健是指在妊娠前、妊娠期、分娩期、产褥期、哺乳期，持续为孕产妇、胎儿及新生儿的健康和安全所采取的一系列保健措施。它以保护母婴安全，提高出生人口素质，降低孕产妇和围生儿死亡率及伤残率为目标。因围生期保健在《母婴保健》中作了重点讲述，本节不再叙述。

（五）绝经过渡期保健

绝经过渡期保健的主要目的是提高绝经过渡期妇女的自我保健意识和生活质量。保健内容有：①建立健康的生活方式，合理安排生活，加强营养，重视蛋白质、维生素及微量元素的摄入，适度运动，重视心理保健，学会调整情绪，保持心情愉悦。②保持外阴部清洁，预防生殖系统感染；积极防治绝经过渡期月经失调，重视绝经后阴道流血的诊治，做到定期体检。③指导妇女进行肛提肌锻炼（每日用力收缩肛门括约肌2次，每次15分钟），加强盆底组织的支持力，预防子宫脱垂和张力性尿失禁发生。④指导科学、规范地应用激素替代疗法或补充钙剂，防治绝经综合征、骨质疏松、心血管疾病等的发生。⑤应避孕至月经停止1年以上，宫内节育器绝经1年后取出。

考点：绝经过渡期的保健指导

护考链接

关于绝经过渡期保健的错误做法是

A. 适当增加运动　　B. 合理膳食

C. 使其保持愉快的心情　　D. 常规补充雌激素

E. 预防骨质疏松和心血管疾病

分析：使用激素替代疗法一定要注意其适应证和禁忌证。故选D。

（六）老年期保健

国际老年学会规定60~65岁为老年前期，65岁以后为老年期。老年期是人一生中生理改变明显的时期，会带来心理及生活上的巨大变化，易患各种身心疾病，如萎缩性阴道炎、子宫脱垂、妇科恶性肿瘤、骨质疏松、脂代谢紊乱等。要加强对老年期妇女的保健，定期体格检查，加强身体锻炼，合理使用激素类药物，积极防治该期常见病和多发病，指导其适度参加社会活动和从事力所能及的工作，保持生活规律，注意劳逸结合，提高生命质量，促进健康长寿。

二、妇女常见病和恶性肿瘤的普查普治

建立和健全妇女防癌保健网，定期进行妇女疾病及恶性肿瘤的普查普治工作，35岁以上妇女每1~2年普查一次，对恶性肿瘤做到早发现、早诊断、早治疗，降低发病率，提高治愈率。普查内容包括详细询问病史、妇科检查、阴道分泌物检查、子宫颈细胞学检查、超声检查、常规乳房检查；普查发现异常时进一步行阴道镜检查、子宫颈活组织检查、分段诊刮术、CT、MRI等特殊检查；以健康教育的方式宣传妇女保健知识、妇女疾病普查的目的和意义，教会妇女自我检查乳腺的方法。普查中重点普查感染类、肿瘤、月经病、损伤、性病、乳腺疾病、不孕症等疾病。

三、计划生育技术指导

开展计划生育技术咨询，普及节育科学知识，大力推广以避孕为主的综合节育措施，对育龄夫妇推荐、指导和实施安全有效的节育方法，以降低非意愿妊娠率、人工流产率及中期妊娠引产率。保证和提高节育手术质量，杜绝事故和差错，减少和防止手术并发症的发生，确保手术者安全与健康，并加强节育手术并发症患者的管理。

四、妇女劳动保护

职业有害因素对女性的生殖功能及其子代会产生某些不良影响，因此要采用法律手段，贯彻预防为主的方针，以确保女职工在劳动工作中的安全与健康。我国已颁布的如《女职工劳动保护规定》、《女职工禁忌劳动范围规定》等多部法律法规，标志着我国职业妇女劳动保护已进入法治阶段，各级卫生部门和工会、妇联组织有权对执行情况进行监督。妇女各期的劳动保护和保健规定如下：

1. 月经期 规定“女职工在月经期不得从事装卸、搬运等重体力劳动及高空、低温、冷水、野外作业”，即调干不调湿，调轻不调重。

2. 妊娠期 有“妇女怀孕后在劳动时间进行产前检查，可按劳动工时计算”；“孕期不得加班、加点，满 7 个月后不得安排其从事夜班劳动”；“不得在女职工怀孕期、产期、哺乳期降低基本工资，或者解除劳动合同”；“对有过两次以上自然流产史，现又无子女的女职工，应暂时调出有可能直接或间接导致流产的作业岗位”等规定。

3. 产期 有“女职工产假为 98 日，其中产前休息 15 日，难产者增加产假 15 日，生育多胞胎者每多生育一个婴儿增加产假 15 日”；“女职工怀孕未满 4 个月流产者，享受 15 天产假，满 4 个月流产者，享受 42 天产假”等规定。

4. 哺乳期 哺乳时间为 1 年，每班工作应给予其两次授乳时间，每次纯授乳时间，单胎为 30 分钟，多胞胎生育者，每多哺乳 1 个婴儿，每次哺乳时间增加 30 分钟；“未满 1 周岁婴儿的女职工，不得安排上夜班及加班、加点”等规定。

5. 绝经过渡期 有绝经过渡期女职工经医疗保健机构诊断为绝经综合征者，经治疗效果不佳，已不适应现任工作时，应暂时安排其他适宜工作的规定。

6. 其他 有“各单位对妇女应定期进行以防癌为主的妇女病普查、普治”；“女职工的劳动负荷，单人负重一般每次不得超过 25kg，连续负重（每小时负重 6 次）不得超过 20kg/ 每次，两人抬运总重量不得超过 50kg”等规定。

五、女性心理保健

不良的心理因素与某些妇女疾病的发生密切相关，尤其对女性能否顺利度过几个特殊生理时期有重要的影响，因此加强特殊时期的心理保健，对促进妇女身心健康尤为重要。

1. 月经期心理卫生 情绪能够影响月经，情绪障碍可致月经周期紊乱、经量增多、经期延长和闭经。月经周期中激素水平的变化可能与经期前后情绪变化有关，生活方式改变、环境变迁和工作环境高度紧张等也可导致情绪障碍。青春期月经初潮、身心发生的巨大变化会造成少女困惑、焦虑和烦躁，需要对其进行适当的性教育；经期前后常出现情绪低落、烦躁不安、嗜睡、少动等心理行为症状，可通过适当运动得以缓解。

2. 妊娠期、分娩期、产褥期心理保健 参照《母婴保健》内容。

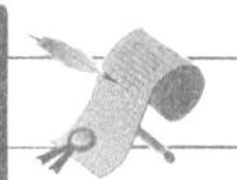

3. 绝经过渡期及老年期心理卫生 绝经过渡期及老年期妇女体内雌激素水平显著降低，引起神经体液调节紊乱，导致绝经前后的心理障碍，主要表现为情绪不稳定、易激惹、焦虑、抑郁、个性行为改变、失眠及性功能障碍等。随着身体逐步适应，内分泌环境重新建立平衡，这些心理反应会逐渐消失。要注意加强心理咨询、健康教育和科学指导激素替代治疗，并鼓励从事力所能及的工作，增加社会文体活动。

4. 与妇科手术有关的心理问题

(1) 行子宫、卵巢切除手术的心理问题：由于受术者对卵巢、子宫的功能认识不足，容易产生许多顾虑，担心会失去女性特征，影响女性体型，影响性生活，影响夫妻感情，因而表现出情绪低落，顾虑重重。因此对患者要重视术前心理咨询，说明手术的必要性和方法，告知术后不会影响性生活，不会改变妇女形象，可定期补充适当的性激素类药物，还需做好患者家属的工作，多方面减少患者的压力和精神负担。

(2) 行输卵管结扎术的心理问题：行绝育术的女性，绝大多数为健康个体，本无通过手术解除病痛的需要，因而容易出现怕疼痛、怕出现手术后遗症、怕失去女性特征等心理。因此，术前应仔细检查受术者有无神经衰弱、癔症等心理疾病，并讲明绝育手术仅是结扎输卵管，使卵子与精子无法相遇，达到永久性避孕的目的，并不影响卵巢功能，缓解其不良情绪反应。

5. 辅助生殖技术相关的心理卫生 辅助生殖技术涉及伦理、法律法规问题，人工授精前要求夫妇双方签署知情同意书；体外授精可能导致多胎妊娠、卵巢过度刺激综合征等并发症，且成功率仍然较低，而妇女传统上还承受着传宗接代的心理压力，因此要注重其身心健康。

第3节 妇女保健统计指标

妇女保健统计指标能客观反映妇女保健工作的水平，评价其质量和效果，为制订妇女保健工作计划、指导妇女保健工作的开展和科研提供科学依据。

一、妇女病普查普治的常用统计指标

1. 妇女病普查率 = 期内（次）实查人数 / 期内（次）应查人数 ×100%
2. 妇女病患病率 = 期内患病人数 / 期内受检查人数 ×10 万 /10 万
3. 妇女病治愈率 = 治愈例数 / 患妇女病总例数 ×100%

二、孕产期保健常用指标

1. 孕产期保健工作统计指标

(1) 产前检查覆盖率 = 期内接受一次及以上产前检查的孕妇数 / 期内孕妇总数 ×100%

(2) 产前检查率 = 期内产前检查总人次数 / 期内孕妇总数 ×100%

(3) 产后访视率 = 期内产后访视产妇数 / 期内分娩的产妇总数 ×100%

(4) 住院分娩数 = 期内住院分娩产妇数 / 期内分娩产妇总数 ×100%

2. 孕产期保健质量指标

(1) 高危孕妇发生率 = 期内高危孕妇数 / 期内孕（产）妇总数 ×100%

(2) 妊娠期高血压疾病发生率 = 期内患病人数 / 期内孕妇总数 ×100%

(3) 产后出血率 = 期内产后出血人数 / 期内产妇总数 ×100%

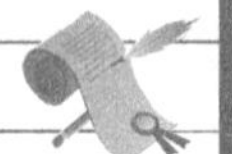

(4) 产褥感染率＝期内产褥感染人数/期内产妇总数×100%

(5) 会阴破裂率＝期内会阴破裂人数/期内产妇总数×100%

3. 孕产期保健效果指标

(1) 围生儿死亡率＝(孕28足周以上死胎、死产数＋生后7日内新生儿死亡数)/(孕28足周以上死胎、死产数＋活产数)×1000‰

(2) 孕产妇死亡率＝年内孕产妇死亡数/年内孕产妇总数×10万/10万

(3) 新生儿死亡率＝期内生后28日内新生儿死亡数/期内活产数×1000‰

(4) 早期新生儿死亡率＝期内生后7日内新生儿死亡数/期内活产数×1000‰

三、计划生育统计指标

1. 人口出生率＝某年出生人数/该年平均人口数×1000‰
2. 人口死亡率＝某年死亡人数/该年平均人口数×1000‰
3. 人口自然增长率＝年内人口自然增长数/同年平均人口数×1000‰
4. 计划生育率＝符合计划生育的活胎数/同年活产总数×100%
5. 节育率＝落实节育措施的已婚育龄夫妇任一方人数/已婚育龄妇女数×100%
6. 绝育率＝男和女绝育数/已婚育龄妇女数×100%

小结

妇女保健工作以群体为服务对象，以生殖健康为核心，促进妇女身心健康；是一个社会系统工作，由各级行政和专业机构负责实施。妇女保健的工作任务包括针对妇女一生各时期的身心特点采取不同的保健措施；定期进行妇女常见病和恶性肿瘤的普查普治，做到早发现、早诊断、早治疗；做好计划生育技术指导，避免非意愿妊娠发生；做好劳动保护，确保女工劳动工作中的安全与健康；同时注重妇女的心理卫生，做好其心理保健。妇女保健统计指标包括妇女病普查普治、孕产期保健及计划生育三大类；做好妇女保健统计可以客观地反映妇女保健工作的水平，评价妇女保健工作的质量和效果。

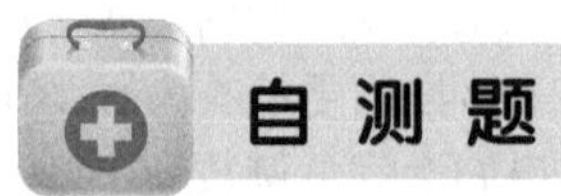

A_1 型题

1. 下列哪项是青春期保健的三级预防(　　)
   A. 合理营养
   B. 适当的体格锻炼和劳动
   C. 进行心理卫生和性知识的教育
   D. 早期发现疾病和行为偏差
   E. 对女青年疾病的治疗和康复
2. 关于妊娠前保健以下哪项是错误的(　　)
   A. 选择最佳受孕时机
   B. 治疗对妊娠有影响的疾病
   C. 戒除烟酒嗜好
   D. 避免接触毒物及放射线
   E. 孕前保健不属于围生期保健的内容
3. 哺乳期保健的中心任务是(　　)
   A. 保护、促进和支持母乳喂养
   B. 防止晚期产后出血
   C. 保证婴儿健康
   D. 促进产妇身体恢复
   E. 保证产妇营养和充足的睡眠
4. 下列哪项不是分娩期保健的"五防"(　　)

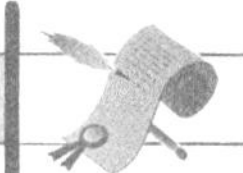

A. 防早产　　B. 防滞产
C. 防产伤　　D. 防感染
E. 防出血

A_2 型题

5. 患者，女，12 岁。月经初潮，出现腰酸、腹痛、无力，感到焦虑、恐惧、烦躁不安，护士针对其进行保健指导，以下不正确的是（　　）
A. 告知其月经是女性的正常生理现象
B. 嘱其月经期不能剧烈运动
C. 嘱其月经期以卧床休息为主
D. 讲解青春期生理卫生知识
E. 月经期注意加强营养

A_3/A_4 型题

（6 ～ 7 题共用题干）

患者，女，48 岁。月经不规律，近日感潮热出汗，每天 1 ～ 3 次，有时失眠和容易情绪激动，无关节疼痛，血压和大小便正常。

6. 针对该患者表现，应首先考虑的诊断是（　　）
A. 月经不调　　B. 结核
C. 神经症　　D. 绝经综合征
E. 精神心理因素

7. 针对以上情况，首选处理原则是（　　）
A. 给予激素替代预防心血管疾病
B. 给予激素替代预防骨质疏松
C. 给予激素替代治疗现有症状
D. 服用镇静安眠类药
E. 采取预防保健措施，定期体检、参加文体活动等

（马星丽）

实训指导

实训1　妇科检查的护理配合

妇科检查是妇科体格检查的重要组成部分，是进行护理诊断和制订护理措施的重要依据。

【案例设计】

患者，女，35岁，已婚，G_1P_1。1周前患“肺炎”，住院治疗10天痊愈出院。自诉3天前出现白带增多，呈豆腐渣样，伴外阴瘙痒及烧灼样痛，未用药。月经婚育史无异常。

讨论：

(1) 请对该患者进行护理评估、明确护理诊断。

(2) 请为患者选择合适的妇科检查方法，说明所能了解的内容。

(3) 给未婚女性作妇科检查时，应注意些什么？

【实训目的】

1. 掌握妇科检查前的准备工作（环境、用物、被检查者的准备）和注意事项。
2. 熟悉妇科检查的方法及操作步骤。
3. 能配合医生顺利完成妇科检查，正确书写妇科护理病历。
4. 能与患者进行良好沟通，关心体贴患者，保护患者隐私。

【实训方法】

1. 多媒体演示　学生观看妇科检查教学视频和操作要求课件。
2. 模拟示教　老师在妇科检查模型上规范示教。
3. 分组练习　学生每4～6人一组，分成若干小组，利用模型进行操作练习，教师巡回指导。要求边操作边叙述，以便学生间相互补充或教师随时抽查。
4. 抽查评价　每组随机抽1人操作，由学生点评、师生共同讨论、教师总结。

【实训准备】

1. 环境准备　调节室温至22～24℃，关门窗，设屏风或隔帘遮挡。
2. 用物准备　见第2章第2节。按使用顺序摆好用物，检查床铺一次性臀垫。
3. 操作者准备　①着装：助产士着装整洁、规范，态度和蔼可亲，剪指甲、洗手、戴口罩；②沟通评估：核对患者信息，评估患者身体状况，解释操作目的和方法，取得配合。
4. 患者准备　排空膀胱，脱去裤腿，取膀胱截石位。

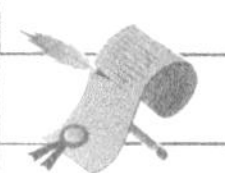

【操作流程及护理配合】

1. 操作流程

助产士着装规范、沟通评估、调室温

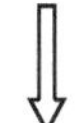

备齐用物，携至检查床旁

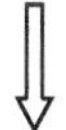

嘱患者排空膀胱，取膀胱截石位

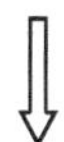

根据病情选择合适的妇科检查方法

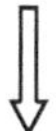

协助患者穿好衣裤，扶患者下床，告知检查结果及注意事项

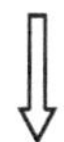

整理检查床，更换污染垫单，物品分类归置

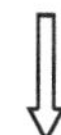

洗手、记录检查结果

2. 检查方法及内容　详见第 2 章第 2 节。

【实训评价】

评价方式为组内自评、组间互评、教师总结评价。评价内容如下：

1. 学生在病案讨论过程中态度是否认真，是否全员参与，小组合作是否融洽，讨论结果是否有价值。

2. 学生是否明确实训目的，是否学会了分析问题、解决问题的临床思维方法。

3. 实训用物是否准备齐全，患者是否配合操作，操作者是否完成准备工作。

4. 操作过程中是否遵循无菌性原则，是否规范、熟练、体现人文关怀。

5. 操作结束是否将注意事项告知患者，用物处置是否正确。

【注意事项】

1. 态度严肃认真，保护患者隐私，操作轻柔。协助年老、体弱患者上、下床。

2. 遵守无菌操作原则，防止医源性交叉感染。

3. 阴道窥器检查需作宫颈刮片或取分泌物涂片检查时，不使用润滑剂，改用生理盐水。

4. 助产士着装符合操作要求，遵守实训室和医院规章制度。

5. 妇科检查的操作注意事项参见第 2 章。

【实训作业】

1. 写出妇科检查护理配合的操作流程。

2. 说明妇科检查的注意事项。

（张庆桂）

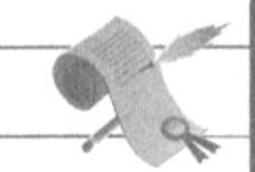

实训 2　妇科常用特殊检查及护理配合

妇科常用特殊检查包括实验室检查、脱落细胞检查、影像学检查、组织病理检查等，是妇科疾病诊断和制订护理计划的重要依据。

【案例设计】

患者，女，40 岁，已婚，G_4P_1。因月经增多 1 年余，性生活后阴道出血 6 个月就诊。曾有 3 次人工流产史。既往健康，无全身急、慢性疾病史。

体格检查：全身体格检查无异常。妇科检查：外阴阴道（-），分泌物不多；宫颈肥大，可见纳氏囊肿。子宫如孕 2^+ 个月大小，活动可，无压痛；双附件无异常。

辅助检查：B 超提示子宫增大约 93mm×76mm×81mm，肌壁间有多个大小不等的低回声包块，最大为 43mm×33mm，子宫内膜 19mm。血常规：Hb 79g/L，RBC 2.55×10^{12}/L，WBC 8.4×10^{9}/L，PLT 260×10^{9}/L。

讨论：

(1) 请对患者作出初步诊断。

(2) 责任护士应配合医生完成哪些辅助检查方法?

(3) 请列出操作过程及注意事项。

【实训目的】

1. 熟练掌握各种妇科特殊检查的护理配合。
2. 掌握阴道分泌物检查、生殖道脱落细胞检查、基础体温测定的操作方法。
3. 熟悉宫颈活检、诊刮术、阴道后穹隆穿刺和输卵管通畅检查的操作程序。
4. 了解各种妇科内镜检查与治疗的操作方法及步骤。
5. 能与患者有效沟通，渗透人文关怀。

【实训方法】

1. 多媒体演示　学生观看相关教学视频和多媒体课件。
2. 模拟示教　老师在操作模型上规范示教。
3. 操作练习　学生每 4 ～ 6 人一组，分成若干小组，利用模型进行操作练习，教师巡回指导。要求按操作步骤边操作边叙述。
4. 抽查评价　每组随机抽 1 人操作，师生共同讨论总结。

【实训准备】

1. 环境准备　调节室温至 22 ～ 24℃，关门窗，设屏风或隔帘遮挡。
2. 物品准备　用物详见第 3 章。按使用顺序摆好用物，检查床铺一次性臀垫。
3. 学生准备　①着装：助产士着装整洁、规范，态度和蔼可亲，剪指甲、洗手、戴口罩；②沟通评估：核对患者信息，评估患者身体状况，解释操作目的和方法，取得配合。
4. 患者准备　排空膀胱，脱去裤腿，取膀胱截石位。

【操作流程】

一、阴道分泌物悬滴检查操作流程

助产士着装规范、沟通评估、调室温

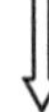

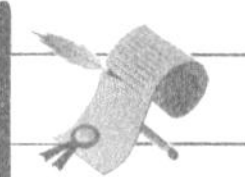

患者排空膀胱，取膀胱截石位

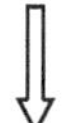

载玻片上加一滴加温的生理盐水或 10% 氢氧化钾溶液

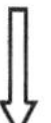

阴道窥器暴露子宫颈，无菌长棉签自阴道后穹隆处取分泌物少许

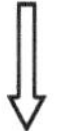

将分泌物与载玻片上的溶液混匀

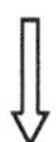

洗手、填写检查单、送检

二、生殖道脱落细胞学检查的操作程序

1. 宫颈刮片

助产士着装规范、沟通评估、调室温

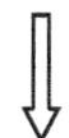

患者排空膀胱，取膀胱截石位

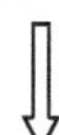

暴露子宫颈，拭净黏液，以子宫颈外口为圆心用宫颈刮板在鳞 - 柱交界处轻刮一周

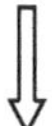

将刮板在玻片上均匀、单方向推移，放入 95% 乙醇中固定

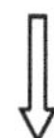

洗手、填写检查单、送检

2. 宫颈管涂片

助产士着装规范、沟通评估、调室温

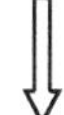

患者排空膀胱，取膀胱截石位

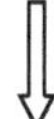

暴露子宫颈，拭净黏液，将细胞刷置于宫颈管内旋转 360°

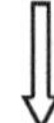

在玻片上旋转细胞刷后固定或把刷头放入细胞保存液中漂洗

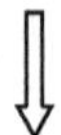

洗手、填写检查单、送检

3. 宫腔吸片

助产士着装规范、沟通评估、调室温

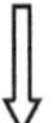

患者排空膀胱，取膀胱截石位

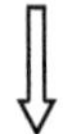

暴露子宫颈，消毒外阴、阴道和子宫颈

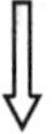

探测宫腔深度，将小吸管送达宫底部，上下左右移动吸取分泌物涂片、固定

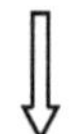

洗手、填写检查单、送检

三、子宫颈活组织检查

助产士着装规范、沟通评估、调室温

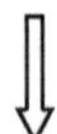

患者排空膀胱，取膀胱截石位

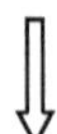

消毒外阴，铺孔巾，暴露子宫颈，拭净分泌物，消毒阴道和子宫颈

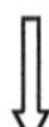

用活检钳在宫颈鳞 - 柱交界区的 3 点、6 点、9 点、12 点处或可疑病变区
或碘试验不着色区钳取组织，分别装瓶固定

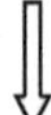

以带线尾纱球压迫止血，嘱患者 24 小时自行取出

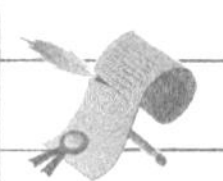

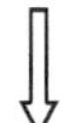

洗手、填写检查单、送检

四、诊断性刮宫

助产士着装规范、沟通评估、调室温

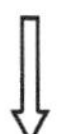

患者排空膀胱，取膀胱截石位

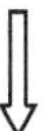

消毒外阴、阴道，铺孔巾，双合诊了解子宫位置、大小

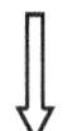

暴露子宫颈，消毒阴道、子宫颈、宫颈管

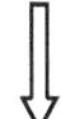

探查宫腔深度和方向，逐号扩张宫颈管

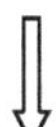

小刮匙由宫底到宫颈内口刮宫腔（分段诊刮时：宫颈管→宫腔），分瓶装固定

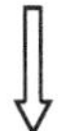

洗手、填写检查单、送检

五、阴道后穹隆穿刺

助产士着装规范、沟通评估、调室温

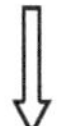

患者排空膀胱，取膀胱截石位

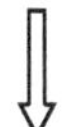

消毒外阴、阴道，铺孔巾，双合诊了解子宫位置、大小

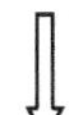

暴露子宫颈，消毒阴道和子宫颈

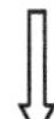

钳夹子宫颈后唇，消毒后穹隆

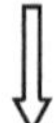

注射器接穿刺针头于后穹隆中央或最膨隆处，平行宫颈管方向刺入 2 ～ 3cm

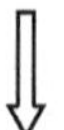

洗手、填写检查单、送检

六、输卵管通畅检查

助产士着装规范、沟通评估、调室温

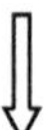

患者排空膀胱，取膀胱截石位

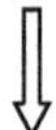

消毒外阴、阴道，铺孔巾，双合诊了解子宫位置、大小

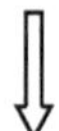

暴露子宫颈，消毒阴道、子宫颈、宫颈管

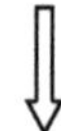

沿宫腔方向放置子宫颈导管

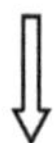

连接注射器和压力表，向宫腔注入 20ml 生理盐水抗生素溶液或 10ml 碘化油

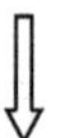

洗手、填写记录单

【实训评价】

评价方式为组内自评、组间互评、教师总结评价。评价内容如下：

1. 学生在病案讨论过程中态度是否认真，是否全员参与，小组合作是否融洽，讨论结果是否有价值。

2. 学生是否掌握了妇科特殊检查的护理要点。

3. 患者是否配合操作，操作者是否完成准备工作。

4. 操作过程中是否遵循无菌性原则，是否规范、熟练、体现人文关怀。

【注意事项】

1. 态度严肃认真，保护患者隐私，操作轻柔。协助年老、体弱患者上下床。

2. 遵守无菌操作原则，防止医源性交叉感染。

3. 遵守实训室和医院规章制度。

4. 其他各项检查注意事项见第 3 章。

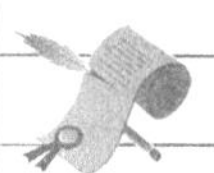

【实训作业】

患者，女，28 岁。停经 50 天，1 天前出现少量阴道流血，1 小时前突感下腹剧痛，伴肛门坠胀感，晕厥 1 次。

体格检查：T 35℃，P 120 次 / 分，R 24 次 / 分，BP 70/50mmHg，神志淡漠，苍白面容，下腹部压痛（+），反跳痛（+）。妇科检查：外阴已婚型，阴道畅、有少量血液，阴道后穹隆饱满、触痛（+），宫颈举痛（+），子宫略大。

讨论：

(1) 该患者的初步诊断是什么？

(2) 最快捷、最有价值的检查方法是什么？

(3) 请列出该检查方法的操作步骤及护理配合。

(4) 分析检查结果的临床意义。

（刘林枫）

实训 3　女性生殖系统炎症患者的护理

【案例设计】

患者，女，38 岁，已婚，G_3P_1。自诉外阴奇痒、烧灼样痛 3 天，伴尿频、尿痛。自行购买洁尔阴洗剂洗外阴部，效果不明显。诉患病后心情烦躁，坐卧不宁，睡眠差。患者有糖尿病病史 2 年。

体格检查：T 36.5℃，P 72 次 / 分，R 19 次 / 分，BP 110/70mmHg，神志清楚，表情痛苦，心肺听诊无异常。妇科检查：外阴红肿，有抓痕，小阴唇内侧面及阴道口见白色膜状物。阴道内有大量白色豆腐渣样分泌物，阴道壁有白色膜状物覆盖，不易擦去，用棉签用力拭去后见阴道黏膜面红肿或溃疡。子宫附件无异常。

白带常规：假丝酵母菌（+）。

讨论：

(1) 请对该患者进行护理评估、明确护理诊断。

(2) 请说出针对该患者应该实施哪些护理措施？

(3) 请详细告知患者用药的注意事项？

【实训目的】

1. 能运用护理程序对女性生殖系统炎症患者实施整体护理。

2. 能帮助患者摆脱心理负担，轻松面对疾病，及时就诊。

3. 培养学生临床思维能力、沟通能力和自主学习能力，提升学生综合技能。

4. 培养学生树立“以人为本”、“以病人为中心”的职业道德理念。

【实训方法】

1. 多媒体演示　学生观看有关阴道炎的教学视频。

2. 病案讨论　学生 4 ～ 6 人一组，分组讨论，角色扮演，教师巡回启发引导。

3. 临床见习　教师带领学生分批到妇科病房见习，选择典型病例，指导学生采集病史、观察病情，学会分析患者的评估资料，拟出护理诊断，制订护理计划，学会取阴道分泌物作涂片检查或培养。同时，在见习过程中学会与生殖系统炎症患者的沟通技巧，并进行健康指导，以达到综合实训的目的。

4. 抽查评价　每组选出一名学生代表阐述讨论结果，师生共同讨论总结。

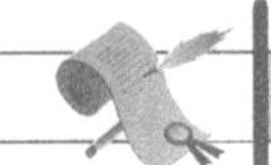

【实训准备】

1. 环境准备　多媒体示教室或实习医院妇科病房。妇科检查模型或器械。

2. 学生准备　着装整洁、规范，态度和蔼可亲，剪指甲、洗手、戴口罩，携带笔、记录本和实训报告本。课前熟悉病案资料，查阅资料。

3. 病案资料　教师精选临床病例，并于课前发给学生，设计讨论方案。临床见习可直接采集病例资料。

【实训评价】

评价方式为组内自评、组间互评、教师总结评价。评价内容如下：

1. 学生在病案讨论过程中态度是否认真，是否全员参与，小组合作情况，讨论结果是否有价值。

2. 学生是否充分体现了对患者的关爱和照顾。

3. 学生是否明确实训目的，是否学会了分析问题、解决问题的临床思维方法。

4. 学生是否掌握了生殖系统炎症患者的身心状况评估、护理措施。

【注意事项】

1. 讨论过程中教师起引导、督促作用，避免个别学生流于形式或因自卑心理不参与讨论。

2. 进入模拟病房和医院病房，要求衣帽整洁，遵守实训室和医院的规章制度。

3. 见习过程中态度严肃认真，尊重、关爱患者，不随意在患者面前讨论病情。

【实训作业】

患者，女，28岁，已婚，G_2P_1。因性生活出现少量阴道流血4次来诊。患者平素月经规律，周期26～28天，经期4～5天，经量中等，无痛经史。

体格检查：全身体格检查无异常。

妇科检查：外阴已产型；阴道畅，宫颈肥大，子宫颈外口周围呈鲜红色糜烂样改变，直径约2cm大小，表面有大量淡黄色脓性分泌物，黏液状，无异味；子宫颈外口5点钟处有一花生米大小的鲜红色赘生物，有细蒂与子宫颈相连，触之易出血。子宫前位，正常大小，双附件无异常。

讨论：

(1) 该患者最可能的医疗诊断是什么？需做哪些辅助检查？

(2) 责任护士应配合医生采取哪些治疗方法？

(3) 针对该患者治疗前后应进行哪些方面的健康指导？

（金玲芬）

实训4　女性生殖系统肿瘤患者的护理

女性生殖细胞肿瘤是一组妇科常见疾病，通过病例讨论、小组合作学习培养学生分析问题、解决问题的能力及团队合作精神。

【案例设计】

患者，女，48岁。因少量接触性出血半年，阴道排液半个月入院。

患者于半年前无明显诱因出现同房后少量出血，未就诊。最近半个月出现不明原因的阴道排液，呈黄色水样，有异味而就诊。患者自发病以来体重无明显改变。平素月经规律，4～5天/28～30天，量中等，经期无不适。末次月经2014年5月7日。否认本人和丈夫有性紊乱史。24岁结婚，27岁足月分娩一健康男婴。既往体健，家族中无类似疾病史。

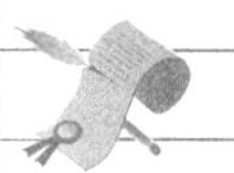

体格检查：T 36.7℃，P 80 次 / 分，R 16 次 / 分，BP 118/72mmHg，神清，营养中等，其他全身检查无异常。

妇科检查：外阴阴道（-）；子宫颈外口可见一个菜花样肿物，直径约 1cm，表面有表浅溃疡，质脆，有接触性出血；子宫前位，正常大小，质中，活动好；双附件（-）。三合诊双侧宫旁软，未扪及结节、增厚或缩短。

辅助检查：子宫颈的 TCT 提示 CIN Ⅲ；阴道镜下行活组织检查提示子宫颈中分化鳞癌。

讨论：

（1）患者最可能的临床诊断是什么？

（2）医生针对患者的病情，拟行广泛性子宫切除术 + 盆腔淋巴结清扫术，请列出患者的主要护理诊断，并为患者制订相应的护理措施。

（3）如何针对患者进行健康教育？

【实训目的】

1. 能运用护理程序对生殖系统肿瘤患者实施整体护理。
2. 能学会妇科手术患者术前、术后的常规护理。
3. 培养学生临床思维能力、沟通能力和自主学习能力，提升学生综合技能。
4. 培养学生树立“以人为本”、“以患者为中心”的职业道德理念。

【实训方法】

1. 知识回顾　教师以提问的形式帮助学生回顾女性生殖系统肿瘤的相关内容。
2. 病案讨论　学生 4 ～ 6 人一组，分组讨论，角色扮演，教师巡回启发引导。
3. 临床见习　教师带领学生分批到妇科病房见习，选择典型病例，指导学生采集病史、观察病情，学会分析不同患者的评估资料，拟出护理诊断，制订护理计划，配合医生完成各种诊断性操作。同时，在见习过程中学会与患者沟通并进行健康指导，以达到综合实训的目的。
4. 抽查评价　每组选出一名学生代表阐述讨论结果，师生共同讨论总结。

【实训准备】

1. 环境准备　多媒体示教室或实习医院妇科病房。
2. 学生准备　着装整洁、规范，态度和蔼可亲，剪指甲、洗手、戴口罩，携带笔、记录本和实训报告本。课前熟悉病案资料，查阅资料。
3. 病案资料　教师精选临床病例，并于课前发给学生，设计讨论方案。临床见习可直接采集病例资料。

【实训评价】

评价方式为组内自评、组间互评、教师总结评价。评价内容如下：

1. 学生在病案讨论过程中态度是否认真，是否全员参与，小组合作情况，讨论结果是否有价值、是否具有创新性与开拓性。
2. 学生是否明确实训目的，是否学会了分析问题、解决问题的临床思维方法。
3. 学生是否掌握了生殖系统肿瘤疾病的身心状况评估和护理措施。

【注意事项】

1. 讨论过程中教师起引导、督促作用，避免个别学生流于形式或因自卑心理不参与讨论。
2. 进入模拟病房和医院病房，要求衣帽整洁，遵守实训室和医院的规章制度。
3. 见习过程中态度严肃认真，尊重、关爱患者，不随意在患者面前讨论病情。

【实训作业】

患者，女，43 岁，G_2P_1。因经量增多 2 年，经期延长半年入院。

患者自诉两年前开始出现月经量增多，较平素月经量增加一半以上，但周期和经期正常，有血块，伴痛经，未到医院就诊，自行间断性在药店购买阿胶补血颗粒服用，疗效不明显。近半年来经期延长至 8 ～ 10 余天不等，周期正常。近 3 个月出现尿频、头晕、乏力、心悸等现象。患者采用宫内节育器避孕 14 年。平素月经规律，5 ～ 6 天 /26 ～ 28 天，量中等，经期无不适。末次月经 2016 年 3 月 29 日。既往身体健康，无出血性疾病史。

体格检查：T 36.2℃，P 87 次 / 分，R 17 次 / 分，BP 106/76mmHg，贫血貌，心肺无异常，腹软，下腹触及一拳头大小包块，无压痛。

妇科检查：外阴、阴道无异常；子宫颈光滑；子宫如孕 12 周大小，表面有结节感，质中，宫体活动好，无压痛；双附件无异常。

辅助检查：血常规：Hb 82g/L，RBC 2.68×10^{12}/L，WBC 7.8×10^{9}/L，血小板 210×10^{9}/L。B 超提示：子宫增大，形态失常，肌壁间见多个中低回声区，最大者直径 5cm。

讨论：

(1) 该患者最可能的临床诊断是什么？

(2) 请列出患者的主要护理诊断。

(3) 拟行子宫次全切除术，请为患者制订切实可行的护理计划，应采取哪些护理措施？

（张　华）

实训 5　妊娠滋养细胞疾病患者的护理

妊娠滋养细胞疾病是一组妇科常见疾病，通过病例讨论、小组合作学习培养学生分析问题、解决问题的能力及团队合作精神。

【案例设计】

患者，女，28 岁，已婚未育。因停经 10 周，阴道不规则出血 1 周就诊。患者诉既往月经规律，5 天 /28 ～ 30 天，末次月经 2015 年 10 月 7 日，停经 40 天时出现恶心、呕吐等早孕反应，自行购买 hCG 试纸检测，尿妊娠试验阳性。以后恶心、呕吐症状逐渐加重，自认为是早孕正常反应未诊治。于 2015 年 12 月 9 日起无诱因出现少量不规则阴道流血，在当地诊所按“早孕流产”注射黄体酮并口服保胎药治疗无效，阴道反复流血持续 1 周，即来诊。患者发病以来睡眠、饮食欠佳，无咳嗽、咳痰及咯血病史。既往体健，无出血性疾病史。

查体：T 36.5℃，P 85 次 / 分，R 17 次 / 分，BP 140/90mmHg。妇科检查：阴道通畅，有少量暗红色血液；耻骨联合上 3 横指处可触及宫底，质软，左侧宫旁触及一拳头大小的囊性肿物，光滑、活动，无压痛。

讨论：

(1) 为明确诊断应指导患者做哪些检查？本病例最可能的诊断是什么？

(2) 本病例可能存在哪些护理诊断？如何配合医生完成清宫术的护理？

(3) 出院时健康教育的内容有哪些？

【实训目的】

1. 了解妊娠滋养细胞疾病的病因，熟悉妊娠滋养细胞疾病的治疗原则。

2. 掌握妊娠滋养细胞疾病的护理评估、护理诊断和护理措施。

3. 能运用护理程序对妊娠滋养细胞疾病患者实施整体护理。

4. 通过病例讨论或临产见习，培养学生团结协作、科学严谨的学习态度，培养学生与

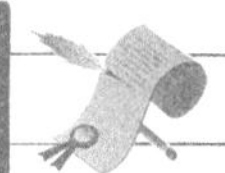

患者沟通交流的技巧，以及关心体贴病人的工作作风。

【实训方法】

1. 病案讨论　学生 4 ～ 6 人一组，分组讨论，教师巡回启发引导。

2. 临床见习　教师带领学生分批到妇科病房见习，选择典型病例，指导学生熟练与患者沟通，采集病史、观察病情，学会分析评估资料，拟定护理诊断，制订护理计划并进行健康指导，配合医生完成诊疗操作。

【实训准备】

1. 环境准备　多媒体示教室或教学医院妇科病房。

2. 学生准备　着装整洁、规范，态度和蔼可亲，剪指甲、洗手、戴口罩，携带笔、记录本和实训报告本。课前熟悉妊娠滋养细胞疾病相关知识。

3. 病案资料　教师选择典型病例，或联系教学医院妇科病房组织学生临床见习，临床见习可直接采集病例资料。

【实训评价】

评价方式为组内自评、组间互评、教师总结评价。每组派 1 名学生代表汇报小组讨论结果，组间互评，教师进一步点评，并将结果作为小组考核成绩。

1. 学生在病案讨论过程中态度是否认真，是否全员参与，小组合作情况。

2. 学生是否明确实训目的，是否学会了分析问题、解决问题的临床思维方法。

3. 学生是否掌握了妊娠滋养细胞疾病的护理评估、护理诊断和护理措施。

【注意事项】

1. 认真阅读、理解并提炼病例所反映的信息，针对病例完成相关问题。讨论要结合教材内容，作答内容应准确精炼。

2. 进入模拟病房和医院病房，要求衣帽整洁，遵守实训室和医院的规章制度。

3. 见习过程中态度严肃认真，尊重、关爱患者，不随意在患者面前讨论病情。

【实训作业】

患者，女，40 岁，G_2P_1。因葡萄胎清宫术后 3 个月，阴道不规则出血 10 天，咳嗽、咯血 3 天入院。患者既往月经规律，4 ～ 5 天 /28 ～ 30 天，末次月经 2016 年 4 月 9 日。于 2016 年 1 月 3 日因葡萄胎行清宫术，术后组织物送病理检查确诊为“葡萄胎”，50 天后月经复潮，一直使用避孕套避孕。术后按医嘱定期随访，术后 7 周尿 hCG 转为阴性，患者无任何不适。近 10 天无诱因出现少量不规则阴道流血，未予重视，近 3 天因感冒伴有咳嗽、咯血即来诊。患者担心病情恶化，睡眠、饮食欠佳。既往体健，无肺部疾病史。

查体：T 36.3℃，P 80 次 / 分，R 18 次 / 分，BP 110/80mmHg。一般情况好，轻度贫血外貌，心肺未见异常。妇科检查：子宫相当于孕 70 天大小，质软，子宫右侧触及鸭蛋大小囊性肿物，光滑、活动，无压痛。左附件 (-)。

辅助检查：血 RBC 3.05×10^{12}/L，WBC 7.0×10^{9}/L，PLT 300×10^{9}/L，Hb 100g/L。B 超检查见子宫稍大，形态不规则，肌层回声呈蜂窝状，右附件区探及一个 4cm×5cm 液性暗区，边界清楚。胸片见双下肺多个散在、形态不规则的片状阴影。

初步诊断为侵蚀性葡萄胎收住院。

讨论：

(1) 本病例目前存在哪些护理诊断？处理原则是什么？

(2) 针对侵蚀性葡萄胎肺转移患者应如何护理？

(3) 该患者化疗期间应做好哪些护理措施？

（马星丽）

实训6　生殖内分泌疾病患者的护理

女性生殖内分泌疾病是一组妇科常见疾病，通过病例讨论、小组合作学习培养学生分析问题、解决问题的能力及团队合作精神。

【案例设计】

患者，女，17岁，未婚。因阴道流血20天，头晕7天入院。末次月经2015年12月28日，诉自2016年2月26日无诱因出现阴道流血，开始为少量不规则出血，1周后出血量增多，相当于平时月经量的2倍，2周后出现头晕、乏力、恶心。13岁月经初潮，平素月经7～10天/20～55天，量中等，无腹痛。否认性生活史。既往健康，无全身出血性疾病史。

体格检查：T 36.3℃，P 78次/分，R 18次/分，BP 120/70mmHg，神志清楚，营养中等，贫血貌。直肠-腹部诊：子宫及双附件无异常。

辅助检查：血常规示Hb 65g/L，RBC 1.68×10^{12}/L，WBC 7.8×10^{9}/L，血小板300×10^{9}/L。B超检查：子宫6.2cm×5.4cm×4.5cm，内膜1.3cm，双附件无异常。

讨论：

(1) 导致患者阴道流血最可能的疾病是什么？

(2) 为明确诊断，护士应协助医生做哪些辅助检查？

(3) 请列出患者的主要护理诊断，并为患者制订相应的护理措施。

(4) 请详细告知患者用药的注意事项。

【实训目的】

1. 能运用护理程序对生殖内分泌疾病患者实施整体护理。
2. 能正确指导患者使用性激素并能应对服用性激素的不良反应。
3. 培养学生临床思维能力、沟通能力和自主学习能力，提升学生综合技能。
4. 培养学生树立“以人为本”、“以病人为中心”的职业道德理念。

【实训方法】

1. 多媒体演示　学生观看相关教学视频和多媒体课件（病案资料）。
2. 病案讨论　学生4～6人一组，分组讨论，角色扮演，教师巡回启发引导。
3. 临床见习　教师带领学生分批到妇科病房见习，选择典型病例，指导学生采集病史、观察病情，学会分析不同患者的评估资料，拟出护理诊断，制订护理计划，配合医生完成各种诊断性操作。同时，在见习过程中学会与患者沟通并进行健康指导，以达到综合实训的目的。
4. 抽查评价　每组选出一名学生代表阐述讨论结果，师生共同讨论总结。

【实训准备】

1. 环境准备　多媒体示教室或实习医院妇科病房。
2. 学生准备　着装整洁、规范，态度和蔼可亲，剪指甲、洗手、戴口罩，携带笔、记录本和实训报告本。课前熟悉病案资料，查阅资料。
3. 病案资料　教师精选临床病例，并于课前发给学生，设计讨论方案。临床见习可直接采集病例资料。

【实训评价】

评价方式为组内自评、组间互评、教师总结评价。评价内容如下：

1. 学生在病案讨论过程中态度是否认真，是否全员参与，小组合作情况，讨论结果是否有价值、是否具有创新性与开拓性。
2. 学生是否明确实训目的，是否学会了分析问题、解决问题的临床思维方法。

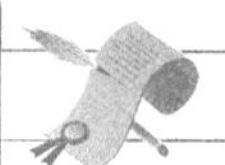

3. 学生是否掌握了生殖内分泌疾病的身心状况评估和护理措施。

【注意事项】

1. 讨论过程中教师起引导作用，随时督促，避免个别学生流于形式或因自卑心理不参与讨论。

2. 进入模拟病房和医院病房，要求衣帽整洁，遵守实训室和医院的规章制度。

3. 见习过程中态度严肃认真，尊重、关爱患者，不随意在患者面前讨论病情。

【实训作业】

患者，女，18 岁，学生，未婚，有性生活史。因人流术后半年未来月经来医院就诊。患者诉 13 岁月经初潮，既往月经规律，周期 28 ～ 30 天，经期 4 ～ 5 天，量中等，无痛经。半年前因妊娠 50 天曾在私人诊所行人工流产术，术后至今一直未来月经。1 个月前到医院就诊，遵医嘱进行人工周期治疗后仍无月经来潮，患者十分担心，遂来医院就诊。

体格检查：T 36.5℃，P 82 次 / 分，R 18 次 / 分，BP 110/70mmHg，神志清楚，营养中等，面色红润。妇科检查：阴道通畅，子宫颈光滑，子宫正常大小，双附件无异。

辅助检查：尿妊娠试验（-），B 超检查提示：子宫附件无异常。

讨论：

（1）该患者闭经最可能的原因是什么？

（2）根据评估资料提出患者存在的护理问题，并制订详细的护理计划。

（3）针对患者存在的护理问题应采取哪些护理措施？

（4）应对患者进行哪方面的健康教育？

（张庆桂）

实训 7　子宫内膜异位症和子宫腺肌病患者的护理

【案例设计】

患者，女，46 岁，G_2P_1，末次月经 2015 年 9 月 25 日。于 2015 年 10 月 8 日因进行性继发性痛经伴经期延长 5 年，加重 1 年入院。患者诉从 2010 年出现月经量增多，伴有血块，经期由 5 ～ 7 天延长至 10 ～ 12 天。每次来月经时都出现下腹及腰骶部疼痛，以月经第 1 ～ 2 天最明显，且逐年加重，疼痛发作时出现面色苍白、出冷汗。自行在药店购买布洛芬和止血药服用，疗效反复。近一年病情加重，每次月经来潮时不能正常工作和生活，此次月经 10 余天未净，血块较多，伴有头晕、乏力。一年前院外 B 超检查发现“子宫肌瘤和卵巢囊肿”，未治疗。半年前自己摸到下腹部鸭蛋大小包块，无压痛，未重视。既往健康，无全身出血性疾病史。2006 年行人工流产手术后一直采用节育环避孕至今。

体格检查：T 36.3℃，P 78 次 / 分，R 18 次 / 分，BP 120/70mmHg，神志清楚，营养中等，贫血貌。妇科检查：外阴、阴道无异常，子宫颈光滑。子宫后位，增大如孕 12 周大小，质硬，活动差，无压痛，右侧附件区触及一个约 4cm×5cm 的囊性包块，轻压痛，活动度差。左侧附件区增厚，触痛明显。

辅助检查：血常规示 Hb 63g/L，RBC 1.65×10^{12}/L，WBC 7.8×10^{9}/L，PLT 290×10^{9}/L。B 超检查：子宫 10.9 cm×8.7cm×7.0cm，前壁 1.7cm，后壁 5.2cm，回声增强，内见数个低回声。右侧附件区探及 6.1cm×3.5cm 的弱回声包块，壁稍厚，内见细密光点，CDFI 未见血流信号。左侧卵巢 3.3cm×2.5cm。

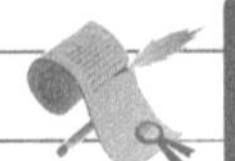

讨论：

(1) 导致患者继发性痛经最可能的疾病是什么？

(2) 为明确诊断，护士应协助医生做哪些辅助检查？

(3) 请列出患者的主要护理诊断，并为患者制订相应的护理措施。

(4) 请说明对该患者应做哪些健康指导？

【实训目的】

1. 能运用护理程序对子宫内膜异位症疾病患者实施整体护理。

2. 能正确指导患者使用性激素并能应对服用性激素的不良反应。

3. 培养学生临床思维能力、沟通能力和自主学习能力，提升学生综合技能。

4. 培养学生树立“以人为本”、“以病人为中心”的职业道德理念。

【实训方法】

1. 多媒体演示　学生观看相关教学视频和多媒体课件。

2. 病案讨论　学生 4～6 人一组，分组讨论，角色扮演，教师巡回启发引导。

3. 临床见习　教师带领学生分批到妇科病房见习，选择典型病例，指导学生采集病史、观察病情，学会分析不同患者的评估资料，拟出护理诊断，制订护理计划，配合医生完成各种诊断性操作。同时，在见习过程中学会与患者沟通并进行健康指导，以达到综合实训的目的。

4. 抽查评价　每组选出一名学生代表阐述讨论结果，师生共同讨论总结。

【实训准备】

1. 环境准备　多媒体示教室或实习医院妇科病房。

2. 学生准备　着装整洁、规范，态度和蔼可亲，剪指甲、洗手、戴口罩，携带笔、记录本和实训报告本。课前熟悉病案资料，查阅资料。

3. 病案资料　教师精选临床病例，并于课前发给学生，设计讨论方案。临床见习可直接采集病例资料。

【实训评价】

评价方式为组内自评、组间互评、教师总结评价。评价内容如下：

1. 学生在病案讨论过程中态度是否认真，是否全员参与，小组合作情况，讨论结果是否有价值、是否具有创新性与开拓性。

2. 学生是否明确实训目的，是否学会了分析问题、解决问题的临床思维方法。

3. 学生是否掌握了子宫内膜异位症患者的身心状况评估和护理措施。

【注意事项】

1. 讨论过程中教师起引导作用，随时督促，避免个别学生流于形式或因自卑心理不参与讨论。

2. 进入模拟病房和医院病房，要求衣帽整洁，遵守实训室和医院的规章制度。

3. 见习过程中态度严肃认真，尊重、关爱患者，不随意在患者面前讨论病情。

【实训作业】

患者，女，27 岁，已婚未孕。因人流术后 2 年未孕，月经过多伴痛经半年就诊。患者诉 2 年前因孕 50 天在私人诊所行人工流产术，术后有正常性生活，未采取避孕措施但一直未孕。近半年出现月经量增多，每次月经来潮前 2 天开始出现下腹痛，至月经第 1 天疼痛加重，直至月经结束。3 个月前出现性交痛，月经前更为严重。患者 13 岁月经初潮，既往月经规律，量中等，无痛经。

体格检查：T 36.5℃，P 82 次 / 分，R 20 次 / 分，BP 110/70mmHg，神志清楚，营养中

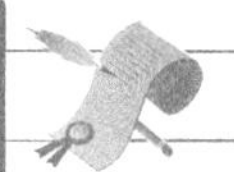

等，面色红润。妇科检查：阴道通畅，子宫颈光滑，子宫相当于妊娠10周大小，右侧宫旁触及一鸭蛋大小的囊性包块，触痛明显，活动度差。B超提示：子宫9.8cm×8cm×6.5cm，肌层内见不规则回声增强区，右附件探及一4.9cm×5.2cm的液性暗区，边界欠清晰，内有少量点状回声。左附件(-)。

讨论：

(1) 该患者最可能的疾病是什么?

(2) 根据评估资料提出患者存在的护理问题，并制订详细的护理计划。

(3) 针对患者存在的护理问题应采取哪些护理措施?

(4) 应对患者进行哪方面的健康教育?

（张艳君）

实训8　不孕症患者的护理

【案例设计】

患者，女，33岁，结婚4年，性生活正常。3年前行人工流产一次，术后近3年未避孕，一直未孕而就诊。患者平素体健，12岁初潮，月经规律，周期28～31天，经期4～5天，量中等，无痛经。已在院外不规律服中草药治疗近1年，仍未妊娠。夫妻自觉年龄较大，要求系统治疗，以尽早怀孕。夫妇双方既往体健，无烟酒嗜好。

体格检查：全身体格检查无异常。妇科检查：外阴已婚型；阴道畅，分泌物不多，白色稍稠，无异味；子宫颈光滑，子宫前位，正常大小，活动好，无压痛；双附件无异常。

男方精液检查无异常，现为周期第12天，B超监测卵巢有18mm×19mm优势卵泡。

讨论：

(1) 患者属于哪种类型的不孕症？不孕的发生与什么因素有关?

(2) 该患者需要做哪些检查?

(3) 请列出患者的主要护理诊断，并为患者制订相应的护理措施。

(4) 讨论可以采取哪些方法让该患者顺利怀孕?

【实训目的】

1. 能运用护理程序对不孕症患者实施整体护理。

2. 能帮助夫妇双方摆脱心理负担，轻松对待不孕。

3. 培养学生临床思维能力、沟通能力和自主学习能力，提升学生综合技能。

4. 培养学生树立“以人为本”、“以病人为中心”的职业道德理念。

【实训方法】

1. 多媒体演示　学生观看不孕症和辅助生殖技术视频。

2. 病案讨论　学生4～6人一组，分组讨论，并能说出导致不孕的原因及不同辅助生殖技术的适应证，教师从旁启发引导。

3. 临床见习　教师带领学生分批到妇科病房见习，选择典型病例，指导学生采集病史、观察病情，学会分析患者的评估资料，拟出护理诊断，制订护理计划，配合医生完成各种诊断性操作。同时，在见习过程中学会与不孕患者沟通并进行健康指导，以达到综合实训的目的。

4. 抽查评价　每组选出一名学生代表阐述讨论结果，师生共同讨论总结。

【实训准备】

1. 环境准备　多媒体示教室或实习医院妇科病房。

2. 学生准备　着装整洁、规范，态度和蔼可亲，剪指甲、洗手、戴口罩，携带笔、记录本和实训报告本。课前熟悉病案资料，查阅资料。

3. 病案资料　教师精选临床病例，并于课前发给学生，设计讨论方案。临床见习可直接采集病例资料。

【实训评价】

评价方式为组内自评、组间互评、教师总结评价。评价内容如下：

1. 学生在病案讨论过程中态度是否认真，是否全员参与，小组合作情况，讨论结果是否有价值。
2. 学生是否充分体现了对患者的关爱和照顾。
3. 学生是否明确实训目的，是否学会了分析问题、解决问题的临床思维方法。
4. 学生是否掌握了不孕症患者的身心状况评估、护理措施及辅助生殖技术的适应证。

【注意事项】

1. 讨论过程中教师起引导、督促作用，避免个别学生流于形式或因自卑心理不参与讨论。
2. 进入模拟病房和医院病房，要求衣帽整洁，遵守实训室和医院的规章制度。
3. 见习过程中态度严肃认真，尊重、关爱患者，不随意在患者面前讨论病情。

【实训作业】

患者，女，28 岁，结婚 3 年。因婚后一直未孕而入院就诊。患者婚后有正常性生活，未避孕。平素月经规律，周期 26 ～ 28 天，经期 4 ～ 5 天。丈夫体健。

体格检查：全身体格检查无异常。乳房及第二性征发育正常，无泌乳。

妇科检查：外阴已婚未产型；阴道畅，分泌物少，白色，无异味；子宫颈光滑，子宫后位，正常大小，活动好，无压痛；左侧附件区增厚，伴压痛；右侧无异常。

讨论：

(1) 该患者不孕可能的原因是什么？需做哪些辅助检查？

(2) 请列出患者现存的主要护理诊断，并制订护理计划。

（刘林枫）

实训 9　生殖器官损伤性疾病患者的护理

【案例设计】

患者，女，62 岁，G_5P_3。主诉阴道脱出肿物 1 年，伴排尿困难近 3 个月，于咳嗽或大笑时有尿溢出。既往健康，无全身慢性疾病史。

体格检查：T 36.3℃，P 78 次 / 分，R 18 次 / 分，BP 120/70mmHg，神志清楚，营养中等，心肺检查无异常。

妇科检查：会阴陈旧裂伤，阴道口可见膨出的阴道前壁，子宫颈及部分子宫体膨出阴道口外，嘱患者向下屏气用力可见尿液溢出，拟行经阴道子宫全切术及阴道前后壁修补术。

讨论：

(1) 该疾病的发生与什么因素有关？

(2) 讨论本例子宫脱垂的类型。

(3) 请列出主要护理诊断，并为患者制订相应的护理措施。

(4) 如需放置子宫托，请详细告知患者子宫托的取放方法及注意事项。

【实训目的】

1. 能运用护理程序对生殖器官损伤性疾病患者实施整体护理。

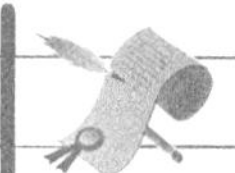

2. 能正确指导患者使用子宫托的方法并明确注意事项。

3. 培养学生临床思维能力、沟通能力和自主学习能力，提升学生综合技能。

4. 培养学生树立“以人为本”、“以病人为中心”的职业道德理念。

【实训方法】

1. 多媒体演示　学生观看相关教学视频和多媒体课件。

2. 病案讨论　学生 4 ～ 6 人一组，分组讨论，角色扮演，教师巡回启发引导。

3. 临床见习　教师带领学生分批到妇科病房见习，选择典型病例，指导学生采集病史、观察病情，学会分析不同患者的评估资料，拟出护理诊断，制订护理计划，配合医生完成各种诊断性操作。同时，在见习过程中学会与患者沟通并进行健康指导，以达到综合实训的目的。

4. 抽查评价　每组选出一名学生代表阐述讨论结果，师生共同讨论总结。

【实训准备】

1. 环境准备　多媒体示教室或实习医院妇科病房。

2. 学生准备　着装整洁、规范，态度和蔼可亲，剪指甲、洗手、戴口罩，携带笔、记录本和实训报告本。课前熟悉病案资料，查阅资料。

3. 病案资料　教师精选临床病例，并于课前发给学生，设计讨论方案。临床见习可直接采集病例资料。

【实训评价】

评价方式为组内自评、组间互评、教师总结评价。评价内容如下：

1. 学生在病案讨论过程中态度是否认真，是否全员参与，小组合作情况，讨论结果是否有价值、是否具有创新性与开拓性。

2. 学生是否明确实训目的，是否学会了分析问题、解决问题的临床思维方法。

3. 学生是否掌握了生殖器官损伤性疾病的身心状况评估和护理措施。

【注意事项】

1. 讨论过程中教师起引导、督促作用，避免个别学生流于形式或因自卑心理不参与讨论。

2. 进入模拟病房和医院病房，要求衣帽整洁，遵守实训室和医院的规章制度。

3. 见习过程中态度严肃认真，尊重、关爱患者，不随意在患者面前讨论病情。

【实训作业】

患者，女，28 岁，G_2P_1。主因阴道多量漏液 1 周，外阴部瘙痒、疼痛 2 天就诊。半个月前阴道分娩，第二产程停滞，产钳助产。产后 1 周出现恶露大量增加，淡粉色，且无自主排尿。近 2 天出现外阴部瘙痒、疼痛的症状。

体格检查：T 36.5℃，P 82 次 / 分，R 18 次 / 分，BP 110/70mmHg，神志清楚，痛苦面容。

妇科检查：外阴部红肿，可见红色皮疹；阴道口有尿液溢出。

讨论：

(1) 该患者漏尿最可能的原因是什么？

(2) 为明确诊断，护士应协助医生做哪些辅助检查？

(3) 应采取哪些护理措施？

（程　慧）

实训 10　妇科手术的护理配合

妇科手术是妇科疾病治疗的重要方法，做好妇科手术的术前准备和术后护理是促进患者康复的重要条件。

【案例设计】

患者，女，39岁，已婚，G_1P_1。因接触性阴道流血2个月来诊。患者诉2个月以来，每次夫妻同房后出现少量阴道流血，3～5天自净，无腹胀、腹痛等其他不适症状。既往史及家庭史无特殊。

体格检查：T 36.3℃，P 78次/分，R 18次/分，BP 124/72mmHg，神清，营养中等，心、肺、肝、肾等全身检查无异常。妇科检查：阴道通畅，白带略黄，无异味，子宫颈糜烂样改变，正常大小，有接触性出血，子宫前位，大小正常，活动好，双附件区未触及异常。

辅助检查：宫颈管细胞学检查，CIN Ⅲ级；宫颈活检，早期浸润癌。

医生建议经腹行全子宫切除术。患者因担心切除子宫后出现肥胖、衰老和性功能减退，害怕手术过程中有生命危险，而不愿签字同意手术。

讨论：

(1) 请对该患者进行护理评估并列出护理诊断。

(2) 请说出患者术前护理的流程及注意事项。

(3) 应向患者提供哪些术后护理措施?

【实训目的】

1. 了解常见妇科手术患者护理评估的内容和方法。

2. 熟悉手术前、后患者的护理诊断。

3. 能运用护理程序对妇科手术患者实施整体护理。

4. 培养学生护理手术患者时熟练的业务技术和良好的职业道德素养。

【实训方法】

1. 多媒体演示　学生观看手术前、后护理相关教学视频和多媒体课件。

2. 临床见习　教师带领学生分批参观手术室，回到妇科病房查看典型病例。以4～6人一组，学习采集病史和护理体检，学会分析患者的评估资料，拟出护理诊断，针对不同疾病和手术方式制订并实施护理计划。在见习过程中培养学生与患者的沟通能力，以达到综合实训的目的。

3. 抽查评价　每组选出2名学生模拟演示护理过程，由学生评价、师生共同评价、教师总结。

【实训准备】

1. 环境准备　多媒体示教室、医院妇科病房和手术室。

2. 学生准备　着装整洁、规范，态度和蔼可亲，剪指甲、洗手、戴口罩，携带笔、记录本和实训报告本。

3. 病案资料　教师在见习前先精选临床病例。

【实训评价】

评价方式为组内自评、组间互评、教师总结评价。评价内容如下：

1. 学生在病案讨论过程中态度是否认真，是否全员参与，小组合作情况，讨论结果是否有价值、是否具有创新性与开拓性。

2. 学生是否明确实训目的，是否学会了分析问题、解决问题的临床思维方法。

3. 学生是否掌握了常用妇科手术的护理措施。

【注意事项】

1. 讨论过程中教师起引导、督促作用，避免个别学生流于形式或因自卑心理不参与讨论。

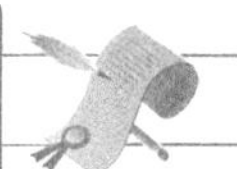

2. 进入妇科病房和手术室，要求衣帽整洁，遵守手术室和医院的规章制度。

3. 见习过程中态度严肃认真，尊重、关爱患者，不随意在患者面前讨论病情。

【实训作业】

1. 写出妇科腹部手术的术前和术后护理流程。

2. 写出妇科外阴、阴道手术的术前和术后护理流程。

（劳　艳）

实训 11　计划生育手术的护理配合

计划生育是妇女生殖健康的重要内容。常用的计划生育手术包括宫内节育器放置和取出术、手术流产术等。

【案例设计】

患者，女，28 岁，已婚，G_1P_1。患者 5 个月前足月顺产一活男婴，产后母乳喂养，乳量充足，月经未复潮，未采取避孕措施，有性生活史，近 1 周来自觉泌乳量明显减少，并有轻微恶心、呕吐症状，无腹胀、腹痛及阴道流血、流液症状。尿 hCG(+)，B 超提示：宫内早孕（40 天左右）。患者要求终止妊娠，希望终止妊娠后还可以继续哺乳，同时向护士咨询哺乳期避孕的方法。

讨论：

(1) 请对该患者进行护理评估、明确护理诊断。

(2) 请为患者选择合适的终止妊娠方法，说明理由及注意事项。

(3) 帮助患者选择合适的避孕方法。

【实训目的】

1. 掌握宫内节育器放置及取出术、手术流产的术中配合及术后护理。

2. 熟练掌握宫内节育器放置及取出术、负压吸引术的术前准备和注意事项。

3. 了解宫内节育器放置术、负压吸引术的操作方法及步骤。

4. 提高学生无菌技术水平，培养学生良好沟通能力和关爱患者的职业素养。

【实训方法】

1. 多媒体演示　学生观看计划生育手术教学视频和操作要求课件。

2. 模拟示教　教师在计划生育模型上示教放取节育环和负压吸宫术的操作，或到医院计划生育手术门诊见习。

3. 分组练习　学生每 4 ～ 6 人一组，分成若干小组，利用模型进行操作练习，教师巡回指导。要求边操作边叙述，以便学生间相互补充或教师随时抽查。

4. 抽查评价　每组随机抽一人操作，由师生共同讨论总结。

【实训准备】

1. 环境准备　调节室温至 22 ～ 24℃。备好妇科检查床、计划生育手术模型、治疗车、污物桶、照明灯、屏风等。

2. 用物准备　详见第 12 章。按使用顺序摆好用物，检查床铺一次性垫单。

3. 操作者准备　①着装：助产士着装整洁、规范，态度和蔼可亲，剪指甲、洗手、戴口罩；②沟通评估：核对患者信息，评估患者身心状况及辅助检查结果，解释操作目的和方法，受术者及家属在手术知情同意书上签字。

4. 患者准备　排空膀胱，脱去裤腿。

【操作流程及护理配合】

助产士着装规范、沟通评估、调室温

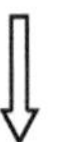

备齐用物携至床旁，检查功能良好，在使用有效期内

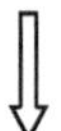

指导受术者取膀胱截石位

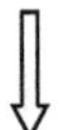

常规消毒外阴、阴道，铺无菌巾

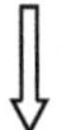

双合诊检查了解子宫位置、大小、形态

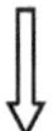

暴露子宫颈后再次消毒阴道、子宫颈、宫颈管，以宫颈钳钳夹子宫颈前唇

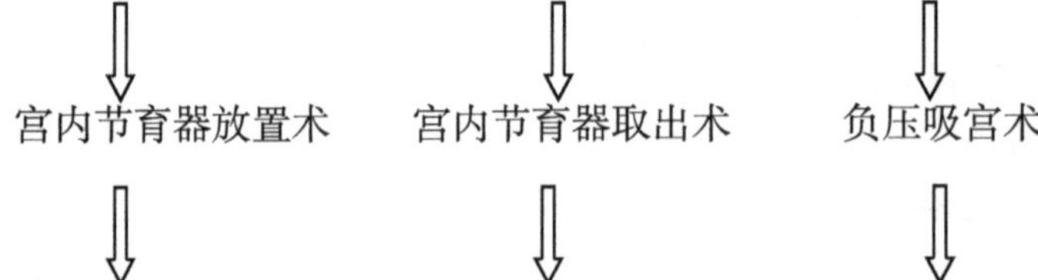

宫内节育器放置术	宫内节育器取出术	负压吸宫术
探测宫腔深度和位置	探测节育器位置	探测宫腔深度和位置
选择合适节育器	钩取节育器	逐号扩张子宫颈
送节育器至宫底部	交受术者确认	吸刮宫腔并再次探查
取下宫颈钳、阴道窥器	取下宫颈钳、阴道窥器	检查吸出物
洗手、填写记录	洗手、填写记录	洗手、填写记录

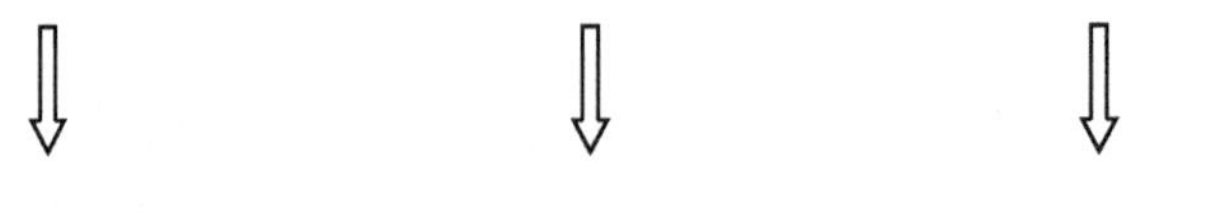

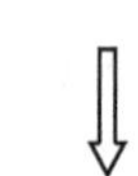

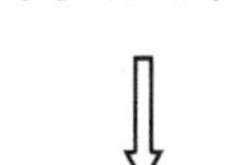

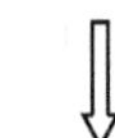

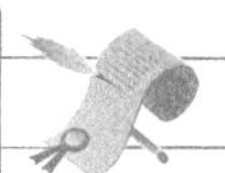

【实训评价】

评价方式为组内自评、组间互评、教师总结评价。评价内容如下：

1. 学生在病案讨论过程中态度是否认真，是否全员参与，小组合作是否融洽，讨论结果是否有价值。

2. 实训用物是否准备齐全，患者是否配合操作，操作者是否完成准备工作。

3. 操作过程中是否遵循无菌性原则，是否规范、熟练、体现人文关怀。

4. 操作结束是否将注意事项告知患者，用物处置是否正确。

【注意事项】

1. 态度严肃认真，保护受术者隐私，遵守无菌操作原则。

2. 遵守实训室和实习医院规章制度。

3. 各项手术操作注意事项见第 12 章。

（劳　艳）

实训 12　妇科常用护理技术

妇科护理技术是妇科最常用的专项护理技术。掌握妇科护理技术的操作方法，在临床工作中能更好地为患者服务。

【案例设计】

患者，女，35 岁，已婚，G_2P_1。因白带增多、外阴瘙痒、灼痛 2 天就诊。妇科检查：外阴红肿、有抓痕及溃疡，阴道黏膜充血、水肿，有散在的出血点，后穹隆见多量淡黄色泡沫状稀薄液体。分泌物涂片检查示：清洁度Ⅲ度，见阴道毛滴虫。拟诊为“滴虫性阴道炎”。给予阴道放甲硝唑泡腾片及坐浴治疗。

讨论：

(1) 请对该患者进行护理评估、提出护理问题。

(2) 请为患者选择合适的坐浴溶液，并指导患者正确坐浴。

(3) 教会患者自行阴道上药的方法。

(4) 请说出坐浴和阴道上药的注意事项。

【实训目的】

1. 掌握妇科常用护理技术操作前的准备工作（环境、用物、被检查者的准备）和注意事项。

2. 熟练掌握妇科常用护理技术的操作方法及步骤。

3. 熟悉妇科常用护理技术的护理要点。

4. 能与患者进行良好沟通，关心体贴患者，保护患者隐私。

【实训方法】

1. 多媒体演示　学生观看妇科常用护理技术教学视频和操作要求课件。

2. 模拟示教　老师在妇科检查模型上规范示教或到医院妇科门诊治疗室见习。

3. 分组练习　学生每 4 ～ 6 人一组，分成若干小组，利用模型进行操作练习，教师巡回指导。要求边操作边叙述，以便学生间相互补充或教师随时抽查。

4. 抽查评价　每组随机抽一人操作，师生共同讨论总结。

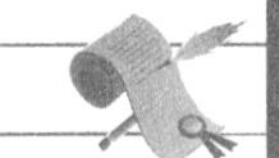

【实训准备】

1. 环境准备　调节室温至 22 ～ 24℃，关门窗，设屏风或隔帘遮挡。

2. 用物准备　用物详见第 13 章。按使用顺序摆好用物，检查床铺一次性垫单。

3. 操作者准备　①着装：助产士着装整洁、规范，态度和蔼可亲，剪指甲、洗手、戴口罩；②查对医嘱；③沟通评估：核对患者信息，评估患者身体状况，解释操作目的和方法，取得配合。

4. 患者准备　排空膀胱，脱去裤腿。

【操作流程及护理配合】

一、坐浴操作流程

助产士着装规范、查对医嘱、沟通评估、调室温

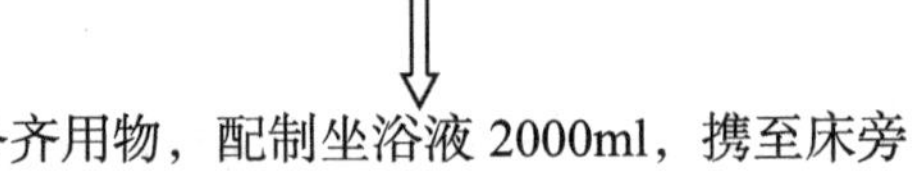

备齐用物，配制坐浴液 2000ml，携至床旁

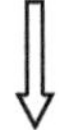

患者排空膀胱，洗净外阴及肛门周围

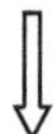

放好坐浴盆，倒入坐浴液，检查水温，嘱患者将全臀和外阴部浸入溶液

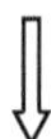

擦干外阴部，协助患者穿好衣裤，分类归置物品，洗手、记录

二、会阴擦洗及冲洗操作流程

助产士着装规范、查对医嘱、沟通评估、调室温

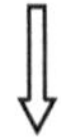

备齐用物，配制冲洗液，携至床旁

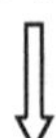

患者排空膀胱，取屈膝仰卧位，暴露会阴部

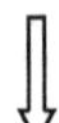

按顺序擦洗外阴部（第 1 遍：外→内、上→下，第 2、3 遍：内→外、上→下）

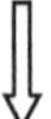

擦干会阴，撤去中单及臀垫，换干净会阴垫

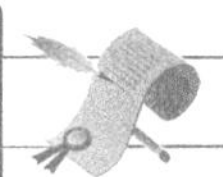

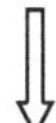

协助患者穿好衣裤，整理床单位，归置物品，洗手记录

三、会阴湿热敷操作流程

助产士着装规范、查对医嘱、沟通评估、调室温

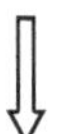

备齐用物，携至检查床旁

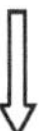

嘱患者排空膀胱，取屈膝仰卧位，暴露会阴部

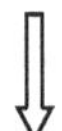

常规会阴擦洗，换干净臀垫

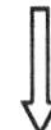

热敷部位涂凡士林，依次盖上干纱布、浸热敷溶液湿纱布、棉垫。每 3 ～ 5 分钟更换热敷纱布一次或用红外线照射，热敷 15 ～ 30 分钟

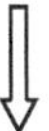

撤去敷料，检查热敷部位皮肤，擦去凡士林

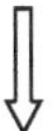

协助患者穿好衣裤，整理床单位，归置物品，洗手、记录

四、阴道冲洗及灌洗操作流程

助产士着装规范、查对医嘱、沟通评估、调室温

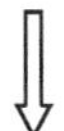

备齐用物，携至床旁，配制冲洗液 500 ～ 1000ml 倒入灌洗筒（袋）内

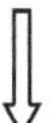

臀下放便盆，患者排空膀胱，取膀胱截石位，暴露会阴部

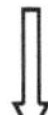

将灌洗筒（袋）挂于距床沿 60 ～ 70cm 高的输液架上，排出管内空气，依次冲洗外阴、阴

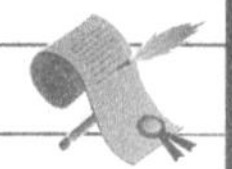

道穹隆部和阴道壁、外阴

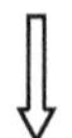

排尽阴道内液体，擦干外阴，撤去便盆及垫单

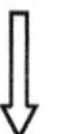

协助患者穿好衣裤，整理床单位，归置物品，洗手、记录

五、阴道、子宫颈上药操作流程

助产士着装规范、查对医嘱、沟通评估、调室温

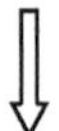

患者排空膀胱，取屈膝仰卧位，暴露会阴部

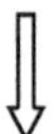

阴道冲洗或擦洗，用干棉球拭去子宫颈黏液和阴道炎性分泌物

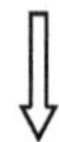

根据医嘱和药物剂型选择适当的方法上药

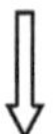

撤去垫单，协助患者穿好衣裤，整理床单位，归置物品，洗手记录

【实训评价】

评价方式为组内自评、组间互评、教师总结评价。评价内容如下：

1. 学生在病案讨论过程中态度是否认真，是否全员参与，小组合作是否融洽，讨论结果是否有价值。
2. 学生是否明确实训目的，是否学会了分析问题、解决问题的临床思维方法。
3. 患者是否配合操作，操作者是否完成准备工作。
4. 操作过程中是否遵循无菌性原则，是否规范、熟练、体现人文关怀。
5. 操作结束是否将注意事项告知患者，用物处置是否正确。

【注意事项】

1. 态度严肃认真，保护患者隐私，操作轻柔。协助年老、体弱患者上、下床。
2. 遵守无菌操作原则，防止医源性交叉感染。
3. 月经期、妊娠期、产后或人工流产后子宫颈内口未闭、阴道出血者、宫颈癌患者有活动性出血者禁止坐浴和阴道灌洗。
4. 未婚女性不作阴道灌洗，不用阴道窥器上药。

【实训作业】

写出各项妇科常用护理技术的操作流程和护理要点。

（张艳君）

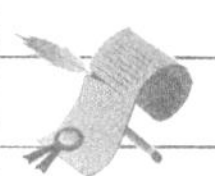

实训13　妇女保健工作方法

妇女保健的宗旨是维护和促进妇女的身心健康，妇女病的普查普治有利于保障妇女健康。

【案例设计】

某工厂组织单位女职工进行妇女病普查普治。工会主席与医院保健科工作人员联系，因部分女职工对妇女病普查普治不理解，不愿来医院检查，欲请助产士小李协助做动员工作。

讨论：

(1) 妇女常见病普查普治的目的是什么？主要内容有哪些？

(2) 请根据具体情况为女职工制订详细的普查方案。

【实训目的】

1. 了解妇女保健常用统计指标。

2. 熟悉妇女保健工作的任务。

3. 掌握妇女病普查普治的目的、方法及工作程序，并制订妇女病普查的方案。

【实训方法】

1. 多媒体演示　学生观看相关教学视频和多媒体课件（含妇女病普查普治的工作程序和每项工作的内容、操作程序、方法）。

2. 模拟示教　老师在检查模型上规范演示妇女病普查普治的各项检查方法及各种仪器使用方法。

3. 分组练习　学生每4～6人一组，分成若干小组，利用模型进行操作练习，教师巡回指导。要求边操作边叙述，以便学生间相互补充或教师随时抽查。有条件的学校，带学生到医院妇科门诊或社区服务中心临床见习妇女病普查普治的具体过程。

【实训准备】

1. 用物准备　妇女常见病的普查普治所需物品、器械及药品；妇女常见病普查普治的各种文书、表格及宣传资料。教学资料片、多媒体课件。

2. 操作者准备　剪指甲、洗手、戴口罩，衣、帽整洁；携带纸、笔。

3. 环境准备　多媒体教室、示教室、妇幼保健院或社区卫生服务中心。

【操作流程及护理配合】

多媒体演示妇女病普查普治的相关资料片或临床见习典型病例

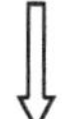

教师讲解普查普治的工作程序，每项工作的内容、程序、方法

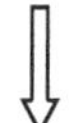

学习普查普治各种设备的使用方法和用途

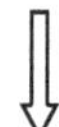

分组讨论，学习普查普治的各种资料，填写相关记录表格

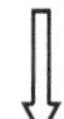

抽查评价，讨论总结

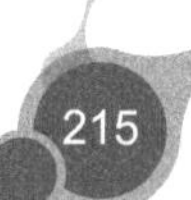

课后组织学生参加妇女病普查普治社会实践活动

【实训评价】

评价方式为组内自评、组间互评、教师总结评价，每组派一名学生代表汇报小组讨论结果，组间互评，教师进一步点评，并将结果作为小组考核成绩。

1. 学生在病案讨论过程中态度是否认真，是否全员参与，小组合作情况。

2. 学生是否明确实训目的，是否学会了分析问题、解决问题的临床思维方法。

3. 普查普治实训用物是否准备完整，能否正确配合操作者。

4. 普查结束能否正确指导患者。

【注意事项】

1. 进入实训室或临床见习要求着装整洁、符合要求，态度端正，遵守实训室和医院的规章制度。

2. 在与患者沟通中体现人文关怀，尊重关爱患者。灵活、全面地询问病史，客观完整地收集资料。

3. 严格遵守操作规程，避免交叉感染。见习过程中态度严肃认真、动作轻柔。

【实训作业】

1. 给普查妇女进行健康宣教指导。

2. 写出妇女病普查普治的目的、方法、工作程序及内容。

（马星丽）

参考文献

程瑞峰 . 2014. 妇科护理学 . 北京：人民卫生出版社
陈孝平，汪建平 .2013. 外科学 . 第 8 版 . 北京：人民卫生出版社
黎梅，黄爱松 . 2015. 妇产科护理 . 第 3 版 . 北京：科学出版社
黎梅，颜丽青 . 2008. 妇产科护理 . 北京：科学出版社
李晋爱 .2008. 妇科护理 . 北京：人民卫生出版社 .
林珊，郭艳春 . 2015. 成人护理（下册）—妇科护理 . 北京：人民卫生出版社
刘文娜 . 2010. 妇产科护理 . 第 2 版 . 北京：人民卫生出版社
罗先武，王冉 . 2016. 2016 护士执业资格考试轻松过 . 北京：人民卫生出版社
孙耀华 . 2012. 妇科护理 . 北京：科学出版社
吴培英 .2010. 妇产科护理 . 北京：科学出版社
夏海欧 .2009. 妇产科护理学 . 第 3 版 . 北京：人民卫生出版社
谢幸，苟文丽 . 2013. 妇产科学 . 第 8 版 . 北京：人民卫生出版社
尹红，杨小玉 . 2015. 妇产科护理学 . 在线学习版 . 北京：中国医药科技出版社
朱梦照 . 2012. 妇产科护理 . 北京：科学出版社

妇科护理教学大纲

（72 课时）

一、课程性质和课程任务

妇科护理学是中等卫生职业教育助产专业的一门核心课程，是研究女性在非妊娠状态下，生殖系统的生理、病理及相关病因、机制和心理 - 社会等方面的身心反应，运用护理程序对现有的和潜在的健康问题实施整体护理的一门学科。其主要内容包括妇科病史的特点、妇科检查和常用特殊检查的护理配合、妇科疾病患者的护理、妇科手术和计划生育手术的护理配合、妇科常用护理技术和妇女保健。

本课程的主要任务是使学生掌握妇科护理学的基本知识、基本理论和基本技能，能运用护理程序对妇科疾病患者实施整体护理，帮助患者恢复健康，并为健康女性提供疾病预防、保健和计划生育知识的健康指导，以维持和促进健康。

二、课程教学目标

（一）职业素养目标

1. 具有良好的职业道德和伦理观念，自觉尊重服务对象的人格，保护其隐私。
2. 具有良好的医疗安全与法律意识，自觉遵守医疗卫生、计划生育相关法律法规，依法实施妇科护理措施。
3. 具有健康的心理、认真负责的职业态度和细心严谨的工作作风，能给服务对象以人文关怀。
4. 具有较强的适应能力、团队合作的职业意识及良好的沟通能力。
5. 具有勤学善思的学习习惯、终身学习的理念及在学习和实践中不断地思考问题、研究问题、解决问题的学习能力。

（二）专业知识和技能

1. 掌握妇科常见疾病的护理评估和护理措施以及宫内节育器避孕、药物避孕的护理要点。
2. 熟悉妇科疾病的护理诊断、女性绝育术和避孕失败补救措施的护理要点以及妇女保健工作的目的、方法、意义、妇女各期保健和心理保健。
3. 了解妇科常见疾病的概念、护理目标和护理评价。
4. 具有运用护理程序对妇科疾病患者实施整体护理的能力。
5. 熟练掌握妇科检查和妇科手术的护理配合，并能熟练操作妇科常用护理技术。
6. 学会妇科常用特殊检查和计划生育手术的护理配合。

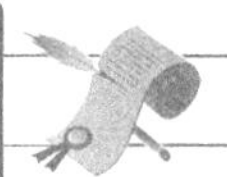

三、教学内容和要求

教学内容	教学要求			教学活动参考
	了解	熟悉	掌握	
一、绪论				理论讲授 多媒体
（一）妇科护理学的起源与发展	√			
（二）妇科护理学的特点		√		
（三）妇科护理学的学习目的与方法		√		
（四）妇科护理学的未来与展望	√			
二、妇科病史及检查配合				理论讲授 多媒体演示示教 观看视频 角色扮演 医院见习
（一）妇科护理病史采集				
1. 妇科病史的采集方法		√		
2. 妇科病史的内容			√	
3. 心理 - 社会状况		√		
（二）妇科检查				
1. 妇科检查前的准备和注意事项		√		
2. 妇科检查的方法及步骤			√	
（三）妇科门诊及病区的护理管理		√		
三、妇科常用特殊检查及护理配合				理论讲授 多媒体演示示教 观看视频 医院见习
（一）阴道分泌物悬滴检查			√	
（二）生殖道脱落细胞检查		√		
（三）基础体温测定			√	
（四）子宫颈活组织检查		√		
（五）诊断性刮宫		√		
（六）输卵管通畅检查		√		
（七）常用穿刺检查	√			
（八）激素测定	√			
（九）妇科影像学检查	√			
（十）妇科内镜检查	√			
四、女性生殖系统炎症患者的护理				理论讲授

教学内容	教学要求			教学活动参考
	了解	熟悉	掌握	
（一）概述				多媒体演示 观看视频 情境教学 案例分析 讨论
1. 女性生殖系统自然防御功能	√			
2. 病原体	√			
3. 传播途径		√		
4. 炎症发展与转归	√			
（二）外阴部炎症患者的护理				
1. 非特异性外阴炎患者的护理				
（1）概述	√			
（2）护理评估		√		
（3）护理诊断 / 问题	√			
（4）护理目标	√			
（5）护理措施		√		
（6）护理评价	√			
2. 前庭大腺炎患者的护理				
（1）概述	√			
（2）护理评估		√		
（3）护理诊断 / 问题	√			
（4）护理目标	√			
（5）护理措施		√		
（6）护理评价	√			
（三）阴道炎患者的护理				
1. 滴虫性阴道炎患者的护理				
（1）概述	√			
（2）护理评估			√	
（3）护理诊断 / 问题		√		
（4）护理目标	√			

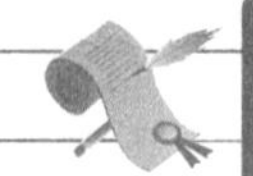

续表

教学内容	教学要求			教学活动参考
	了解	熟悉	掌握	
（5）护理措施			√	
（6）护理评价	√			
2. 外阴阴道假丝酵母菌病患者的护理				
（1）概述	√			
（2）护理评估			√	
（3）护理诊断 / 问题		√		
（4）护理目标	√			
（5）护理措施			√	
（6）护理评价	√			
3. 萎缩性阴道炎患者的护理				
（1）概述	√			
（2）护理评估			√	
（3）护理诊断 / 问题		√		
（4）护理目标	√			
（5）护理措施			√	
（6）护理评价	√			
4. 细菌性阴道病患者的护理				
（1）概述	√			
（2）护理评估		√		
（3）护理诊断 / 问题	√			
（4）护理目标	√			
（5）护理措施		√		
（6）护理评价	√			
5. 婴幼儿外阴阴道炎患者的护理				
（1）概述	√			
（2）护理评估	√			
（3）护理诊断 / 问题	√			
（4）护理目标	√			
（5）护理措施		√		
（6）护理评价	√			
（四）子宫颈炎症患者的护理				
1. 概述	√			
2. 护理评估			√	
3. 护理诊断 / 问题	√			
4. 护理目标	√			
5. 护理措施			√	
6. 护理评价	√			
（五）盆腔炎性疾病患者的护理				
1. 概述	√			
2. 护理评估			√	
3. 护理诊断 / 问题			√	
4. 护理目标	√			
5. 护理措施			√	
6. 护理评价	√			
（六）性传播疾病患者的护理				
1. 概述	√			
2. 护理评估		√		
3. 护理诊断 / 问题	√			
4. 护理目标	√			
5. 护理措施			√	
6. 护理评价	√			
五、生殖系统肿瘤患者的护理				理论讲授 多媒体演示 观看视频 情境教学 案例分析 讨论
（一）外阴肿瘤患者的护理				
1. 概述	√			
2. 护理评估	√			
3. 护理诊断 / 问题	√			
4. 护理目标	√			
5. 护理措施		√		
6. 护理评价	√			
（二）子宫颈肿瘤患者的护理				
1. 概述	√			
2. 护理评估			√	
3. 护理诊断 / 问题		√		
4. 护理目标	√			

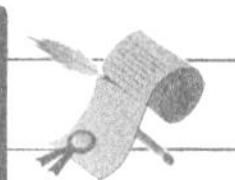

续表

教学内容	教学要求			教学活动参考
	了解	熟悉	掌握	
5. 护理措施			√	
6. 护理评价	√			
（三）子宫肌瘤患者的护理				
1. 概述	√			
2. 护理评估			√	
3. 护理诊断 / 问题		√		
4. 护理目标	√			
5. 护理措施			√	
6. 护理评价	√			
（四）子宫内膜癌患者的护理				
1. 概述	√			
2. 护理评估			√	
3. 护理诊断 / 问题		√		
4. 护理目标	√			
5. 护理措施			√	
6. 护理评价	√			
（五）卵巢肿瘤患者的护理				
1. 概述	√			
2. 护理评估			√	
3. 护理诊断 / 问题		√		
4. 护理目标	√			
5. 护理措施			√	
6. 护理评价	√			
六、妊娠滋养细胞疾病患者的护理				理论讲授 多媒体演示 观看视频 情境教学 案例分析 讨论
（一）葡萄胎患者的护理				
1. 概述	√			
2. 护理评估			√	
3. 护理诊断 / 问题		√		
4. 护理目标	√			
5. 护理措施			√	
6. 护理评价	√			
（二）妊娠滋养细胞肿瘤患者的护理				
1. 概述	√			
2. 护理评估			√	
3. 护理诊断 / 问题		√		
4. 护理目标	√			
5. 护理措施			√	
6. 护理评价	√			
（三）化疗患者的护理				
1. 概述	√			
2. 护理评估	√			
3. 护理诊断 / 问题		√		
4. 护理目标	√			
5. 护理措施			√	
6. 护理评价	√			
七、生殖内分泌疾病患者的护理				理论讲授 多媒体演示 观看视频 角色扮演 案例分析 讨论
（一）功能失调性子宫出血患者的护理				
1. 概述	√			
2. 护理评估			√	
3. 护理诊断 / 问题		√		
4. 护理目标	√			
5. 护理措施			√	
6. 护理评价	√			
（二）闭经患者的护理				
1. 概述	√			
2. 护理评估			√	
3. 护理诊断 / 问题	√			
4. 护理目标	√			
5. 护理措施			√	
6. 护理评价	√			

续表

教学内容	教学要求			教学活动参考
	了解	熟悉	掌握	
（三）多囊卵巢综合征患者的护理				
1. 概述	√			
2. 护理评估		√		
3. 护理诊断 / 问题	√			
4. 护理目标	√			
5. 护理措施		√		
6. 护理评价	√			
（四）痛经患者的护理				
1. 概述	√			
2. 护理评估		√		
3. 护理诊断 / 问题	√			
4. 护理目标	√			
5. 护理措施		√		
6. 护理评价	√			
（五）绝经综合征患者的护理				
1. 概述	√			
2. 护理评估			√	
3. 护理诊断 / 问题		√		
4. 护理目标	√			
5. 护理措施			√	
6. 护理评价	√			
八、子宫内膜异位症和子宫腺肌病患者的护理				理论讲授 多媒体演示 观看视频 情境教学 案例分析讨论
（一）子宫内膜异位症患者的护理				
1. 概述	√			
2. 护理评估			√	
3. 护理诊断 / 问题		√		
4. 护理目标	√			
5. 护理措施			√	
6. 护理评价	√			
（二）子宫腺肌病患者的护理				
1. 概述	√			
2. 护理评估		√		
3. 护理诊断 / 问题	√			
4. 护理目标	√			
5. 护理措施		√		
6. 护理评价	√			
九、不孕症患者的护理与辅助生殖技术				理论讲授 多媒体演示 观看视频 案例分析讨论
（一）不孕症患者的护理				
1. 概述	√			
2. 护理评估		√		
3. 护理诊断 / 问题		√		
4. 护理目标	√			
5. 护理措施		√		
6. 护理评价	√			
（二）辅助生殖技术及护理				
1. 概述	√			
2. 护理评估	√			
3. 护理诊断 / 问题	√			
4. 护理目标	√			
5. 护理措施	√			
6. 护理评价	√			
十、生殖器官损伤性疾病患者的护理				理论讲授
（一）外阴阴道创伤患者的护理				
1. 概述	√			
2. 护理评估		√		
3. 护理诊断 / 问题	√			
4. 护理目标	√			
5. 护理措施		√		
6. 护理评价	√			
（二）阴道膨出患者的护理				
1. 概述	√			
2. 护理评估		√		
3. 护理诊断 / 问题	√			

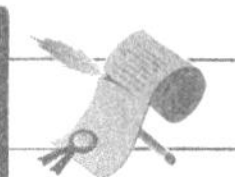

续表

教学内容	教学要求			教学活动参考	教学内容	教学要求			教学活动参考
	了解	熟悉	掌握			了解	熟悉	掌握	
4. 护理目标	√				（4）护理措施			√	
5. 护理措施		√			（5）护理评价	√			
6. 护理评价	√				（二）外阴、阴道手术的护理配合				
（三）子宫脱垂患者的护理					1. 外阴、阴道手术前的护理配合				
1. 概述	√				（1）护理评估		√		
2. 护理评估			√		（2）护理诊断 / 问题		√		
3. 护理诊断 / 问题		√			（3）护理目标	√			
4. 护理目标	√			多媒体演示 观看视频 案例分析 讨论	（4）护理措施			√	
5. 护理措施			√		（5）护理评价	√			
6. 护理评价	√				2. 外阴、阴道手术后的护理				
（四）生殖道瘘患者的护理					（1）护理评估		√		
1. 概述	√				（2）护理诊断 / 问题		√		
2. 护理评估		√			（3）护理目标	√			
3. 护理诊断 / 问题		√			（4）护理措施			√	
4. 护理目标	√				（5）护理评价	√			
5. 护理措施		√			十二、计划生育妇女的护理				
6. 护理评价	√				（一）常用避孕方法及护理				
十一、妇科手术的护理配合					1. 宫内节育器避孕及护理				
（一）妇科腹部手术的护理配合					（1）概述		√		理论讲授 多媒体演示示教 观看视频 案例分析 讨论
1. 妇科腹部手术前的护理配合					（2）护理			√	
（1）护理评估		√		理论讲授 多媒体演示示教 观看视频 案例分析讨论	2. 药物避孕及护理				
（2）护理诊断 / 问题		√			（1）概述		√		
（3）护理目标	√				（2）护理			√	
（4）护理措施			√		3. 其他避孕方法及护理				
（5）护理评价	√				（1）紧急避孕		√		
2. 妇科腹部手术后的护理					（2）外用避孕		√		
（1）护理评估		√			（3）安全期避孕	√			
（2）护理诊断 / 问题		√			（二）输卵管绝育术及护理				
（3）护理目标	√								

续表

教学内容	教学要求			教学活动参考
	了解	熟悉	掌握	
1. 经腹输卵管绝育术及护理				
（1）概述	√			
（2）护理要点		√		
2. 经腹腔镜输卵管绝育术及护理				
（1）概述	√			
（2）护理要点		√		
（三）避孕失败的补救措施及护理				
1. 药物流产术及护理				
（1）概述	√			
（2）护理		√		
2. 手术流产术及护理				
（1）概述		√		
（2）护理		√		
3. 中期妊娠引产及护理				
（1）依沙吖啶引产术		√		
（2）水囊引产术	√			
（四）避孕节育措施的选择				
1. 新婚期		√		
2. 哺乳期		√		
3. 生育后期		√		
4. 绝经过渡期		√		
十三、妇科常用护理操作技术				理论讲授 多媒体演示 示教 观看视频 案例分析 讨论
（一）坐浴		√		
（二）会阴擦洗 / 冲洗			√	
（三）会阴湿热敷		√		

教学内容	教学要求			教学活动参考
	了解	熟悉	掌握	
（四）阴道冲洗 / 灌洗			√	
（五）阴道、子宫颈上药			√	
十四、妇女保健				理论讲授 角色扮演 多媒体演示
（一）概述				
1. 妇女保健工作的意义		√		
2. 妇女保健工作的目的		√		
3. 妇女保健与生殖健康		√		
4. 妇女保健工作的方法		√		
5. 妇女保健工作的组织机构	√			
（二）妇女保健工作的内容				
1. 妇女各期保健		√		
2. 妇女常见病和恶性肿瘤的普查普治		√		
3. 计划生育技术指导	√			
4. 妇女劳动保护	√			
5. 女性心理保健		√		
（三）妇女保健统计指标	√			
实训 1 妇科检查的护理配合	熟练掌握			示教练习、见习
实训 2 妇科常用特殊检查及护理配合	学会			观看视频、见习
实训 3 女性生殖系统炎症患者的护理	学会			案例讨论、见习
实训 4 女性生殖系统肿瘤患者的护理	学会			案例讨论、见习
实训 5 妊娠滋养细胞疾病患者的护理	学会			案例讨论、见习
实训 6 生殖内分泌疾病患者的护理	学会			案例讨论、见习
实训 7 子宫内膜异位症和子宫腺肌病患者的护理	学会			案例讨论、见习
实践 8 不孕症患者的护理	学会			案例讨论、见习

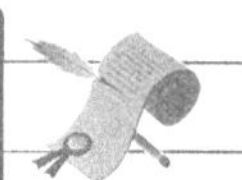

续表

教学内容	教学要求			教学活动参考	教学内容	教学要求			教学活动参考
	了解	熟悉	掌握			了解	熟悉	掌握	
实训 9 生殖器官损伤性疾病患者的护理	学会			案例讨论、见习	实训 11 计划生育手术的护理配合	学会			观看视频、见习
					实训 12 妇科常用护理技术	熟练掌握			观看视频、见习
实训 10 妇科手术的护理配合	熟练掌握			观看视频、见习	实训 13 妇女保健工作方法	学会			见习

四、学时分配建议（72 学时）

教学内容	学时数		
	理论	实践	小计
一、绪论	1	0	1
二、妇科病史及检查配合	2	2	4
三、妇科常用特殊检查及护理配合	2	2	4
四、女性生殖系统炎症患者的护理	6	2	8
五、生殖系统肿瘤患者的护理	6	2	8
六、妊娠滋养细胞疾病患者的护理	4	2	6
七、生殖内分泌疾病患者的护理	6	2	8
八、子宫内膜异位症和子宫腺肌病患者的护理	2	1	3
九、不孕症患者的护理与辅助生殖技术	2	2	4
十、生殖器官损伤性疾病患者的护理	3	1	4
十一、妇科手术的护理配合	2	2	4
十二、计划生育妇女的护理	4	2	6
十三、妇科常用护理操作技术	2	2	4
十四、妇女保健	2	2	4
机动	2	2	4
合计	46	26	72

五、教学大纲说明

（一）适用对象与参考学时

本大纲供助产专业使用，总学时 72 学时，其中理论教学 46 学时，实践教学 26 学时。

（二）教学要求

1. 本课程理论教学部分要求分为掌握、熟悉、了解三个层次。掌握是指对妇科护理学所学的基本知识、基础理论有较深刻的认识，能正确、灵活应用所学知识，分析、解决妇科临床实际问题。熟悉是指能领会概念、原理的基本含义，并能解释临床护理现象。了解是指对所学基本知识、基本概念有一定认识，并能记忆所学知识。

2. 本课程突出“以就业为导向，以能力为本位”的教育理念，将实践技能教学分为熟练掌握和学会两个层次。熟练掌握是指能规范、娴熟地进行妇科护理技术操作，独立解决妇科临床常见护理诊断 / 问题。学会是指在教师指导下基本能按操作程序完成妇科护理技术操作。

（三）教学建议

1. 理论教学：本课程根据护理岗位的工作任务和职业能力要求，强化理论实践一体化，突出“做中学，学中做”的职业教育特色，根据教学内容和学生学情灵活运用案例教学、项目教学、情境教学、理实一体化教学等多种教学方法，充分发挥教师的引导作用，体现学生的主体作用，以培养学生分析问题和解决问题的能力，加深学生对所学知识的理解、掌握和运用。

2. 实践教学：充分利用校内实训场所和校外实践基地，通过案例分析讨论、规范示教练习、多媒体教学视频、培养模拟患者、临床见习等多种教学形式，充分调动学生的学习积极性，强化学生动手能力、分析问题和解决问题能力及专业岗位能力的培养。

3. 教学评价：通过课堂提问、布置作业、单元目标测试、案例分析讨论、实验报告、实践考核、期末考试等多种形式，对学生的态度、知识、能力等进行综合考核，多方位评价学生。

4. 本课程教学中应注意与《产科学及护理》教学内容的衔接，使教学过程和专业知识进一步融会贯通。

自测题参考答案

第 2 章

1.B 2.C 3.E 4.C 5.B 6.A 7.C 8.A 9.C 10.C

第 3 章

1.C 2.D 3.B 4.A 5.C 6.D 7.D 8.E 9.D 10.A 11.B

第 4 章

1. A 2.B 3.D 4.B 5.A 6.C7.A 8.D 9.D 10.C11.D 12.E

第 5 章

1.C 2.C 3.A 4.D 5.A 6.E 7.B 8.A 9.A 10.A 11.C 12.B 13.C 14.C 15.C 16.D 17.A 18.E 19. E 20.A

第 6 章

1.D 2.B 3.C 4.C 5.A 6.A 7.C 8.B 9.D 10.C11.C12.A

第 7 章

1.E2.E3.C4.E5.E6.C7.D8.A9.A10.A11.B12.C13.A14.E15.C16.A17.E18.A19.B 20.E 21.D 22.E

第 8 章

1.E 2.E 3.B 4.E 5.C 6.C 7.C 8.C 9.E

第 9 章

1.B 2.C 3.A 4.D 5.D 6.A

第 10 章

1.C 2.C 3.A 4.A 5.E 6.B 7.B 8.A 9.C 10.C

第 11 章

1.B 2.E 3.A 4.B 5.A 6.A7.B 8.B 9.E 10.C 11.C 12.D 13.D

第 12 章

1.B 2.B 3.A 4.E 5.C 6 .C 7.C 8.E 9.A 10.A 11.E 12.B 13.B 14.E 15.C 16.E

第 13 章

1.A 2.B 3.C 4.E 5.E 6.E 7.B 8.D 9.A 10.B 11.B

第 14 章

1.E 2.E 3.A 4.A5.C 6.D 7.C